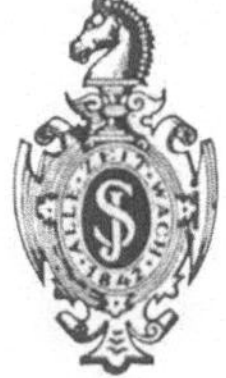

Hans Schwarz

Herzchirurgie beim Säugling und Kleinkind

Mit einem Geleitwort von Å. Senning, Zürich

Mit 71 Einzelabbildungen

Springer-Verlag Berlin · Heidelberg · New York 1968

Privatdozent Dr. med. HANS SCHWARZ
Oberarzt an der Chirurgischen Universitätsklinik A
Rämistraße 100
CH-8006 Zürich

ISBN 978-3-642-49042-2   ISBN 978-3-642-92972-4 (eBook)
DOI 10.1007/978-3-642-92972-4

Titel-Nr. 1503

Meinen Kindern
Johannes, Annerägi, Züsi
gewidmet

Geleitwort

Mein langjähriger Mitarbeiter Dr. HANS SCHWARZ behandelt in seiner Arbeit ein sehr aktuelles Thema.

Dank intensiver Zusammenarbeit zwischen Betreuern der Säuglinge, Hausarzt, Pädiater, Röntgenologe, Anaesthesist und Chirurg schreitet die Entwicklung der Chirurgie von angeborenen Herzfehlern mit großen Schritten voran. Von der Symptomatologie der verschiedenen Vitien ausgehend, werden die jetzigen Ansichten über die operative Indikation und die Wahl der Operationsmethoden sehr eingehend besprochen. Diese ausführliche und klare Darstellung von Klinik, Indikationsstellung, chirurgischer Technik und Nachbehandlung macht das Buch für Interessenten jeder Richtung zu einer Fundgrube.

Ich bin froh, daß unser Krankengut durch einen so hochqualifizierten Kliniker bearbeitet worden ist. Diese Monographie füllt eine Lücke in der Behandlung herzkranker Kinder und hat den Interessenten auf diesem Gebiet viel Neues zu bieten. Ich bin überzeugt, daß dank dieser Arbeit einer zunehmenden Zahl von Kleinkindern mit angeborenen Vitien das Leben gerettet wird.

Zürich, im April 1968   Prof. Dr. Å. SENNING

Vorwort

Die herzkranken Säuglinge haben meinen verehrten Lehrer, Prof. Dr. med.
ÅKE SENNING, Direktor der Chirurgischen Universitätsklinik A, Zürich, seit
Jahren ganz besonders beeindruckt. Unermüdlich hat er sich mit dem Verlauf
des angeborenen Herzfehlers in den ersten Lebensmonaten auseinandergesetzt
und in der chirurgischen Behandlung immer neue Techniken entwickelt und
verfeinert, um die Kleinkinder am Leben zu erhalten. Als Mitarbeiter in seinem
herzchirurgischen Team ist mir die seltene Gelegenheit geboten, Herzchirurgie
meisterhaft vordemonstriert und angeleitet zu bekommen. Nur dank dieser
Voraussetzungen ist es mir möglich geworden, mich eingehend mit den Problemen des angeborenen Herzfehlers im Säuglings- und Kleinkindesalter zu
beschäftigen. Der vorliegenden Monographie liegt die chirurgische Behandlung, wie sie in der Klinik von Herrn Prof. ÅKE SENNING für die herzkranken
Säuglinge und Kleinkinder geübt wird, zugrunde. Ich danke ihm an dieser
Stelle herzlich für alle Förderung und das mir stets bewiesene Wohlwollen.
Zu großem Dank bin ich auch meinem verehrten Lehrer und ehemaligen Chef,
Dr. med. E. KAISER, Chefarzt des Stadtspitals Waid, Zürich, verpflichtet. Ihm
verdanke ich die solide Grundlage in der Chirurgie. Aufrichtiger Dank gebührt
sodann Prof. M. GROB, Chirurgischer Chefarzt der Universitätskinderklinik
Zürich, Prof. R. E. GROSS, head of surgery, Childrens Medical Center, Har-
vard Medical School, die meine Freude an den Kindern nährten und mich in
ihrer Betreuung unterwiesen.
Den Herren Professoren der Universität Zürich: Prof. A. PRADER, Direktor der Kinderklinik, Prof. H. WILLI, Direktor des Kantonalen Säuglings-
heims, Prof. J. WELLAUER, Direktor des Röntgendiagnostischen Zentral-
institutes, Prof. E. UEHLINGER, Direktor des Pathologischen Instituts, und Prof.
G. TÖNDURY, Direktor des Anatomischen Instituts, bin ich für die bereitwillige
Überlassung der Krankengeschichten, Röntgenbilder und Pathologieberichte
zu großem Dank verpflichtet. Ebenso dankbar bin ich Herrn Prof. P. H.
ROSSIER, Direktor der Medizinischen Universitätsklinik Zürich, und Herrn
Prof. R. HEGGLIN, Direktor der Medizinischen Universitätspoliklinik Zürich,
für ihre freundliche Gesinnung im Kontakt mit ihren Kliniken.

Vorwort

Ich bin auch meinen Kollegen Dr. R. GATTIKER, Oberärztin am Institut für Anaesthesiologie, Dr. F. REAL, Oberarzt der Kinderklinik, Dr. M. ROTHLIN, Kardiologischer Oberarzt an der Chirurgischen Klinik A, Dr. W. RUTISHAUSER, Oberarzt der Medizinischen Poliklinik, Dr. N. SCHAD, Kardioradiologe am Röntgeninstitut, alle von der Universität Zürich, für ihre Hilfsbereitschaft bei der Abfassung der Arbeit sehr verbunden.
Unschätzbare Hilfe hatte ich am ausdauernden Fleiß der Oberarztsekretärin Fräulein A. BLUM und an der vorzüglichen Arbeit der Photographin der Chirurgischen Universitätsklinik, Frau JUNG.

Zürich, im April 1968   HANS SCHWARZ

Inhaltsverzeichnis

Inhaltsverzeichnis

Legende für die Abkürzungen in Text und Tabellen

AS	Aortenstenose
ASD I°	Vorhofseptumdefekt (Primumtyp)
ASD II°	Vorhofseptumdefekt (Secundumtyp)
Bl.-H.	Blalock-Hanlon
BVH	Biventrikuläre Hypertrophie
CIU	Umleitung der VCI
Coarc.	Coarctatio aortae
CSD	Drosselung der VCS
DB	Offener Ductus Botalli
DT	Durchtrennung des offenen Ductus Botalli
EP	Excision der A. pulmonalis (echter Dammann-Muller)
FA	Femoralarterie
FO	Offenes Foramen ovale
HK	Herzkatheter
Korr. TrG	Korrigierte Transposition
LA	Linkes Atrium
Lig.	Ligatur
LV	Linker Ventrikel
LVH	Linksventrikuläre Hypertrophie
MS	Mitalstenose
NB	Nabelbändchen ⎫ (Dammann-Muller-Albert)
	Dacronbändchen ⎭
(NB)	Nabelbändchen ohne Einengung der A. pulmonalis (Bändchen locker angelegt)
OL	Oberlappen
PAVR	Partiell anormaler venöser Rückfluß
Pulm. Widerst. (PW)	Pulmonaler vaskulärer Widerstand
PS	Pulmonalstenose
RA	Rechtes Atrium
RV	Rechter Ventrikel
RVH	Rechtsventrikuläre Hypertrophie
SV	Single ventricle
TAVR	Total anomaler venöser Rückfluß
TrA	Tricuspidalatresie
TrG	Transposition der großen Gefäße
VCI	Vena cava inferior
VCS	Vena cava superior
VSD	Ventrikelseptumdefekt

Verzeichnis der Tabellen

Die Tabellen mit klinischen Daten ersetzen eine vollständige Kasuistik. Als Ergänzung zu den Tabellen werden unter den Abschnitten Klinik-Material nur Eigenarten und Besonderheiten hervorgehoben.

Allgemeiner Teil

1. Bedeutung des kongenitalen Herzfehlers im Säuglingsalter

Die operative Behandlung des Traumas steht am Anfang vieler chirurgischer Teilgebiete. Die kardiovasculäre Chirurgie hat sich ebenfalls aus der Versorgung von Wunden entwickelt. Trotz erfolgreicher operativer Behandlung eines Bajonettstiches im rechten Ventrikel durch REHN 1895 [224] hat die Herzchirurgie aber nur zögernd Fuß gefaßt. REHNs Tat ist von den damaligen, großen deutschen Chirurgen nicht entsprechend gewürdigt worden. Im Gegenteil, man hat vor ähnlichen, einem ernsthaften Chirurgen unwürdigen Unterfangen gewarnt. Die Herzchirurgie ist erst 1938 — nach der erfolgreichen Durchtrennung eines Ductus Botalli von R. E. GROSS — aus der Passivität herausgetreten. Sie hat nochmals mächtigen Antrieb durch die Anastomose von BLALOCK im Winter 1944/45 und die Resektion einer Aortenisthmusstenose durch C. CRAFOORD 1945 erhalten. Der Arzt ist den kongenitalen Angiokardiopathien endlich nicht mehr wie bis anhin machtlos gegenüber gestanden. Ganz neue Wege haben sich in der Betreuung der Herzpatienten mit der Weiterentwicklung der Herzchirurgie abgezeichnet. Die Kardiologen, angespornt durch diese wertvolle Bereicherung ihrer Behandlungsmöglichkeiten, haben seither die Diagnostik wesentlich verfeinert. Durch weit entwickelte Korrelation von klinischen Symptomen, Herzkatheterismus und Angiokardiographie mit den physiologischen und anatomischen Kenntnissen der angeborenen Herzfehler ist die Diagnostik in jedem Lebensalter möglich geworden [46, 233, 234, 244, 272, 279, 281]. Erst der genaue Einblick in die Anatomie hat dazu geführt, daß heute fast alle kongenitalen Herzfehler chirurgisch angegangen werden können (Tab. 20, S. 138).

Der Schritt vom operablen, herzkranken Kind und Erwachsenen zur Chirurgie des Säuglingsherzens hat sich in der alten Welt erst in den letzten Jahren vollzogen. Zwei Tatsachen mögen an dieser Verzögerung schuld sein:

a) Die kardiovasculäre Chirurgie des Säuglings ist nicht die Miniaturvariante jener der großen Kinder. Die Mißbildungen, mit denen sie sich beschäftigt, tragen wohl die gleiche Bezeichnung, es ist aber eine andere Krankheit. Die anatomische Varietät und die funktionelle Konsequenz sind ausgeprägter, umfassender; *der zu operierende Patient ist ausnahmslos schwer krank.* Es handelt sich nicht mehr um eine Wahloperation wie bei den kongenital herzkranken älteren Kinder. Der Eingriff ist immer dringend, sehr oft handelt es sich um eine Notfalloperation. Häufig liegt in einer Palliation die einzige Hoffnung auf Überleben. Wenn dieses Ziel erreicht wird, wartet den Kindern später oft ein zweiter, total korrigierender Eingriff. Pädiatrische Betreuung, Anaesthesie und Reanimation spielen eine entscheidende Rolle. Ein Herzchirurg muß zur Verfügung stehen, der sich speziell in pädiatrischen Belangen schult und mit Pädiatern und pädiatrischen Kardiologen ein Team bildet [49]. Es kann aber auch ein Kinderchirurg sein, der die Herzchirurgie beherrscht und die Möglichkeit hat, mit dem pädiatrischen Kardiologen zusammenzuarbeiten. Wo diese Bedingungen nicht erfüllt sind, kann sich die Herzchirurgie des Säuglings nicht entwickeln.

b) Eltern und ärztliche Betreuer stellen nicht selten die Frage, ob man denn im Neugeborenen- und jungen Säuglingsalter operieren könne oder gar dürfe. Soll der kleine homo sapiens, der nicht gut gewachsen, mißfarben ist und oft funktionell unnatürlich wirkt, überhaupt auf der Welt leben? Erst die Bejahung des kranken Säuglings als voller Mensch durch Familie und Betreuer bringt den kleinen Patienten zum Spezialisten.

Tabelle 1. *Häufigkeit der einzelnen Herzfehler*

	Anteil der kongenitalen Herzfehler in % [13, 157, 200, 243]	Autopsien im 1. Lebensmonat in % (Mehrizi)	Operationen von Geburt bis 24 Mt. in % (Chir. Kl. A[a])
VSD	20—25	15	23
Fallot	11—15	4	14
Ductus Botalli	12—17	5	11
Transposition	4—8	18	46
Pulmonalstenose (ohne VSD)	7—12	6	1
ASD	7—10	3	1
Coarctation	5—8	13	5
Tricuspidalatresie	1,5—3	—	3
Total anomaler, venöser Rückfluß	2	2	4
Aortenstenose	4—6	—	—
Truncus ac	1—2	—	1
Canalis avc	2—4	2	2
Single ventricle	2—3	—	3
Fibroelastose, Ebstein + Verschiedenes, je	<1	3	—

[a] Aus der Chirurgischen Universitätsklinik A, Zürich.

Die Bedeutung der kongenitalen Herzkrankheit in der jüngsten pädiatrischen Gruppe kann kaum überbetont werden. KEITH [157] berichtet, daß die Todesrate der kongenitalen Herzmißbildungen im Kinderspital an erster Stelle steht. Dies gilt sowohl für die Altersgruppe zwischen Geburt und 2 Monaten, als auch zwischen dem 2. Monat und 2. Lebensjahr. Mit der besseren Erfassung der Säuglinge und der sicheren Diagnostik ist es heute klar, daß mehr als 70%

aller Kinder mit kongenitalem Herzfehler im 1. Lebensjahr sterben [13, 102, 113, 173, 182, 243]. Für die cyanotischen Herzfehler ist der Prozentsatz höher und hat bei der Transposition der großen Gefäße, wo nach 6 Monaten schon 85—90% tot sind, die Spitze erreicht. Große Statistiken zeigen, daß von 1000 lebend geborenen Säuglingen 6—7 an einem angeborenen Herzfehler leiden [138, 181]. RICHARDS [226] kommt bei ihren untersuchten 6000 New Yorker Babies mit Einschluß der Totgeburten auf über 0,8%. Die Frequenz der einzelnen Herzfehler schwankt stark, je nachdem, ob es sich um eine autoptische oder klinische, um eine pädiatrische, eine erwachsenen-internistische oder eine chirurgische Studie handelt (Tab. 1, S. 2; Tab. 21, S. 140).

2. Operative Behandlung

Über 80% der Mißbildungen sind der Säuglingsherzchirurgie zugänglich (Tab. 20, S. 138). Bei der Aufstellung eines chirurgischen Behandlungsplanes für die kongenitalen Herzfehler in den ersten zwei Lebensjahren haben wir 100 eigene Kinder berücksichtigt. Es sind dies 100 aufeinanderfolgende, nicht ausgewählte Patienten, die Herrn Prof. SENNING, Direktor der Chirurgischen Klinik A, Zürich, aus dieser Altersgruppe nach dem 1. 1. 1964 von der Universitätskinderklinik Zürich (Prof. A. PRADER) und dem Kantonalen Säuglingsheim (Prof. H. WILLI) der Universitätsfrauenklinik Zürich zur Operation zugewiesen worden sind. Die 100 Operierten machen 67% der im gleichen Zeitraum von den zwei Instituten mit Katheterismus und Angiokardiographie untersuchten Kinder unter 2 Jahren aus.

Die Art des Herzfehlers (Tab. 21, S. 140) bestimmt das Sterbealter. Weil die Herzchirurgie im Säuglingsalter sehr oft in erster Linie lebensrettend ist und nur in zweiter Linie total korrigierend sein kann, muß das Sterbealter wegweisend für den Zeitpunkt des Eingriffes sein (Tab. 2., S. 4).

Fast die Hälfte der 100 operierten Kleinkinder sind in der Gruppe der Transposition der großen Gefäße (Tab. 1) zu finden. Diese Zahl ist größer als in vergleichbaren ähnlichen Statistiken. Die Erklärung dafür liegt wohl in der Tatsache, daß viele Kinder im Neugeborenen- und frühen Säuglingsalter (Tab. 11, S. 88) zur Operation gebracht worden sind. 30% von allen Transpositionskindern sind weniger als zwei Wochen alt, zwei Drittel weniger als drei Monate. Wir sehen in dieser großen Zahl junger und jüngster Kinder die Frucht jahrelanger Aufklärung. Üblicherweise sterben diese Säuglinge ohne Diagnose und werden auch statistisch nicht richtig erfaßt. Die Verteilung der anderen Herzfehler entspricht weitgehend den großen Zahlen von Übersichtsstatistiken. Die operierte Transposition der großen Gefäße steht im ersten Lebensmonat allen anderen Fehlern weit voran. Bei den Autopsien halten die Anomalien mit linksseitiger Ausflußbahnbehinderung die Spitze (Tab. 2).

Viele schwere Behinderungen der linken Ausflußbahn (hypoplastic left heart syndrom) sind heute noch keiner Säuglingsoperation zugänglich, was die Abweichung zwischen Spontanmortalität (30—40%) und Operationen (0%) erklärt.

Tabelle 2. *Prozentualer Anteil von Autopsien* [13, 182, 243] *und Operationen (Chir. Kl.A, Zürich) in den einzelnen Fehlergruppen*

	1. Lebensmonat		2.—12. Lebensmonat		über 1. Lebensjahr	
	Autopsien	Operationen	Autopsien	Operationen	Autopsien	Operationen
Ausflußbahnbehinderung *links:*						
Stenosen/Atresien der Aortenklappen, subaortal, am Aortenbogen und an der Miralis. Coarctationen	30—40	—	20	8	15	—
Ausflußbahnbehinderungen *rechts:*						
Stenose/Atresien der Pulmonalklappen, des Infundibulums und des Pulmonalbaumes. Fallot', Pseudotruncus, Tricuspidalatresie, Ebsteins Anomalie	10	10	20	18	30	50
Vitien mit *Shunt* auf allen Ebenen						
Ventrikelseptumdefekt, Canalis atrioventricularis communis, Vorhofseptumdefekt, offener Ductus Botalli, falsch mündende Lungenvenen	30	—	40	46	30	37
Transposition der großen Gefäße	10	90	14	27	5	13

3. Besonderheiten der Säuglingsperiode im kardiovasculären und pulmonalen System

Die Geburt verlangt vom Organismus Umstellungen und Anpassungen, wie sie kein anderer Lebensabschnitt kennt. Das kardiovasculäre System steht dabei im Vordergrund.

Vor der Geburt kommt die Hauptmenge des teilweise arterialisierten, placentaren Blutes von der Nabelvene durch den Ductus venosus in die untere Hohlvene und geht direkt durch das Foramen ovale in das linke Herz. Der Großteil des venösen Blutes von der oberen Hohlvene hingegen fließt durch den rechten Ventrikel und die A. pulmonalis. Nur ein unbedeutendes Quantum dieses venösen Blutes findet den Weg in die Lungen. Die kräftigen Mediaverdickungen der Pulmonalgefäße in den total atelektatischen Lungen bilden einen hohen Widerstand gegen den pulmonalen Blutstrom und wenden ihn fast vollständig durch den Ductus arteriosus in die Aorta ab [275]. Bei der

Geburt ist der hohe pulmonale, vasculäre Widerstand noch vorhanden. Das Verhältnis der Durchmesser von Arterienwand zu Lumen beträgt 1 : 1 bis 1 : 3 [274]. Der rechte Ventrikel ist gegenüber dem linken verhältnismäßig dick. Das rechtsventriculäre Überwiegen bleibt bis zum Ende des 3. Lebensmonates, dann erst tritt mehr und mehr der linke Ventrikel an die 1. Stelle. Diese Tatsache darf bei der Beurteilung der jungen, herzkranken Säuglinge nicht außer acht gelassen werden.

Mit der Belüftung der Lungen *nach der Geburt* nimmt der pulmonale, vasculäre Widerstand nach und nach ab, der Ductus schließt sich funktionell schon in den ersten Lebensstunden und macht eine anatomische Obliteration in den folgenden Wochen durch. Der Druck im linken Vorhof steigt mit zunehmendem pulmonalem, venösem Rückfluß und das Foramen ovale schließt sich. Es bleibt anatomisch etwas länger offen als der Ductus Botalli [262]. In einigen Monaten verlieren die Pulmonalgefäße die Mediaverdickung und bekommen langsam den erwachsenen Gefäßwandtypus mit einem Wand-zu-Lumen-Verhältnis von 1 : 7 bis 1 : 8 [274]. Das Bestehenbleiben des pulmonalen Hochdruckes über die physiologische Zeit der postnatalen Lungengefäßentwicklung hinaus ist Gegenstand ungezählter Diskussionen und Untersuchungen [11, 15, 67, 83, 110, 116, 142, 192, 213, 273]. Im Fetalleben steht die Entwicklung der glatten Gefäßmuskulatur im Systemkreislauf etwas hinter jener des Lungengefäßbaumes zurück. Mit der Geburt nimmt sie im arteriellen Systemgebiet zu, im arteriellen Lungengebiet relativ und absolut ab [5]. Es scheint, daß Cyanose und hoher Lungenflow diese Entwicklung stören. Die Durchsicht der Literatur über das Schicksal der Lungengefäße läßt heute einige Schlüsse zu:

1. Bei einem Säugling mit kongenitaler Herzmißbildung ohne pulmonale, arterielle Hypertension ist die Gefahr sehr klein, daß sich im Laufe des Lebens eine solche entwickelt [200]. Eine pulmonale, arterielle Hypertension bildet sich nicht im jungen Kindesalter, höchstens nach dem 30. Lebensjahr aus. Wenn der Hochdruck beim Kind gefunden wird, ist es wahrscheinlich, daß er von der Geburt an bestanden hat.

2. Eine in der ersten Kindheit vorhandene pulmonale, arterielle Hypertension ist in den ersten Jahren nicht progressiv [49, 200]. Der Übergang des flowbedingten Hochdrucks in jenen mit vasculärer Obstruktion gehört nicht in die ersten Lebensjahre. Übergänge von der fetalen, obstruktiven Gefäßstruktur (Mediaverdickung) zur sekundären Gefäßveränderung mit Intimaproliferationen sind in jungen Jahren möglich aber selten [121].

3. Die Verbesserung der arteriellen Sauerstoffsättigung und Normalisierung eines excessiven Lungenflows scheinen die Hemmung der natürlichen Lungengefäßentwicklung beim Säugling zu beseitigen. Bei Herzfehlern mit hohem Flow und Cyanose sind auch spontane Regressionen des pulmonalen Hochdruckes beobachtet worden [49, 109, 139].

4. Gemeinsame Kriterien in der Säuglingskardiologie

Einige klinische Erscheinungen sind vielen Formen von kongenitalen Herz-anomalien gemeinsam:

a) Wiederholte Infekte der Luftwege

Sehr früh beobachten die Eltern bei Säuglingen mit kongenitalen Herzfehlern wiederholt Perioden von Husten, Fieber und Kurzatmigkeit. Dieser Zustand gehört meistens zu excessivem Lungenflow und erhöhtem Druck in der A. pulmonalis, was bei großem Ventrikelseptumdefekt, Single Ventricle, offenem Ductus Botalli, Transposition der großen Gefäße mit Ventrikelseptumdefekt vorkommt. Die gleichen Erscheinungen können allerdings auch bei Patienten mit extrakardialer Erkrankung und nur sekundärer Herzbeteiligung auftreten. Sie haben dann aber einen einmaligen, akuten oder chronischen Charakter. Beim Säugling mit kongenitalem Herzfehler sind es vorübergehende, sich wiederholende Episoden. Es kann sich dabei um einen pulmonalen Infekt, um ein Präödem oder ein Lungenödem handeln, was gewöhnlich durch größere Anstrengung oder eine andere Zusatzbelastung des Kreislaufes entsteht.

b) Abweichen vom physiologischen Wachstum und von der regelrechten Gewichtszunahme

Die Unterentwicklung beim nicht dekompensierten Säugling kommt zustande, wenn die Anomalie dem linken Ventrikel nur eine ungenügende Menge untersättigtes Blut unter ungenügendem Druck zu fördern erlaubt. Die Haupt-beispiele dafür sind TAVR und Transposition der großen Gefäße, überdies der totale Zirkulationsunterbruch im Pulmonal-, Aorten- oder Av-Klappen-gebiet.

Die verminderte Entwicklung bei Patienten mit Links-Rechts-Shunt, also Vorhofseptumdefekt, Ventrikelseptumdefekt und offener Ductus Botalli geht in einem gewissen Sinn parallel zur Größe des Shunts. Sie ist aber weniger der Menge des Blutes, welche der Systemzirkulation verloren geht, zuzuschrei-ben, als vielmehr der sekundären Herzdekompensation. Patienten mit Coarcta-tio der Aorta, Aortenstenose und Pulmonalstenose weisen allgemein geringere Entwicklungsrückstände auf.

c) Die Cyanose und ihre Folgen

Wenige Minuten nach der Geburt wechselt die Sauerstoffsättigung physio-logischerweise von 50 auf 80%. Nach einigen Stunden ist die Sättigung von 90% erreicht. Die rein periphere Cyanose mit voller Sättigung des arteriellen Blutes, wie sie bei schwerer Mitralstenose, pulmonaler, vasculärer Obstruktion und Pulmonalstenose ohne Rechts-Links-Shunt vorkommt, spielt beim Säug-ling als Diagnostikum kaum eine Rolle. Große diagnostische und therapeutische Konsequenzen hingegen hat die kardial bedingte, zentrale Cyanose mit arterieller Untersättigung auf Grund von Rechts-Links-Shunt. Die Cyanose nimmt zu beim Trinken und Schreien und im Sauerstoffzelt werden die Säuglinge nicht rosig. Eine gewisse Verminderung der shuntbedingten Cyanose kommt bei der Atmung mit 100% Sauerstoff zustande durch das plasmagelöste O_2 und durch eine mögliche Widerstandsverminderung im Lungenkreislauf. Die durch Ventilations- oder Diffusionsschwierigkeiten bedingte pulmonale, zentrale Cyanose verschwindet mit 100%iger Sauerstoffbeatmung.

Die Tiefe der Cyanose hängt ab vom Mischverhältnis zwischen venösem und arteriellem Blut. Die hämodynamischen Bedingungen sind erfüllt durch Parallelisierung der Kreisläufe wie bei dem TAVR und der Transposition der großen Gefäße, beim Septumdefekt und offenen Ductus Botalli mit einem höheren Widerstand im Lungen- als im Systemkreislauf (Tab. 21, S. 140).

Die Cyanose ist nicht Folge des geringen Lungenzeitvolumens, sondern der Querverbindung mit Rechts-Links-Shunt. Die Menge des Lungenblutstromes beeinflußt die Cyanose nur quantitativ, d. h.: je weniger voll gesättigtes Lungenvenenblut angeboten wird, um so tiefer ist die Cyanose bei gleichbleibender Shuntmenge.

Anoxische Spells kommen beim Säugling mit Tetralogie hie und da vor, werden bei den Transpositionen aber nur ganz ausnahmsweise beobachtet. Thromboembolische Komplikationen hingegen gehören zu allen cyanotischen Vitien im Säuglingsalter.

d) Das „große Herz des Säuglings"

Die Säuglingskardiologie, die sich in vielem von den klaren Charakteristiken des späteren Alters unterscheidet, kennt als eines der wichtigsten Leitsymptome die Herzvergrößerung. Rossi hat auf dem Begriff des „großen Herzens" seine ganze Monographie: Herzkrankheiten im Säuglingsalter, in origineller, übersichtlicher Form aufgebaut [231]. Bei der Geburt erscheint das Herz normalerweise groß und rundlich. Die Größe des Herzschattens variiert stark je nach Respirationsphase, Stellung und Größe des Thymus. Der Herzthoraxquotient ist bei der Geburt über 0,5. Während des ersten Lebensjahres nimmt das Herz an Größe relativ immer mehr ab. Tut es dies nicht, oder wird es sogar im 1. Jahr größer, liegt der Verdacht auf eine Herzkrankheit nahe. Da im fetalen Kreislauf viele kongenitale Herzfehler hämodynamisch nicht zur Auswirkung gelangen, ist das Herz bei der Geburt oft unauffällig. Schon die ersten Tage oder Wochen aber können zu markanter Herzvergrößerung und großen differentialdiagnostischen Schwierigkeiten führen. Die großen Herzen sind besonders eindrücklich bei: Coarctation, Aortenklappen- und Aortenbogenanomalie, Transposition der großen Gefäße, Mißbildungen der Coronararterien, TAVR und großem Ventrikelseptumdefekt.

5. Die Behandlung der angeborenen Herzfehler beim Säugling mit Hilfe der Herzlungenmaschine, der tiefen Hypothermie und der hyperbaren Oxygenation

Die Totalkorrektur ist die ideale Behandlung für jeden angeborenen Herzfehler. Dieses Ziel kann heute im Kleinkindesalter nur in 25—30% erreicht werden. In diese Gruppe gehören der offene Ductus Botalli, das aortopulmonale Fenster, die Coarctatio aortae, die Pulmonalstenose, der Vorhofseptumdefekt und die Trilogie, der anomale, pulmonale, venöse Rückfluß und ausnahmsweise die Transposition der großen Gefäße. Die übrigen 70—75% der operablen Herzfehler, bei denen ein chirurgischer Eingriff schon im Kleinkindesalter dringend ist, benötigen eine Palliation als erste lebensrettende Maßnahme (Tab. 20, S. 138). Zwei Gründe bestimmen dieses Vorgehen:

1. Der Herzfehler selbst läßt wegen der Kleinheit der Verhältnisse und der geringen Entwicklung des kardiovasculären Systems die Totalkorrektur im Säuglingsalter nicht zu. Diese Situation liegt bei den Fallot-Kindern, dem Hauptanteil der Transposition der großen Gefäße und der Tricuspidalatresien sowie beim Truncus arteriosus communis (gesamthaft etwas weniger als 50% aller operablen Säuglingsherzen) vor.

2. Bei etwa 25—30% ist der Herzfehler im Säuglingsalter an sich total korrigierbar, jedoch nur mit Hilfe der Herz-Lungen-Maschine. Es wird trotzdem in einem ersten Schritt ein palliativer Eingriff zur Überbrückung der ersten Lebensjahre gewählt, weil Kinder unter 2 Jahren insbesondere mit cyanotischem Vitium, den extracorporealen Kreislauf schlecht ertragen [52, 63, 70, 71, 145, 168, 188, 200, 223, 252, 253]. Hier müssen Kleinkinder mit großem Ventrikelseptumdefekt, Single ventricle, Endokardkissen-Defekt und die anatomisch besonders günstig entwickelten Fälle aus der Fallot- und Transpositionsgruppe eingereiht werden.

Ein wichtiger Grund für die schlechten Ergebnisse mit dem *extracorporealen Kreislauf* ist die Perfusionstechnik. Die Herz-Lungen-Maschine wird mit Vollblut oder verdünntem Blut gefüllt. Dieses extracorporeale Volumen für Schläuche, Reservoir, Oxygenator, beträgt je nach verwendetem System 1400 bis 3000 cm³. Ein erwachsener Patient von 60—80 kg Körpergewicht hat ein Blutvolumen von 5600—6000 cm³. Das Verhältnis von Maschinenblut zu Patientenblut ist also etwa 1 : 2—4 zugunsten des eigenen Blutes. Ein Säugling von 3—4 kg besitzt etwa 250—400 cm³ Blut. Es mischen sich also bei ihm ein Teil Patientenblut mit 4—10 Teilen Maschinenblut. Stoffwechsel- und Elektrolytstörungen treten daher während und nach dem extracorporealen Kreislauf sehr rasch und ausgeprägt auf. Die Veränderungen werden leicht zu spät richtig erkannt und die an sich beschränkt mögliche Therapie kommt nicht zeitgerecht. Das kardio-respiratorische System mit nur minimaler Reserve ist im Gegensatz zum gut entwickelten gastrointestinalen Tractus sofort überfordert [21]. Zur Verbesserung der Perfusionstechnik sind peinliche intra- und

8

postoperative Kontrollen des zentralvenösen und arteriellen Blutdruckes notwendig. Während ein Cava-Katheter bei den meisten Kindern an den rechten Ort, also vor die Mündung in den rechten Vorhof gelegt werden kann, verlangt die arterielle Druckmessung die Opferung einer A. brachialis. Neben der Druckbestimmung erlauben dann die beiden Katheter dauernde arterielle und venöse Blutgas- und pH-Messungen. Zur Erhaltung des guten Minutenvolumens scheint es richtig, wenn der kleine Patient sofort nach Eröffnung des Thorax an den extracorporealen Kreislauf angeschlossen wird. Die Maschine muß dann während der gesamten Präparationsarbeit, die noch ohne Eröffnung des Herzens möglich ist, für das genügende Zirkulationsvolumen garantieren. Dieses Vorgehen steht im deutlichen Gegensatz zur Technik bei großen Kindern und Erwachsenen. Man hat dort vorübergehende Low-output-Phasen viel weniger zu fürchten und schiebt den Beginn der extracorporealen Zirkulation so weit wie möglich hinaus.

Eine Verlagerung von 100—200 cm³ Blut aus der Maschine in den Patienten hinein oder aus dem Patienten in den extracorporealen Bereich hinaus ist beim Erwachsenen unsichtbar und unbedeutend. Beim Kleinkind kommt dies aber sofort einer Erhöhung bzw. Verminderung von 50% des eigenen Blutvolumens gleich. Es ist nicht verwunderlich, daß der Säugling eine derartige Belastung nicht übersteht, wenn man sich vergegenwärtigt, daß dies umgerechnet für den Erwachsenen ein Fehlbetrag von 2—3 l ausmacht. Der unsichtbare Blutverlust an Tüchern, Tupfern, Mänteln, Handschuhen und Instrumenten vergrößert den Fehlbetrag noch mehr. Das Wägen der mit Blut getränkten Textilien erfaßt nur einen Teil des Verlustes. Die Schätzung der übrigen verlorenen Blutmengen ist für den Säugling zu ungenau. Aus der Tendenz, den extracorporealen Kreislauf immer so kurz wie möglich zu halten, ist man üblicherweise mit dem Blutverlust etwas großzügig. Die Maschine gleicht Verluste, die im Rahmen bleiben, sofort wieder aus. Beim Säugling aber muß zugunsten eines möglichst sorgfältigen und blutverlustfreien Operierens eine langsamere Gangart eingeschaltet werden. Bei richtiger Auswahl der Fälle darf dies auch verantwortet werden, da die Operationszeiten für die im Säuglingsalter möglichen Totalkorrekturen kürzer sind.

An der Herz-Lungen-Maschine mit einem Füllvolumen von etwa 100 cm³ wird an vielen Orten gearbeitet. Die Verschiebung zwischen dem intra- und dem extracorporealen Blutvolumen muß sofort erkannt werden. Eine mögliche Technik ist das Waagen-System [28, 247]. Eine Verbesserung zur Perfusion von Körpergewichten zwischen 4 und 8 kg ist sicher in absehbarer Zeit erreicht.

Die *Oberflächenhypothermie* wird auch bei niedrigem Gewicht für kurze Eingriffe gut ertragen [152]. HORIUCHI [148] verwendet sie mit Erfolg zum Verschluß einfacher Ventrikelseptumdefekte. Die meisten Totalkorrekturen verlangen aber längere Kreislaufunterbrüche und somit jene tiefen Temperaturen, die postoperativ leicht zu Komplikationen führen. Bis zu 26—28° C aber ist die Oberflächenhypothermie ein taugliches Hilfsmittel (leichte Oberflächenhypothermie s. S. 12).

Fall 66: 15 Tage alter Knabe, Transposition der großen Gefäße, offenes Foramen ovale, offener Ductus Botalli. Operation: Vorhofsumkehr nach SENNING. *Kühltechnik, tiefe Hypothermie:*

Mit dem Einlegen ins Eiswasserbad in üblicher Intubationsnarkose hat das Kind 5 cm³ 70%igen Alkohol (auf das Doppelte verdünnt) intravenös bekommen. Die dadurch erzielte Coronardilatation hält das Kammerflimmern auf. Nach Lagerung des Patienten bei 22° C ist die Temperatur spontan bis 18° C gesunken. Bei Beginn der Inflow-Occlusion schlägt das Herz 30mal pro Minute. Dem excessiven CO_2-Verlust ist durch Reduktion des Beatmungsvolumens um 50% schon ab 30° C begegnet worden. Die Operation, wenn auch technisch ohne unvorhergesehene Schwierigkeiten, steht unter unangenehmen Zeitdruck. Der totale Kreislaufunterbruch ist mit 41 min registriert. Nach Freigabe der Zirkulation zeigt das Herz keine Aktion. Bei dauerndem Übergießen mit 40%iger Ringerlösung und Massage stellt sich nach 20 min eine Herzfrequenz von 30 pro min ein. Nach total 45 min Herzmassage und direkter Erwärmung mit Ringerlösung sind 24,5° C rectal erreicht. Bei dieser Temperatur erfolgt der schnelle Thoraxverschluß und die Wiedererwärmung im 39—40° C Wasserbad, was nach weiteren 40 min zu einer Körpertemperatur von 37° C und einem tastbaren Puls von 120 Schlägen pro Minute führt.

Die Kühltechnik und die Wiedererwärmung sind einfach durchzuführen. Wegen des Zeitdruckes und wegen der großen Wahrscheinlichkeit postoperativer metabolischer Störungen bei tiefer Hypothermie bleibt die Methode für kurze Eingriffe reserviert. Es genügt dann eine Unterkühlung bis 26—28° C, was postoperativ keine Schwierigkeiten bereitet (s. S. 12).

Die hyperbare Oxygenation ist aus der Behandlung peripherer arterieller Gefäßverschlüsse, Kohlenmonoxyd-Vergiftungen und anaerober Infektionen bekannt [39, 40, 153, 263]. Bei der chirurgischen Behandlung des cyanotischen Säuglings hat sie nicht den erhofften neuen Weg gebracht [27, 29, 41, 132]. ROBERT E. GROSS, an dessen Klinik die hyperbare Oxygenation am cyanotischen Kleinkind vielfältig studiert worden ist, warnt vor übereilter Einrichtung kostspieliger Überdruckkammern [29]. Er nennt den Gewinn, den die hyperbare Oxygenation während der Operationsdauer bringt "the golden but short hour" [128]. Er versteht unter diesem goldenen Zeitgewinn die Möglichkeit, den operativen Eingriff mit weniger Hast und damit exakter ausführen zu können. Die Methode wird zur Anlage der Shunts bei Blue Babies und zur Umgehung der Oberflächenhypothermie verwendet. Die bessere intraoperative Oxygenation soll das Auftreten von Kammerflimmern, insbesondere auch bei den Ausflußbahnstenosen (AS, hypopl. Aortenbogen, Coarctatio, PS) verhindern [27].

Unter genauer Beobachtung der Herzaktion, der Farbe des Herzens, der Pulsfrequenz und der Füllung der Aorta kann das Kammerflimmern aber auch ohne Überdruck weitgehend ausgeschlossen werden. Adrenalingaben (s. S. 13) sind allerdings oft und unmittelbar bei Beginn einer Verminderung des Herzminutenvolumens notwendig. Leider bringt die hyperbare Oxygenation auch keine Wendung in der schlechten Verträglichkeit des extracorporealen Kreislaufes bei den Kleinkindern mit cyanotischem kongenitalem Herzfehler.

6. Die Anaesthesie des herzkranken Säuglings

a) Allgemeines

Eine umfassende technische Anleitung für den Kinderanaesthesisten gibt die Fachliteratur. Hier soll nur auf *eigene* Beobachtungen und Erfahrungen mit herzoperierten Kleinkindern hingewiesen werden.

Zur Vorbereitung, eine halbe Stunde vor der Operation, geben wir je nach Alter und Gewicht 0,1—0,3 mg Atropin i.m. Die Verhinderung der vagalen Herzfrequenzverminderung wird dabei viel weniger erwartet als die Reduktion der Bronchialsekretion. Zur Sedierung verwenden wir — je nach Zustand des Kleinkindes — 1 mg Pethidin/kg Körpergewicht allein oder zusammen mit 1—2 mg Phenergan/kg Körpergewicht intra muskulär gespritzt. Kinder mit einem Gewicht von über 7—8 kg erhalten Pentothal rectal 20—30 mg/kg Körpergewicht. Die Cyclopropan-Sauerstoff-Narkose verwenden wir nicht. *In Maskennarkose* mit Fluothan/Sauerstoff wird die eine V. basilica so tief wie möglich mit einem Polyäthylenkatheter intubiert. Dieser dient der Infusionsbehandlung, der Transfusion von Blut und der intravenösen Medikation. Zur Überwachung sind ein EKG, eine Blutdruckmanschette und ein elektrisches Rectalthermometer angezeigt. Erst nach Beendigung aller Vorbereitungen erfolgt die *intratracheale Intubation* und die weitere, dauernde Anaesthesierung mit Fluothan-Sauerstoff. Bei jungen Säuglingen kann die Intubation in sehr oberflächlicher Anaesthesie ohne Relaxation vorgenommen werden. Wird ausnahmsweise bei älteren Säuglingen eine zusätzliche Relaxation gewünscht, tut 1 mg pro kg Körpergewicht Succinylcholin den Dienst. Mit der Intubation ist die volle Kontrolle der Ventilation durch den Anaesthesisten möglich. Die Beatmungsschwierigkeiten können außer bei einer Tubusknickung nur noch an der Verlegung des Tubus durch Schleim, Sekret oder Blut aus Luftwegen und Magen liegen. Die Aspiration aus dem Tubus kann bei geringstem Verdacht einer Sekretansammlung nicht oft genug ausgeführt werden. Beim ersten Zeichen von Blut im Bronchialbaum darf das Absaugen nicht mehr für längere Zeit unterbrochen werden, bis das Sekret wieder blutfrei geworden ist. 0,5 cm³ physiologische Kochsalzlösung oder verdünntes Natriumbicarbonat in den Tubus injiziert, kann dabei helfen. Die Gefahr liegt in der

Verkrustung und Obstruktion des Tubusendes mit Blutcoagula, was evtl. eine während der Operation sehr unangenehme Neuintubierung notwendig macht.

Automatische Ventilatoren können die Handbeatmung nur dann ersetzen, wenn der Anaesthesist in der Handhabung des verwendeten Gerätes erfahren ist. Es besteht die Gefahr, daß Störungen der Beatmung nicht oder zu spät entdeckt werden. Die dauernde, einwandfreie Belüftung der Lungen ist in keinem Alter so entscheidend für den Ausgang der Operation wie beim Säugling [26].

Die Temperatur der Säuglinge sinkt schon während der Vorbereitungen, insbesondere aber bei offenem Thorax sehr rasch. Diesem Temperaturverlust muß begegnet werden:

1. Während der Vorbereitungen bleibt das Kind in warme Tücher eingepackt.

2. Die endgültige Lagerung auf dem Operationstisch geschieht auf einem Heizkissen. Die Gefahr einer Verbrennung ist groß, die Temperatur des Kissens darf 42° C nicht übersteigen.

3. Ein Vorteil der von den Kinderanaesthesisten ohnehin geforderten wenig tiefen Narkose beim Säugling ist die Erhaltung eines Muskeltonus und damit einer Wärmeentwicklung.

4. Kaltes Blut zur Transfusion drückt empfindlich auf die Temperatur. Die Erwärmung des Blutes unmittelbar vor dem Gebrauch in einem unschädlichen Blutaufwärmegerät [106] schützt vor dieser Gefahr.

5. Der beste Schutz aber vor ständig fallender Körpertemperatur ist das verzuglose Beendigen der Operation und die Rückkehr des Säuglings in den warmen Inkubator.

Eine mäßige Unterkühlung (32—34° C) ist während der Herzoperation nicht immer unerwünscht. Die ungezählten, immer wieder behebbaren Situationen mit niedrigem Herzminutenvolumen intra operationem werden vom Gehirn oft nur dank der tiefen Temperatur schadlos überstanden. Der Wiedererwärmung des Myokards nach Abschluß der Arbeit am Herzen selbst sollen alle Anstrengungen gelten: Übergießen von Herz- und Thoraxinnenraum mit warmer Kochsalzlösung, eiliger Thoraxverschluß nach Erreichen einer guten Herzaktion und weitere postoperative Erwärmung des Säuglings im Wasserbad, wenn die Temperatur zu tief gesunken ist.

Einige Eingriffe werden grundsätzlich in *leichter Oberflächenhypothermie* durchgeführt. Die Sauerstoff-Fluothan-Intubationsnarkose geht dann im Eiswasserbad weiter. Das EKG und ein im Rectum liegender Thermistor lassen Pulsfrequenz und Temperatur kontrollieren. Bei 30—30,5° C kommt das Kind aus dem Eiswasser auf den Operationstisch auf ein ausgeschaltetes Heizkissen. Die Temperatur fällt dann spontan auf 26—28° C. In diesem Temperaturbereich ist ein Kreislaufunterbruch von 8—12 min erlaubt. Bei Wiederbeginn des Kreislaufes, also mit Abnahme der Drosselungen an den Cavae, an Aorta und A. pulmonalis, beginnt die Wiedererwärmung mit dem Heizkissen. Blutstillung, Perikardnähte, Einlegen des Thoraxschlauches, schichtweiser Wundverschluß, fallen schon in die Wiedererwärmungsphase. Bei Operationsende beträgt die Temperatur 28—30° C. Die Wunde wird mit Adhäsiv besprengt und weitere Aufwärmung wird in der Plastikbadewanne mit Wasser von 38 bis 40° C abgewartet. In der Wiedererwärmungsphase sind Av-Block, Knotenrhythmus, Low-action, Sinusbradykardien, aber kein Kammerflimmern aufgetreten. Der Anaesthesist setzt seinen ganzen Ehrgeiz in die Erkennung und Behebung dieser Rhythmusstörungen mit Hilfe von Adrenalin, Natriumbicarbonat, Calcium, Kalium, je nach Dringlichkeit und allzeit optimaler Beatmung bei freien Luftwegen (tiefe Oberflächenhypothermie, s. S. 10).

Der Ausdehnung *atelektatischer Lungenbezirke* vor dem Thoraxverschluß wird größte Bedeutung beigemessen. Die Säuglingslunge läßt sich oft durch den Anaesthesisten schlecht blähen. Der Chirurg braucht viel Geduld, um nicht durch Massage zu viel nachzuhelfen. Die empfindliche Lunge reagiert sofort mit Blutungen, interstitiellem und subpleuralem Emphysem und respiratorische Komplikationen in der postoperativen Phase bleiben nicht aus. Eine über mehrere Minuten aufrechterhaltene Überdruckbeatmung mit endexspiratorischem Druck bis zu $+10$ bis 15 cm Wassersäule wird schließlich zum Erfolg führen.

Aus der Fülle *der Medikamente*, die dem Anaesthesisten zur Verfügung stehen — wie Calcium, Kalium, Natriumbicarbonat, Cedilanid, Digitoxin usw. — möchten wir auf die wichtigste Stütze für das operierte Säuglingsherz, auf das *Adrenalin* hinweisen. Das Adrenalin wird zu Unrecht von vielen Anaesthesisten als gefährlich verurteilt. Selbst die oscillometrische Blutdruckmessung ist intra operationem oft schwierig. Der systolische Blutdruck beträgt beim Neugeborenen 60—80 mm Hg, beim etwas älteren Säugling 80—90 mm Hg. Unreife Kinder können je nach Gewicht starke Abweichungen zeigen. Verläßlicher ist dagegen die Pulsfrequenz. Palpabler Puls oder im EKG bestimmte, unauffällige Pulsfrequenz und rosiges Aussehen lassen auf gute Bedingungen schließen. Beim cyanotischen Kind bleibt nur die Kontrolle von Puls oder Herzfrequenz. Betastung der Aorta und Beobachtung von Farbe und Kontraktionsweise des Herzens helfen bei der Beurteilung mit. Die Pulsfrequenz beträgt im 1. Lebensjahr 120—140 Schläge pro Minute, kann bei Anstrengung bis 180 steigen. Sie wechselt rasch, Extrasystolen sind oft dabei. In den ersten 3 Tagen ist die Frequenz im Zusammenhang mit der transitorischen Neugeborenen-Hyperthermie an der oberen Grenze. Das Auftreten einer Sinusbradykardie oder gar eines Av-Blockes sind untrügliche Zeichen einer schlechten Herzarbeit. Sie können bei schwachen Säuglingen schon bei der Narkoseeinleitung oder Thoracotomie auftreten, im weiteren Verlauf der Operation während der Manipulation am Herzen. Die Pulsfrequenzabnahme ist intra operationem immer alarmierend. Verschwindet sie nicht nach kurzer Beobachtung, so braucht der Säugling Adrenalin. In repetierten Einzeldosen von 3—5, ausnahmsweise maximal 10 γ wirkt Adrenalin Wunder. Es muß früh genug bei den ersten Anzeichen und nicht erst nach längerem Bestehen der schlechten Herzaktion gegeben werden. In ungezählten Situationen ist es allein das Adrenalin — zeitweise im Zusammenhang mit direkter Herzmassage und kleinen Gaben von Natriumbicarbonat — gewesen, das erlaubt hat, die Operation zu beendigen und den Säugling am Leben zu erhalten. Der rasche, quantitative Blutersatz darf dabei nicht vernachlässigt werden. Die Transfusion kann 10 cm³-weise mit einer Spritze durch den Polyäthylenkatheter im Arm vorgenommen werden. Für unerwartete, große Blutverluste bewährt sich ein immer im Operationsfeld bereitliegendes Infusionsbesteck zur intrakardialen Transfusion.

Gute Ventilation, Blutersatz, Erhaltung eines genügenden Herzminutenvolumens (Adrenalin!) und leichte Anaesthesie sind die fundamentalen Forderungen in der Chirurgie der Säuglingsherzen.

b) Der postoperative Verlauf

In der postoperativen Phase sind neben den rein kardialen die respiratorischen Komplikationen die wichtigsten Todesursachen. Plötzlich auftretende Rhythmusstörungen, Bradykardie oder gar ein Av-Block sind hoch alarmierende Zeichen. Die Kontrolle gilt immer:

1. der Respiration,

2. der Herzfunktion selbst — das wichtigste Medikament bei den ja fast ausnahmslos präoperativ digitalisierten Säuglingen ist wiederum das Adrenalin (evtl. Aleudrin),

3. der Säure-Basen- und Elektrolytensituation, die sich in der Korrektur nicht von jener der allgemeinen Herzchirurgie (Mikro-Astrup, Diurese) unterscheidet.

Viele Schwierigkeiten in der Behandlung operierter Neugeborener hängen an den fundamentalen Problemen des *Aufrechterhaltens freier Luftwege* und adäquater pulmonaler Ventilation und Sauerstoffdiffusion. Pulmonale Zirkulation und epitheliale Entwicklung der Lunge sind gut vorbereitet bei der Geburt. Es gibt kein Hemmnis in der pulmonalen Blutzirkulation und es sind genügend Alveolen für einen guten Sauerstoffaustausch vorhanden. Das Sauerstoffbedürfnis aber, bezogen auf die Körperoberfläche und metabolische Aktivität, ist viel größer als beim Erwachsenen. Die Vitalkapazität ist verglichen mit den Erwachsenen pro Gewichtseinheit gleich, das Minutenvolumen jedoch zwei- bis dreimal größer. Der vermehrte Sauerstoffbedarf wird gedeckt durch höhere Atemrate. 45 Atemzüge pro Minute ist nicht außergewöhnlich in den ersten 2 Lebenswochen. Extreme von 50—100/min können beobachtet werden. Da das Kleinkind schon normalerweise zur Deckung des großen Sauerstoffbedarfes das Respirationssystem bis zur maximalen Kapazität ausnutzt und die wenigen kompensatorischen Mechanismen normalerweise nicht benutzt, muß alles beseitigt werden, was die freie Atmung hindert. Pneumonie, abdominale

Blähung, Magendilatation, enge Verbände können das Respirationssystem überladen. Glücklicherweise kann das Kleinkind eine Anoxie länger überstehen als der ältere Mensch. Schwere Anoxie kann aber nicht länger als 15 min toleriert werden. Deutlich wird eine Schädigung durch Anoxie, wenn periodisch Apnoe-Episoden mit verschiedener Atemtiefe auftreten [19].

Der Inkubator oder das Sauerstoffzelt wird neben 30—35% Sauerstoff vor allem Wärme und Feuchtigkeit enthalten. Die Feuchtigkeit begegnet neben der Verminderung des insensiblen Wasserverlustes der übermäßigen Sekretion in den Bronchien und der Sekreteintrocknung mit Verlegen der Atemwege. Der natürliche Mechanismus zur Schleimentfernung aus dem Bronchialbaum ist der Hustenstoß. Dieser ist beim jungen Säugling schwach und nach Thoracotomie kann er ganz fehlen [87]. Das Schreien hilft die Bronchien zu entleeren. Die Reinhaltung der Atemwege ist die beste Prophylaxe für pulmonale Infekte. Stoßweise, krampfartige Atmung deutet auf den Beginn von Komplikationen hin. Bei vermehrter Sekretanschoppung wird der Säugling viertelstündlich von einer Seite auf die andere gedreht. Nach dem Schreien — evtl. ausgelöst durch Drücken der Achillessehnen — sammelt sich das Material im Pharynx und kann dort am effektvollsten unmittelbar vor der nächsten Drehung abgesaugt werden. Mit der Abnahme der Sekretmenge können die Zeitintervalle zwischen den Umlagerungen vergrößert werden. Die Auskultation zur Diagnose von Atelektasen, Infiltraten und Ergüssen ist beim Säugling oft nicht eindeutig und schwierig. Das Thoraxbild muß die Situation klären.

Die Thoraxdrainage soll freie Verbindung mit dem Pleuraraum behalten, bis die Lunge allseits völlig ausgedehnt ist. Der Dauersog beträgt 15 cm Wassersäule. Bei Vorhandensein eines Restpneumothorax schwingt in der Schleife des Thoraxschlauches liegendes Sekret atemsynchron hin und her. Fehlt das Schwingen des Sekrets, ist die Lunge ausgedehnt oder — der Schlauch verstopft. Bei unauffälliger Respiration ist letzteres unwahrscheinlich und bei Fehlen von Thoraxsekret ist der Schlauch bereit zur Entfernung. Dies ist meist am zweiten postoperativen Tag möglich. Alle Säuglinge erhalten prophylaktisch postoperativ Antibiotica.

Die wichtigsten Gefahren *der Infusionstherapie* beim herzoperierten Kleinkind sind die Überwässerung und der Salzmangel. Der Wasserbedarf ist in den ersten Lebenstagen physiologischerweise geringer als beim älteren Säugling. Es kommt die Verminderung der Perspiratio insensibilis im feuchten Milieu dazu. Entgegen dem Verhalten der Erwachsenen zeigen junge Säuglinge keine oder eine verspätet geringe NaCl-Retention.

Im Bewußtsein, daß wir früher vor allem den jungen Säuglingen zu viel Flüssigkeit infundiert haben, halten wir uns heute an folgende Richtlinien:

1. Erster bis dritter Tag maximal 60 cm³ pro kg Körpergewicht. Vierter bis achter Tag 60—80 cm³ pro kg Körpergewicht. Ab neuntem Tag etwa 100 cm³ pro kg Körpergewicht. Später kommen die üblichen Normen für Säuglinge, berechnet auf das aktuelle Gewicht (nicht auf das Sollgewicht).

2. Die berechnete Infusion besteht aus 5%iger Glucose, davon ist ein Siebentel physiologische Kochsalzlösung.

3. Die enterale Ernährung setzt so rasch wie möglich wieder ein, meist teilweise am ersten postoperativen Tag und sie soll nicht zu schnell von der Ernährung, die vor der Operation gegeben worden ist, abweichen.

Die sichersten Hinweise zur Beurteilung der Hydrierungssituation geben die Urinmengen (aufgefangen in festgeklebten Plastiksäcklein) und die regelmäßige Gewichtsbestimmung auf der Babywaage.

7. Technik der Thoraxeröffnung beim Säugling

Das Prinzip der Eröffnung des vorderen Mediastinums durch Längsspaltung des Sternums ist beim Kleinkind gleich wie beim Erwachsenen.

Die seitlichen Thoracotomien hingegen zeichnen sich durch einige Besonderheiten aus. Wir brauchen die antero-laterale, die latero-dorsale und die totale Thoracotomie. Zur Eröffnung der linken (rechten) Thoraxhöhle wird der Patient mit abduziertem, am Anaesthesiebogen fixiertem linkem (rechtem) Arm auf die rechte (linke) Seite gelagert. Breite Heftpflaster fixieren das Becken am Operationstisch. Nach üblicher Desinfektion mit Äther und wäßriger Merfenlösung deckt eine gut bemessene, klebende Plastikfolie den ganzen Stamm des Kindes ab. Über die Folie kommen Abdecktücher zu liegen. Der Anaesthesist reicht ein steriles Infusionsbesteck, das in der Nähe der Thoracotomie am Abdecktuch befestigt wird. Es soll in der Not eine massive intrakardiale Bluttransfusion ermöglichen (s. S. 14).

Der Hautschnitt verläuft geschwungen submammär parallel dem Rippenverlauf, weicht gegen die Scapulaspitze etwas caudal aus, passiert sie mit 1—1¹/₂ QF Abstand und steigt dann wieder leicht nach hinten auf (Abb. 1).

Der Schnitt beginnt für den *latero-dorsalen Zugang* vorn beim Übergang zum Rippenknorpel und endet hinten vor dem Rand des M. erector trunci. Spätere Funktionsstörungen bleiben aus, wenn M. serratus anterior und M. latissimus dorsi so caudal wie möglich im Muskelansatz durchtrennt werden. Der M. trapecius hindert beim Säugling den guten Zugang nicht und darf meist unberührt belassen werden.

Für die *antero-laterale Thoracotomie* beginnt der Hautschnitt am Sternum, hat dann denselben Verlauf wie für den latero-dorsalen Zugang parallel der Rippe, endet aber, wenn der Rand des M. latissimus dorsi um 1 QF nach dorsal überschritten ist. Ein Durchtrennen der Muskeln ist nicht notwendig. Der M. serratus anterior wird in Faserrichtung stumpf auseinandergedrängt, der M. latissimus dorsi im Verlauf des Hautschnittes nach Notwendigkeit eingekerbt.

Bei der *totalen Thoracotomie* schwingt der Hautschnitt gleich dem latero-dorsalen Zugang um die Scapulaspitze, geht aber vorn der Rippe entlang bis zum Sternum. Die Durchtrennung der Muskulatur entspricht jener der latero-dorsalen Thoracotomie.

Das Abschieben des Periostes in caudaler Richtung nach elektrischer Spaltung desselben auf der Rippe gestattet eine fast blutleere Thoraxöffnung im Bett der Rippe. Beim antero-lateralen Zugang gibt die zusätzliche Durchtrennung der Mammariagefäße zwischen Ligaturen und die Luxation des Rippenknorpels am Sternum bei Bedarf eine Erweiterung der Thoraxöffnung.

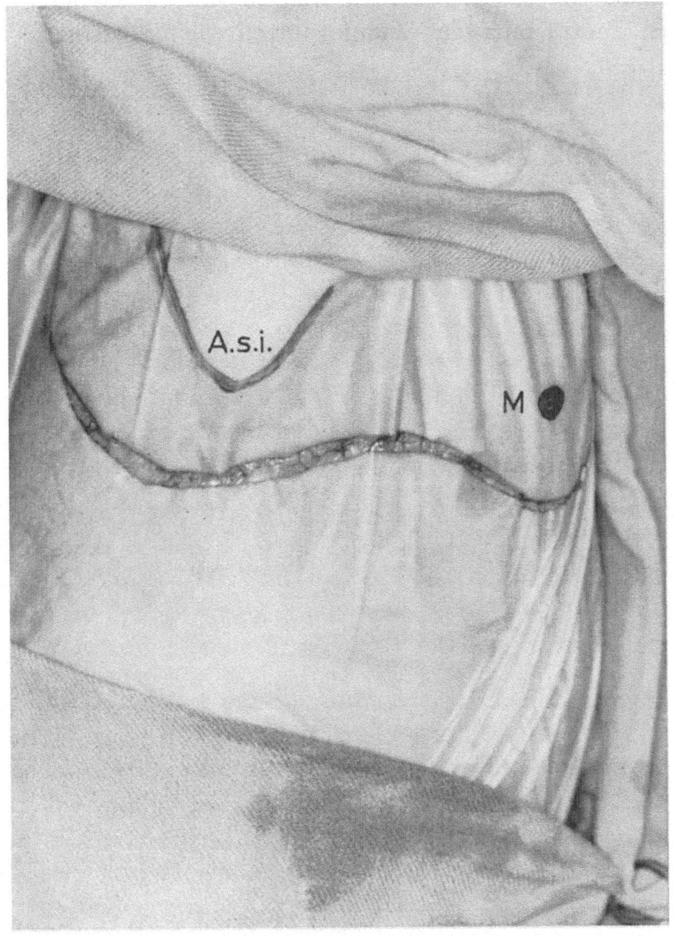

Abb. 1. *Hautschnitt* für die totale Thoracotomie, vorne submammär entlang dem Oberrand der 5. Rippe. A.s.i. = Angulus scapulae inferior, *M.* = Mamilla

Vor dem Verschluß der Thoracotomie erfolgt die Anlage der *Thoraxdrainage*. Wir verwenden einen siliconisierten Portexschlauch, der durch einen etwa 4 cm langen Weichteilkanal latero-dorsal im tiefsten Punkt des Sinus phrenico-costalis in den Thorax eingeführt wird. Der Schlauch steigt paravertebral hoch und endet am oberen Hiluspol. Mit dem Verschluß des Thorax beginnt der Dauersog von 15 cm Wassersäule bis zur Schlauchentfernung.

Der Verzicht auf die Rippenresektion bei diesem subcostalen Zugang ermöglicht einen anatomisch regelrechten, verziehungsfreien *Thoraxverschluß*. Einzelne Catgutknopfnähte im Abstand von etwa 1 cm genügen, um die Rippen wieder in ihre ursprüngliche parallele Lage zu bringen. Die Nähte gehen oben hart um die Rippe und fassen unten nur das Intercostalgewebe. Der Thoraxverschluß endet mit fortlaufender Mersilenhautnaht nach schichtweiser fortlaufender Muskelnaht mit Catgut und subcutanen Catguteinzelknopfnähten. Zum Schutz der Wunde sprayen wir Nobecutan.

Spezieller Teil

I. Operationen bei Überfüllung des Lungenkreislaufes und pulmonalem Hochdruck

Eine ganze Reihe anatomisch verschiedener kongenitaler Herzfehler bilden die pathophysiologische Gruppe mit *gemeinsamer Druck-Volumenarbeit der beiden Herzkammern* ("Common ejectile force"). Der Anlagefehler vereinigt den linken und rechten Ventrikel so weitgehend, daß Aorta und A. pulmonalis den gleichen Druckbedingungen ausgesetzt sind. Physiologischerweise ist der vasculäre Widerstand niedrig im Lungen- und hoch im Systemkreislauf. Wenn es der Herzfehler erlaubt, weicht daher das Blut — dem geringeren Widerstand folgend — vorwiegend in die Lungen aus (Tab. 21, S. 140).

Das Lungengefäßsystem des Säuglings, das hohem Druck und hohem Flow ausgesetzt ist, kann seinen pränatalen, hohen Gefäßwiderstand beibehalten. Die physiologische, postnatale Reifung der Lungengefäße mit der entscheidenden Widerstandssenkung tritt dann nicht ein [67, 73 192]. Das Verhältnis von Lungen- zu Systemminutenvolumen bestimmt den Zustand des Patienten:

1. Wenn der Übergang der intrauterinen zur postnatalen Lungengefäßstruktur ohne Störung vor sich geht, sinkt der Lungengefäßwiderstand. Die Lungen werden mit Blut überflutet. Herzdekompensation, wiederholte Pneumonien und Dyspnoe ohne Cyanose sind die auffälligsten Symptome. Das große, hyperkinetische Herz kann an der Thoraxwand gefühlt werden. Die peripheren Pulse sind schwach, die Leber ist vergrößert. Das Röntgenbild zeigt überfüllte und gestaute Lungenfelder, das Herz ist in kompensiertem Zustand mit Ausnahme des rechten Vorhofes in allen Herzanteilen vergrößert, die Pulmonalis prominiert stark (Abb. 2).

2. Bei zunehmend hohem Widerstand und vermindertem Lungenflow kommt schlußendlich das Bild des Eisenmengerkomplexes zustande. Die Kinder leiden unter Anstrengungsintoleranz und Anstrengungsdyspnoe, die Cyanose ist mehr oder weniger stark ausgeprägt. Herzdekompensation und respiratorische Infekte stehen nicht im Vordergrund.

A. Ventrikelseptumdefekt (VSD) und Single Ventricle (SV)

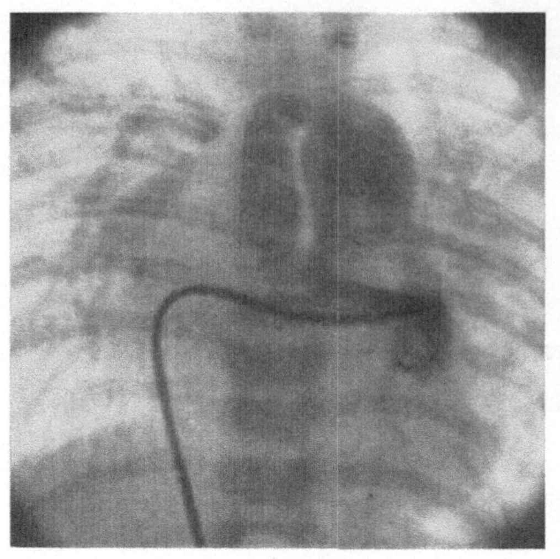
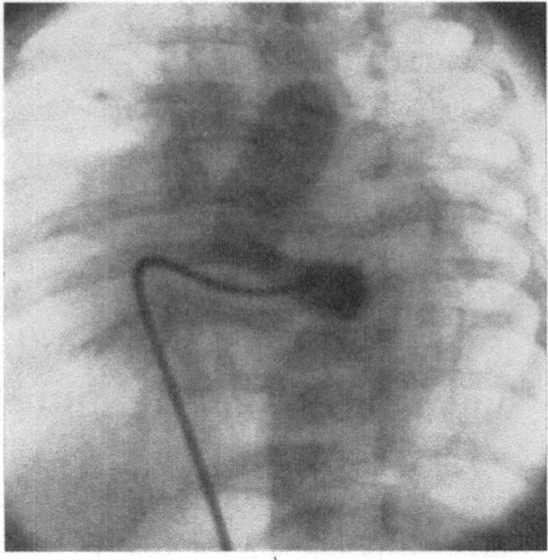

a
b

Abb. 2a u. b. *Ventrikelseptumdefekt* mit Druckangleich in Aorta und A. pulmonalis (Fall 5, Tab. 3). Der Katheter zieht durch den VSD (Konkavität im Katheter) vom rechten in den linken Ventrikel. Diastolische, kontrastmittelsparende Injektion in den linken Ventrikel [245]. a) Kontrastmittelstraße entlang dem Katheter durch VSD zur rechten Ausflußbahn und großen A. pulmonalis. Gleichzeitig Füllung der linken Ausflußbahn und kleinen Aorta. Beidseits ausgeprägte Lungenüberfüllung. b) In der vorderen schräglinken Projektion (Boxer) Shuntstraße durch den Defekt zur großen A. pulmonalis. In beiden Projektionen überkreuzte Ausflußbahnen

Vom großen Ventrikelseptumdefekt über den physiologischen Single Ventricle zum echten anatomischen Single Ventricle ist der Übergang gleitend. Während der unkomplizierte Single Ventricle sehr selten vorkommt, ist der reine VSD mit über 20% [1, 113, 157, 200, 243, 266] ein sehr häufiger Vertreter der kongenitalen Herzfehler. Er steht zusammen mit der Transposition der großen Gefäße an erster Stelle (Tab. 1, S. 2).

Der kleine VSD (Maladie de Roger) tritt beim Säugling nicht in Erscheinung. Der große VSD und der Single Ventricle machen sich im Säuglingsalter klinisch gleich bemerkbar. Ausgeglichene Sauerstoffwerte und gleicher Druck in beiden Ventrikeln sind die physiologischen Kriterien eines Single Ventricle. Ob sich dabei das Ventrikelseptum tatsächlich nur rudimentär entwickelt hat, oder ob es sich um einen großen VSD handelt, ist oft klinisch nicht eruierbar. Die autoptischen Kontrollen zeigen aber, daß der echte, anatomische Single Ventricle kaum je ohne assoziierte andere Mißbildung vorkommt [200], während der VSD sehr häufig rein gefunden wird. Diese Unterscheidung gewinnt Bedeutung für die chirurgische Therapie. VSD und physiologischer Single Ventricle werden beim Säugling gleich behandelt. Beim echten anatomischen Single Ventricle hingegen muß die Therapie der Natur der kombinierten Anomalie entsprechen.

Die Symptome beginnen früh, vor dem ersten Lebensjahr, oft in den allerersten Wochen, sobald der physiologische, pulmonale, vasculäre Widerstand sinkt und die Lungen mit Blut überfüllt werden. Die Kinder sind unterernährt und dyspnoeisch, die Atmung kann auf über 100/min ansteigen. Sie ertragen keine Anstrengung, leiden wiederholt unter pulmonalen Infekten und dekompensieren kardial. Die Leber wird groß und man hört Rasselgeräusche auf den Lungen [38, 200]. Beim jungen Säugling ist das systolische Geräusch nicht immer zu hören.

ZACHARIOUDAKIS et al. [289] hat bei seinen 288 kongenitalen Herzfehlern unter 2586 Autopsien 23 unkomplizierte Ventrikelseptumdefekte zwischen dem 3. Tag und dem 15. Monat gefunden. 38 von 111 gesammelten Patienten mit VSD von KEITH [157] sterben vor dem 1. Jahr. Ein Teil davon hätte sicher durch peinliche, medikamentöse Behandlung über das erste Lebensjahr gebracht werden können. Es ist wahrscheinlich, daß bis 90% der reinen Ventrikelseptumdefekte in guter Beobachtung ohne Operation das Säuglingsalter hinter sich bringen [134, 196, 200]. Nach diesem Alter kann sich der Zustand auch ohne Operation gewaltig bessern und eine weitere Überwachung bis zur Totalkorrektur im Alter von 4—5 Jahren ist zu verantworten. Die zunehmende Verkleinerung des Links-Rechts-Shuntes kommt zustande durch:

1. Verkleinerung des VSD [38, 200].

2. Entwicklung einer infundibulären Hypertrophie.

3. Erhöhung des pulmonalen vasculären Widerstandes [15, 38, 200].

Die beiden wichtigsten Todesursachen für den Ventrikelseptumdefekt sind die Herzdekompensation im Säuglingsalter und der erhöhte pulmonale, vasculäre Widerstand beim Erwachsenen.

Bei den schwer kranken Säuglingen kann die Entwicklung des Leidens nicht vorausgesehen werden. Wenn intensive medizinische Behandlung (Digitalis, Diuretica, Sedativa, Sauerstoff, salzarme Diät) die chronische Herzdekompensation, das wiederkehrende Lungenödem, die Infekte und den Gewichtsstopp nicht bessern, ist daher die *chirurgische Behandlung indiziert*. Es handelt sich da um die Kleinkinder mit großem Links-Rechts-Shunt und pulmonalem Hochdruck und weniger um jene mit pulmonaler, vasculärer Widerstandserhöhung. Bei den letzteren treten Herzdekompensation und respiratorische Symptome in den Hintergrund, Cyanose und Belastungsintoleranz beherrschen das klinische Bild.

Wir glauben, daß beim heutigen großen Risiko der offenen Herzchirurgie in der Säuglingsperiode das Vorgehen nach DAMMANN-MULLER-ALBERT die Operation der Wahl ist. Nur HORIUCHI [148] berichtet über 2 Todesfälle auf 18 total korrigierte Ventrikelseptumdefekte in Hypothermie im Säuglingsalter [63, 80, 121, 134, 159, 196, 261].

B. Endokardkissendefekt (Canalis avc)

Aus dem Formenkreis des Endokardkissendefekts gehört nur das komplette Ostium atrioventriculare commune in die Gruppe der Herzfehler mit gemeinsamer ventriculärer Druck- und Volumenarbeit. Es ist der tiefe Vorhofseptumdefekt, der ohne freien Rand direkt auf dem gemeinsamen Atrioventricularring liegt, einen VSD von wechselnder Größe und eine Spaltung des anterioren Mitralsegels sowie des septalen Tricuspidalsegels hat. Der Fehler ist nicht sehr häufig, aber die Mortalität bei Erkrankung im Säuglingsalter ist hoch (ROBINSON 50%, KEITH $^1/_2$—$^2/_3$ aller Fälle im ersten Jahr [157, 228]).

Die komplette Form des Canalis atrioventricularis communis mit Links-Rechts-Shunt auf Vorhofs- und Ventrikelebene ist kompliziert durch die atrioventriculäre Klappeninsuffizienz und den pulmonalen Hochdruck.

Die Kleinkinder leiden unter Herzdekompensation mit markanter Herzvergrößerung, respiratorischen Infekten, Dyspnoe, Untergewicht und erhöhter Ermüdbarkeit. Aus dem uneinheitlichen klinischen Bild sind die Kinder mit großem Herzen, stark ausladendem linkem Herzrand, großem Pulmonalisbogen, Linkstyp im EKG und im Gegenuhrzeiger drehende, frontale Vektorschleifen *zur Palliativoperation* (Bändelung der A. pulm.) auszuwählen, wenn eine ausgesprochene Symptomatik und insbesondere eine refraktäre Herzdekompensation dies aufdrängen.

C. Truncus arteriosus communis (Truncus ac)

Der Truncus arteriosus communis ist klinisch von KEITH und NADAS nur wenig beobachtet und diagnostiziert worden [157, 200]. Bei MAUDE ABBOTT [1] figuriert er 21 mal auf 1000 postmortal untersuchte kongenitale Herzfehler. Er besteht aus einem einzigen arteriellen Gefäß, das Blut beider Ventrikel erhält und dieses zu Lungen-, System- und Coronarkreislauf leitet.

COLLETT und EDWARDS [68] haben nach Analyse von 80 Patienten 4 Typen von Truncus arteriosus communis voneinander geschieden.

Ein Ventrikelseptumdefekt ist immer vorhanden.

Typ I: 48%, Ein Truncus verläßt die Herzbasis und teilt sich in Aorta ascendens und A. pulmonalis.

Typ II: 29%, linke und rechte A. pulmonalis gehen einzeln, aber beieinander aus dorsaler Truncuswand weg.

Typ III: 11%, ein oder zwei Arteriae pulmonales gehen unabhängig seitlich aus dem Truncus weg.

Typ IV: 12%, Pulmonalarterien und Ductus Botalli fehlen, die Lungen werden durch Bronchialarterien gespeist.

Der Truncus führt Mischblut, die periphere Untersättigung hängt allein von der Größe des Lungendurchflusses ab. Der Säugling mit weiten Pulmonalarterien und normalem Gefäßwiderstand ist kaum cyanotisch, er zeigt das Bild des großen Ventrikelseptumdefekts. Jener mit hypoplastischen Lungengefäßen oder Lungengefäßobstruktion hingegen ist tief cyanotisch schon ab Geburt. Es bestehen alle Übergänge.

Viele Kinder sterben in den ersten 6 Monaten an Herzdekompensation und Pneumonie oder an den Folgen der Cyanose. Nach KEITH [157] überleben nur 15%, nach NADAS [200] 30% das 1. Lebensjahr. In der Zusammenstellung von FONTANA und EDWARDS [102] sterben 80% von 94 autoptisch bewiesenen Patienten mit Truncus arteriosus communis im 1. Lebensjahr. Am schlimmsten ist die Prognose beim Typ I, wo 95% als Säuglinge in den ersten 12 Monaten gestorben sind. Die beste Überlebenschance haben jene mit kleiner Pulmonalarterie oder erhöhtem pulmonalem, vasculärem Widerstand [157]. Diese Beobachtung ist chirurgisch von Bedeutung [102, 143, 264]. Wenn diese Anomalie in einem späteren Zeitpunkt operabel geworden ist, entscheiden die Lungen über das Gelingen des Eingriffs! Beim Bestehen einer Lungengefäßobstruktion sterben die Säuglinge nicht, bleiben aber inoperabel. Mit hohem Lungenflow dagegen tritt die Herzdekompensation früh auf. Diese gilt es *durch Palliation* (Bändelung der A. pulm.) zu verhindern, damit die Kinder am Leben bleiben bis zu einem Alter, in dem eine eventuelle Totalkorrektur möglich ist.

Die Bändelung der A. pulmonalis

(Banding, Operation nach DAMMANN-MULLER-ALBERT).

a) Allgemeines

Das Ziel der operativen Eingriffe bei allen Säuglingen mit gemeinsamer Ventrikelarbeit ist die Verkleinerung des übermäßigen Lungenzeitvolumens und des hohen Druckes im kleinen Kreislauf. Diese Operation ist beim Ventrikelseptumdefekt, beim Single Ventricle, beim Canalis atrioventricularis communis und beim Truncus Typ I—III im Säuglingsalter nur palliativ. Sie besteht in der Bildung einer Pulmonalstenose durch Einengung des Pulmonalarterienstammes möglichst klappennahe. Durch diese Widerstandserhöhung in der A. pulmonalis sollen der Links-Rechts-Shunt verkleinert und der Druck im Lungengefäßbett gesenkt werden. Der linke Ventrikel wird dadurch wesentlich von der Volumenarbeit entlastet und die Herzinsuffizienz verliert sich. Der Druck im linken Vorhof sinkt und der mögliche Links-Rechts-Shunt durch das offene Foramen ovale verschwindet [236]. Eine geringe Untersättigung durch die Erzeugung eines Kreuz-Shuntes kann schadlos in Kauf genommen werden.

Die Drosselung der A. pulmonalis, also die Herstellung einer Widerstandserhöhung im kleinen Kreislauf ist 1952 von DAMMANN und MULLER realisiert worden [192]. Hämodynamisch wird ein „acyanotischer Fallot" (Ausnahme: Truncus arteriosus communis) entwickelt. DAMMANN und MULLER haben sich dabei durch den Bericht von CIVIN und EDWARDS [67] über einen 47jährigen Mann leiten lassen. Dieser Patient mit Ventrikelseptumdefekt, reitender Aorta und Pulmonalstenose hat ein zartes, unauffälliges Lungengefäßsystem ohne Widerstandserhöhung! Für die Operation selbst haben sie z. T. alte Experimente ausgewertet [112, 147, 149, 225]. Die Experimentatoren haben meist Bänder, REID [225] sogar Metallbänder, benutzt. Dem Tierversuch von HUFNAGEL [149] ähnlich haben DAMMANN und MULLER über einer runden Klemme ein U-förmiges Stück Pulmonaliswand reseziert, die Pulmonalis fortlaufend vernäht und die Enge mit einem Polyäthylenstreifen umschlungen. Sie berichten über die erste Anwendung am Menschen, einem digitalisierten, dekompensierten, dyspnoeischen 4 Monate alten Kind mit Episoden von Lungenödem, Hepatomegalie, das sie am 11. Juli 1951 operiert haben. Der schwerkranke Knabe ist zu einem aktiven, hungrigen, normal wachsenden, glücklichen Kind ohne Digitalisierung geworden. ALBERT et al. haben 1961 die Methode vereinfacht [10]. Statt der Resektion eines Pulmonalwandstückes wird die A. pulmonalis durch ein Nabelbändchen eingeengt. Die Methode ist einfacher, schneller, die Drosselung kann unter fortlaufender Druckmessung erfolgen und bei der Totalkorrektur mit 4—6 Jahren ist die Pulmonaliserweiterung leichter, als wenn ein Stück Pulmonaliswand fehlt [9, 10, 134]. Die Operation bleibt vorläufig endgültig palliativ für den Truncus Typ I—III, ist vorbereitend für Ventrikelseptumdefekt, Single Ventricle und Canalis atrioventricularis communis. Schon heute, nach wenig reoperierten Pulmonalisbandträgern, ist es deutlich, daß die Mortalität der beiden Operationen kleiner ist, als der Versuch der initialen Totalkorrektur am schwerkranken Säugling. Die Bändelung allein hat eine Operationsmortalität von 5—15% [10, 80, 121, 134, 261].

b) Chirurgische Technik

Halbseitenlage rechts, antero-laterale Thoracotomie links, subcostal 4. Rippe (Thoraxeröffnung Seite 16).

Beim Truncus arteriosus ist die quere Durchtrennung des Sternums, bei transponierten großen Gefäßen die Thoracotomie rechts für die Bändelung geeignet.

Nach üblicher Eröffnung des Thorax und Abschieben der Lungen nach hinten wird das Perikard vor dem N. phrenicus längs eröffnet. Der linke Thymusrand muß wegpräpariert und nach medial vorn geschoben werden, um diese Incision hoch genug zu ermöglichen. Einige Haltefäden spannen das Perikard im Bereich der großen Gefäße aus. Das Größenverhältnis zwischen Aorta und A. pulmonalis weist schon deutlich auf das hohe Lungenzeitvolumen hin. Trotzdem scheint es uns richtig, zuerst einen offenen Ductus Botalli auszuschließen und evtl. zu durchtrennen. Mit einer stark gebogenen Klemme

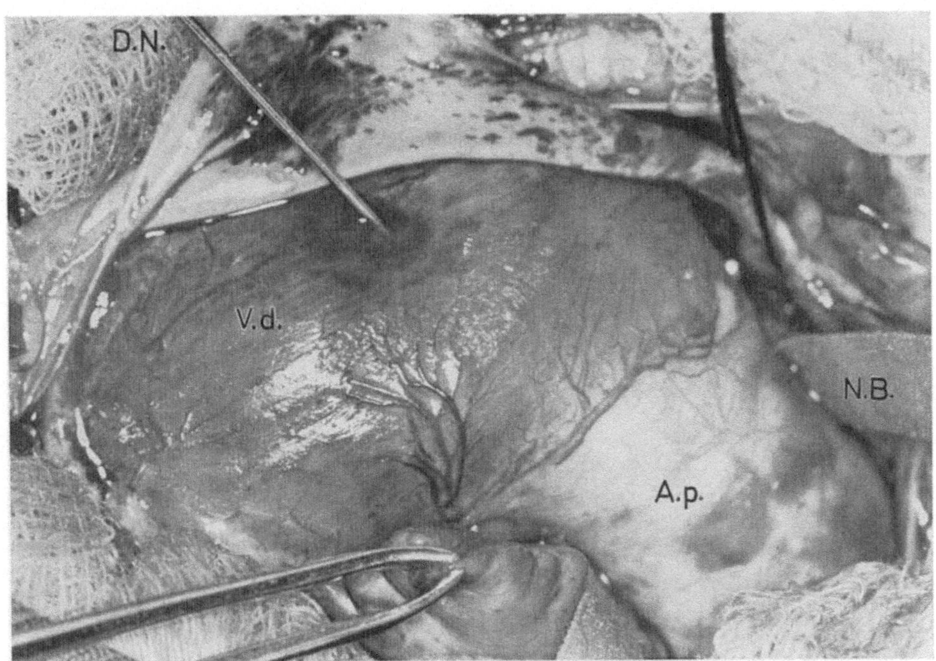

Abb. 3a—d. *Ventrikelseptumdefekt* mit Druckangleich (Fall 7, Tab. 3). *Bändelung der A. pulmonalis.* a) Nabelbändchen (N.B.) umschlingt die A. pulmonalis. Nadel für Druckmessung (*D.N.*) geht durch die Ausflußbahn des rechten Ventrikels (*V.d.*) in die A. pulmonalis (*A. p.*)

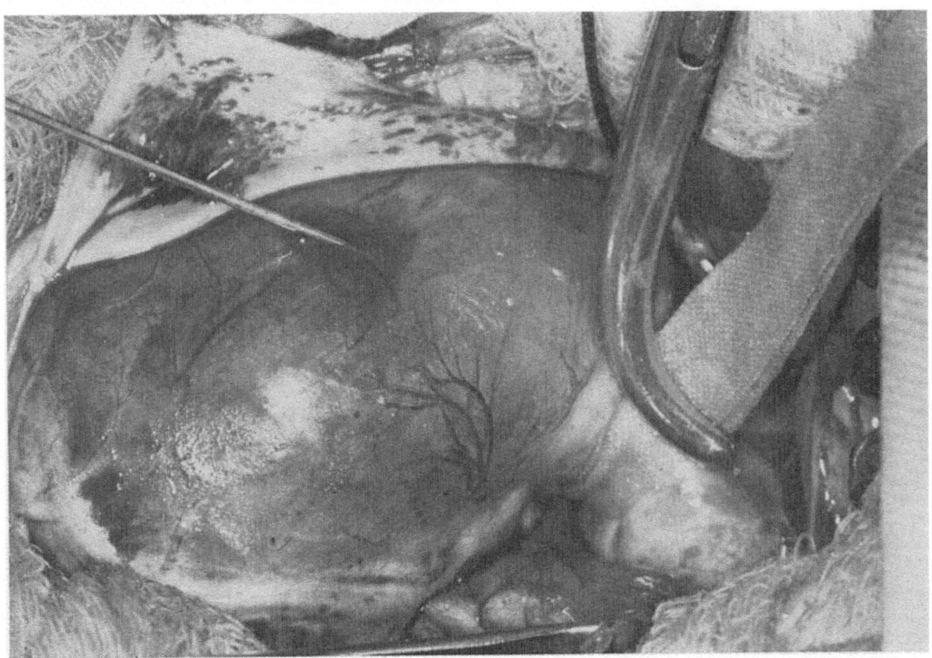

Abb. 3b. Anziehen des Nabelbändchens mit einer Klemme unter ständiger Druckmessung

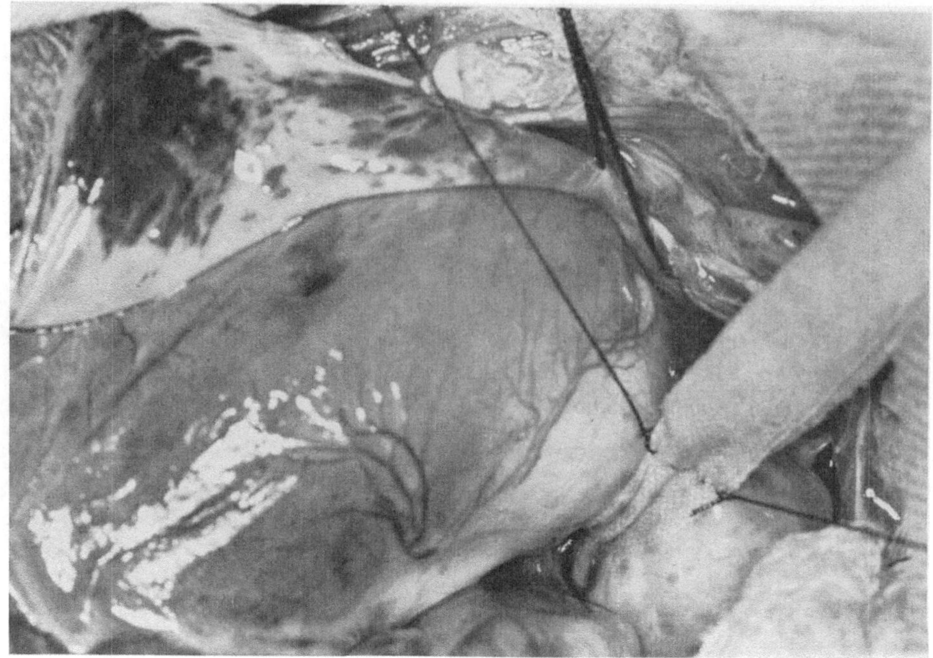

Abb. 3c. Endgültige Naht des Bändchens zur Erhaltung des gewünschten Druckgradienten

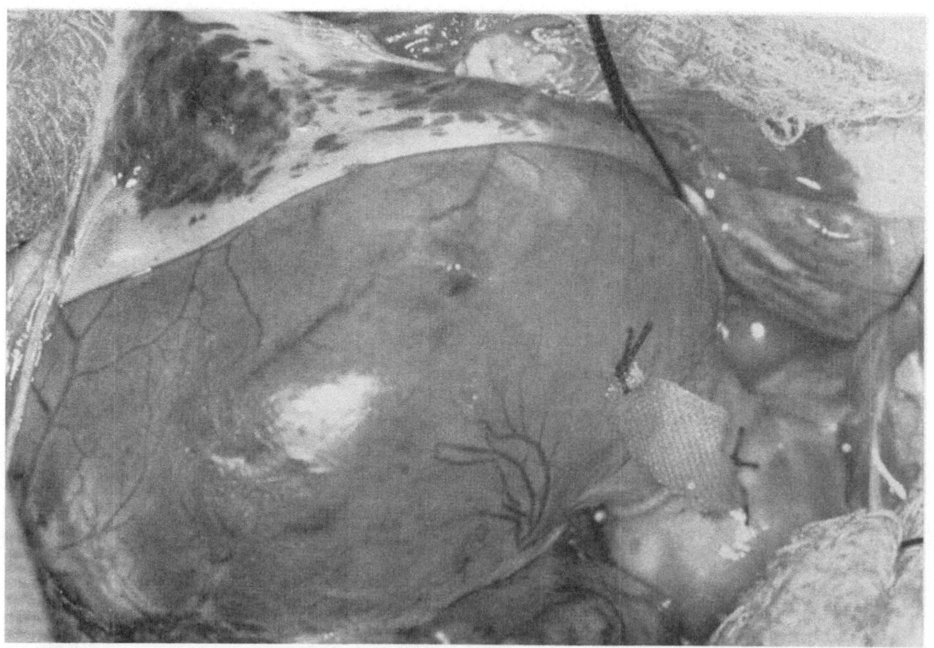

Abb. 3d. Lockere Fixierung des Nabelbandzipfels an die rechte Ausflußbahn

(kleine Nierenstielfaßzange, großer Rumel) zieht man ein Nabelbändchen durch den Sinus transversus pericardii um die beiden großen Gefäße. An der Pulmonalisbasis spannt eine feine Klemme die Serosa in der Grube zwischen Aorta und Lungenarterie an. Nach Durchtrennung dieser Serosa und Blutstillung der dort verlaufenden kleinen Venen mit dem Thermokauter hält sich die Schere hart an die Aorta und präpariert sich einen Weg um die Aorta herum nach medial. Wenn sich jetzt eine gebogene Klemme leicht durch diesen Schlitz um die A. pulmonalis herumführen läßt, zieht man mit ihr ein anderes Nabelbändchen direkt um die Lungenarterie herum. Gefahrloser aber (Verletzung der A. pulmonalis!) gleitet die gebogene Klemme um die Aorta herum und zieht den ventral um die großen Gefäße verlaufenden Anteil des vorher gelegten Nabelbändchens zwischen Aorta und Pulmonalis zurück. Damit umfaßt das Bändchen jetzt schön faltenlos die Pulmonalarterie allein (Abb. 3a). Eine Druckbestimmungsnadel wird aus der Ausflußbahn des rechten Ventrikels in die A. pulmonalis vorgeschoben. Unter dauernder Druckbestimmung erfolgt die Drosselung der A. pulmonalis durch provisorisches Festhalten des Bändchens mit einer Klemme, bis der Druck distal vom Band um $^1/_3$ bis $^1/_2$ des Ventrikeldruckes rechts gefallen ist (Abb. 3b). Durch Zurückziehen der Nadel kann man sich jederzeit über den herrschenden Druck im rechten Ventrikel orien-

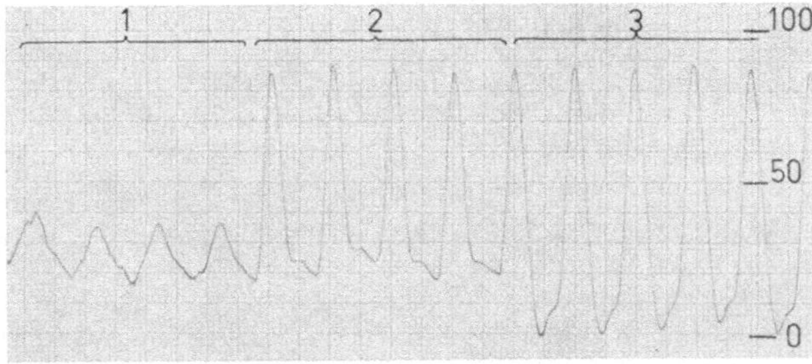

Abb. 4. *Ventrikelseptumdefekt mit Druckangleich in den Ventrikeln. Rückzugsdruckkurve nach Bändelung der A. pulmonalis.* 1 Druck in A. pulmonalis distal vom Band, *2* Pulmonalisdruck zwischen Band und Pulmonalklappen, 3 Druck im rechten Ventrikel

tieren. Zu starke Drosselung zeigt das Herz sofort durch Dilatation des rechten Ventrikels und Bradykardie an. Bei richtiger Einengung ändert sich die Herzaktion nicht, der rechte Ventrikel wird eher etwas kleiner. Wenn der gewünschte Gradient erreicht ist (Abb. 4), wird mit einigen 3—0 Seidennähten anstelle der vorher angelegten Klemme das Bändchen endgültig vernäht (Abb. 3c). Der eine Zipfel des Nabelbändchens wird lang belassen und mit einer Naht locker an die distale Ausflußbahn des rechten Ventrikels fixiert. Dies soll bei der zweiten Operation das Aufsuchen der Bändchennähte erleichtern (Abb. 3d). Nach Adaptation des Perikards, Blutstillung, Atelektasenbeseitigung und Einlegen eines silikonisierten Thoraxschlauches wird die Operation in üblicher Weise beendet.

c) Klinik-Material (Chirurgische Universitätsklinik A, Zürich)
Tabellen 3, 4, 9, Seiten 29, 30, 84

1. Tab. 3. Bei allen 13 Patienten mit *reinem Ventrikelseptumdefekt* hat sich intra operatonem ein pulmonaler Hochdruck mit systolischen Werten über 50 mm Hg messen lassen. Bei einem Kind (Fall 4) ist der pulmonale vasculäre Widerstand deutlich erhöht gewesen. Die postoperative Beobachtungszeit beträgt nur bei 3 Kindern weniger als 1 Jahr. Alle anderen sind jetzt zwischen 1 Jahr 4 Monate bis 3 Jahre 2 Monate in Kontrolle. Es geht allen Kindern erstaunlich gut. Fall 4 wird beim Katheterismus vor der Totalkorrektur besondere Sorgfalt erfahren müssen, um die Wirkung des Bändchens auf den erhöhten, vasculären Widerstand bestimmen zu können. Bei keinem der 13 Kinder bestehen heute Anzeichen, daß das Alter von 4—6 Jahren, das wir gerne für die Totalkorrektur an der Herzlungenmaschine abwarten würden, nicht ruhig erwartet werden darf.

Die Operation ist bei 12 Kindern genau nach der besprochenen Methode mit Nabelbändchen ausgeführt worden. Im Fall 9 ist ausnahmsweise ein Dacronband zur Anwendung gelangt.

2. Tab. 4. Von den 6 Kleinkindern mit *Ventrikelseptumdefekt und schwerwiegender zusätzlicher Anomalie* haben 5 eine weitere Operation benötigt (Ausnahme Fall 16). Bei Fall 18 und Fall 19 sind die Nabelbändchen ohne eigentliche Drosselung um die A. pulmonalis genäht worden. Mit zunehmendem Wachstum erst wird sich dann eine Pulmonalisstenosierung ausbilden und die Lungen vor Überflutung mit Blut schützen.

Besprechung des Falles 14: S. 120 und Tab. 17.

Ein dystrophisches Mädchen (Fall 15, 7 Mt., 4,6 kg) hat die Bändelung und den zusätzlichen Verschluß eines weiten Ductus Botalli trotz schwerem, klinischem Zustandsbild gut überstanden. Am ersten postoperativen Tag aber hat eine zunehmende Ateminsuffizienz die Herzdekompensation verstärkt und der schließlich eintretende Herzstillstand ist nicht mehr zu beheben gewesen. Pathologisch-anatomische Diagnose: Bändelung bei hochsitzendem Ventrikelseptumdefekt, ligierter Ductus Botalli, Hypertrophie und Dilatation des rechten Ventrikels, Endokardfibrose linker Ventrikel und linker Vorhof, abnormer Abgang rechte A. subclavia und rechte A. vertebralis.

Zwei der drei Kinder mit *Single Ventricle* haben bei der Operation einen erhöhten pulmonalen, vasculären Widerstand. Das eine hat sich nach 21 Monaten Beobachtungszeit mit der Bändelung und dem Ductusverschluß sehr gut erholt (Fall 22). Der 5 Monate alte Knabe (Fall 20) allerdings hat die Operation nicht überstanden. Wahrscheinlich hat eine coronare Luftembolie (Bluttransfusion durch Venenkatheter bei großem ASD) zur unbehebbaren Herzinsuffizienz bei Operationsende geführt. Das dritte Kind mit Single Ventricle (Fall 21, 5 Mt.) übersteht die Operation (Bändelung bei Pulmonalisdruck von 95/20 mm Hg, Ductusdurchtrennung, Aortenisthmusstenosenplastik) nur um wenige Stunden. Die präoperativ bestehende Oberlappenatelektase links hat sich bei offenem Thorax nicht beheben lassen; die Herzdekompensation hat postoperativ zugenommen.

Von den zwei Kindern mit *Canalis atrioventricularis communis* ist das eine mit multiplen zusätzlichen Anomalien (Fall 24) in Hypothermie am offenen Herzen operiert worden (besprochen S. 119 unter PAVR). Eine Bändelung allein ist daher nur beim Fall 23 mit mäßiger pulmonaler Hypertonie (A. pulmonalis 60 mm systolisch bei Systemdruck von 80/50 mm Hg) notwendig gewesen. Der Knabe hat sich nach $2^1/_2$ Jahren Beobachtungszeit sehr guerholt.

Das 6 Tage alte Mädchen (Fall 25, 2,8 kg) kommt in extremis als Notfall zur Operation ohne Katheteruntersuchung. Bei der unklaren klinischen Situation mit Cyanose, etwas verstärkter Lungenzeichnung, uncharakteristischem EKG und Herzgeräuschen bei einer Atemfrequenz von über 80/min nehmen wir eine Transposition der großen Gefäße an. Schon nach Eröffnung des Perikards aber, bevor die Präparation beginnt, tritt Herzstillstand ein, der sich trotz langer Massage und medikamentöser Hilfe nicht beheben läßt. Pathologisch-anatomische Diagnose: *Truncus arteriosus communis* Typ (II)- III, Ventrikelseptumdefekt, offenes Foramen ovale, partiell falsch mündende Lungenvene (rechte Oberlappenvene mündet im rechten Vorhof).

Tabelle 3. *Bändelung der Arteria pulmonalis bei reinem Ventrikelseptumdefekt*

Fall	Name Geschlecht	Alter (Mon.) Gewicht (kg) bei Op.	Druckwerte bei RV	Aorta	HK PW	Diagnose	Operation	Systol. Pulmonalisdruck intra operat. zentral	distal des Bandes	Beobachtungszeit in Mon.	Verlauf, Bemerkungen
1	P. E. ♀	4 4,7	70/6	70/45	—	VSD	NB	70	50	18	gut, leichte Anstrengungsdyspnoe, geringe Cyanose postop. verschwunden
2	B. S. ♂	4 4,5	60/9	etwas höher	2,7	VSD	NB	75	45	16	gut, keine pulm. Infekte mehr, geringe Cyanose verschwunden
3	H. M. ♀	4¹/₂ 4,6	70/9	—	2,1	VSD	NB	50	30	25	gut, postop. anfängl. Totalatelektase li. Lunge, nach 25 Mon. bei grippalem Infekt plötzl. Tod (rel. großes Herz)
4	L. F. ♂	5¹/₂ 4,7	65/7	80/50	7,2	VSD	NB	50	30	2	gut
5	G. A. ♀	7 6,2	75/7	85/60	—	VSD	NB	70	40	8	gut
6	Ch. C. ♀	7 4,45	80/—	80/65	—	VSD	NB	60	40	38	gut
7	P. C. ♀	7¹/₂ 5,9	60/7	70/35	3	VSD	NB	65	40	4	gut
8	W. S. ♀	8 4,7	75/—	—	—	VSD	NB	75	45	37	gut
9	B. H. ♂	8 6,4	—	—	—	VSD	NB	75	40	27	gut
10	K. A. ♂	9 6,3	80/8	80/60	3	VSD	NB	70	45	28	gut, Herz rel. groß
11	H. E. ♂	10 6,3	82/0	—	—	VSD	NB	50	30	35	gut, präop. Preßatmung, Husten, pulm. Infekt. Dystrophie gewaltig! intraop. Hypotonie
12	H. R. ♂	19 8,3	70/12	90/60	3,3	VSD	NB	70	45	16	gut („phantastisch erholt", Bericht des Kardiologen). Status nach Omphalocelen- u. Thoracophagus-Op.
13	L. E. ♂	23 8,2	55/11	65/40	3	VSD	NB	80	45	16	gut

Tabelle 4. *Bändelung der Arteria pulmonalis bei Ventrikelseptumdefekt mit zusätzlicher Herzmißbildung*

Fall	Name Ge-schl.	Alter (Mon.) Gewicht (kg) b. Op.	Diagnose	Operation	Systol. Pulmonalisdruck intra operat.		Beobach-tungszeit in Mon.	Verlauf, Bemerkungen
					zentral	distal des Bandes		
14	W. R. ♂	6 6,1	VSD + ASD + Fibroelastose	NB ASD-Verschluß in Hypothermie 27°	65 Druckausgleich in beiden Ventrikeln	45	1	gut
15	W. K. ♀	7 4,6	VSD + DB + Endokardfibrose	NB Ductusligatur	75	40	—	Exitus 1. postop. Tag Herz-insuffizienz. Notfalloperation in Globalinsuffizienz
16	H. C. ♂	7 5,45	VSD + Mitralisdeformat. + Totalatelekt. der li. Lunge	NB (Vorhofsdruck links 20) Intraop. Lungen-blähung links	75	50	6	gut
17	D. P. ♀	10 6,7	VSD + DB + Postductale Coarctation	EP Ductusdurch-trennung Isthmusplastik	95!	Einengung auf einen Drittel	24	gut. Sofort postop. Broncho-pneumonie links, dann volle Erholung
18	D. M. ♀	1½ 3,5	VSD + DB + Präductale Coarctation + Hypoplastischer Aortenbogen	(NB) Ductusdurch-trennung	30 nach Duc-tusdurch-trennung	locker angelegt	30	gut, schwache Femoralpulse, schon mit 12 Tg. Beinödeme, große Leber, präop. schwer dekompensiert. Nach Duc-tusdurchtrennung streckt sich Aorta, so daß Gradient über Coarctation nur 10 mm Hg ist
19	B. R. ♂	8 6,3	VSD + TAVR + FO	(NB) Anastomose Lun-genvenenstamm zu li. Vorhof. Lig. VCS links	75 vor Anasto-mosierung	locker angelegt	36	gut

20	B. S. ♂	5 6,1	Single ventricle+ASD	NB		70 pulm. Widerstand 7,8 E.	45	—	Exitus. Bei Operationsende Luft in Coronarien
21	K. C. ♀	5 4,0	Single ventricle+DB +FO +Präductale Coarctation +OL-Atelektase links	NB	Ductusdurch-trennung Isthmusplastik	95	45	—	Exitus 2 Std postop. Herz-insuffizienz-Ateminsuffizienz schon präoperativ
22	S. C. ♀	11 6,45	Single ventricle+DB	NB	Ductusligatur	75 pulm. Widerstand 10 E.	45	21	gut
23	K. U. ♂	10 4,2	Canalis av communis	NB		60	40	31	gut
24	T. M. ♀	9 5,6	Canalis av c. +PAVR +Lebervenen-transposition +fehlende VCJ +Dextroversio cordis	NB	Atrioseptopexie Verschluß des ASD primum Leber-venenumleitung Hypothermie 26°	60	leichte Drosselung	—	Exitus 2. postop. Tag. Zu-nehmende Herzinsuffizienz, Überhydrierung möglich!
25	S. E. ♀	6 Tg. 2,85	Truncus a. c. Typ (II)-III +VSD +FO +PAVR	—	—	—	—	—	Exitus bei diagnostischer Präparation der Aorta ascen-dens. Ohne Katheter als Not-fall zur Operation, AV-Block bei Angiographie-Versuch

3. Tab. 9 (s. S. 84). 11 Säuglinge mit *Ventrikelseptumdefekt und Transposition der großen Gefäße* sind unabhängig von weiteren kombinierten Anomalien mit einer Bändelung und der Anlage eines Vorhofseptumdefektes nach BLALOCK-HANLON operiert worden.

3mal hat das Bändchen die A. pulmonalis nur so weit gedrosselt, daß es noch nicht zur Flowverminderung oder Drucksenkung in der Peripherie gereicht hätte. Die Ventrikelseptumdefekte sind fraglich, hämodynamisch jetzt nicht wirksam, die Lungenarterien sind nicht auffallend weit gewesen und die Drucke in der A. pulmonalis haben 50 und 55 mm Hg systolisch nicht überstiegen. Drei Kinder sind postoperativ gestorben, das eine (Fall 74) mit schwerster Cyanose seit der Geburt an Herzinsuffizienz. Der 11 Tage alte Knabe (Fall 63) wird moribund auf die chirurgische Abteilung verlegt. Die operative Hilfe bei schon bestehender Schnappatmung und Pupillenstarre ist zu spät. Beim 19 Tage alten Knaben (Fall 77), der die Operation nicht übersteht, tritt nach der abgekürzten Angiographie ein Lungenödem auf, das sich nicht bessern läßt, so daß wir als letzte Möglichkeit die Operation unmittelbar nach der Angiographie ausführen. Ein Erfolg tritt nicht ein.

Alle 6 nach dem beschriebenen Vorgehen effektiv gebändelten Kleinkinder haben intra operationem Druckausgleich zwischen beiden Ventrikeln.

Beim Fall 83 *mit Single Ventricle, Transposition und hypoplastischer Aorta* ist nur eine Bändelung ausgeführt worden. Diese ist bei Druckausgleich im gemeinsamen Ventrikel und Fehlen einer Pulmonalstenose notwendig, die Anlage eines Vorhofseptumdefektes bei Sättigungsausgleich in beiden Ventrikeln jedoch ist überflüssig. Der Knabe hat sich gut von der Operation erholt und wird später eine Totalkorrektur der Transposition auf Ventrikelebene erfahren.

D. Offener Ductus Botalli (DB) und aortopulmonales Fenster

Neben Ventrikelseptumdefekt, Canalis atrioventricularis communis und Truncus arteriosus communis mit ähnlichen physiologischen Charakteristika gehören auch der Ductus Botalli und das aortopulmonale Fenster zur Gruppe der Herzfehler mit gemeinsamer Druck-Volumenarbeit der Ventrikel ("Common ejectile force"; Tab. 21, S. 140).

Der offene Ductus Botalli wird vom Kardiologen häufig gesehen. Bei ABBOTT [1], KEITH [157], WOOD [287] steht er an zweiter, bei NADAS [200] und unseren eigenen Beobachtungen an dritter Stelle aller kongenitaler Herzfehler. Aus der Bifurcationsgegend der A. pulmonalis geht der Ductus Botalli zur Aorta, wobei die Mündungsstelle das distale Ende des Aortenisthmus bezeichnet. Er hat pränatal das Blut vom Lungengefäßsystem zur Aorta abgeleitet (s. S. 4). Mit dem Einsetzen der Lungenatmung verschließt sich der Ductus Botalli normalerweise. Es ist nicht selten, daß sich ein offener Ductus Botalli in den ersten Wochen und Monaten des Lebens — besonders bei Frühgeburten (NADAS [200]) — noch spontan schließt.

Das typische Geräusch über dem Herzen ist in den ersten Wochen nicht zu hören und, wenn vorhanden, dann rein systolisch. Erst gegen Ende des ersten Lebensjahres kommt das eigentliche Maschinengeräusch [108, 109, 200, 236]. Weil das charakteristische Geräusch fehlt und das Krankheitsbild nicht typisch ist, wird in der Mehrzahl dieser kleinen Patienten der Herzkatheterismus notwendig. Dieser soll auch die Komplizierung des Fehlers mit anderen kongenitalen Mißbildungen, hauptsächlich mit dem VSD, klären (Abb. 5). Schon beim jungen Säugling ist die Blutdruckamplitude groß (oft über 50 mm Hg, [236]).

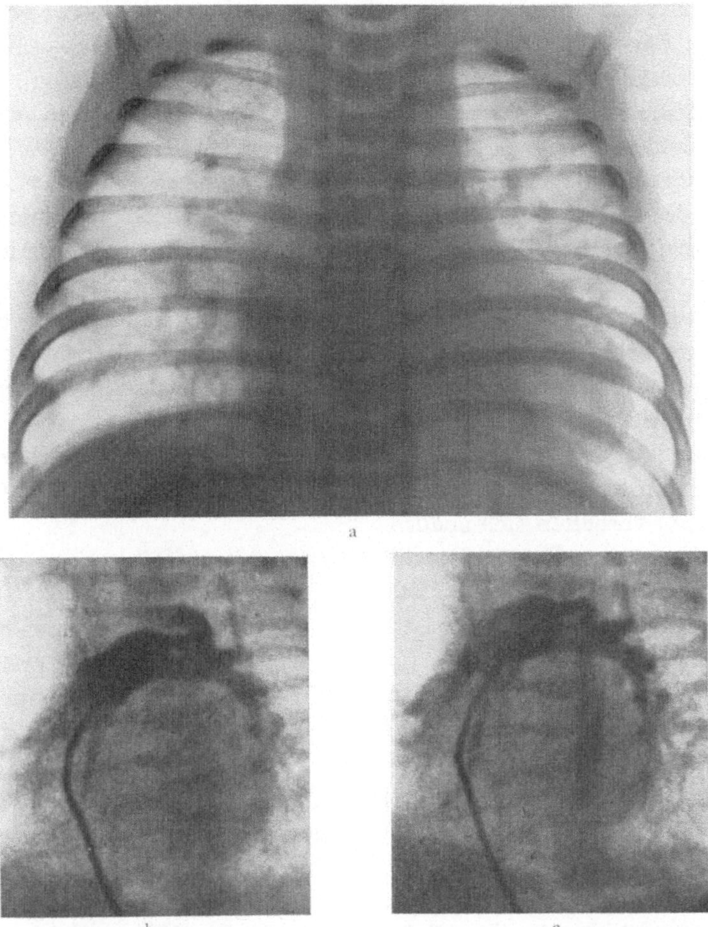

Abb. 5a—c*. *Offener Ductus Botalli mit Links-Rechts-Shunt* (Fall 26, Tab. 5). a) Deutliche Herzvergrößerung (großer linker Ventrikel), stark vermehrte Lungengefäßzeichnung. b, c) Katheterisierung des Ductus Botalli mit diastolischer Kontrastmittelinjektion am Ductus [245]. Diastole (*b*): Kontrastmittelrückstrom in den distalen Aortenbogen. Systole (*c*): Kontrastmittel in der Aorta thoracica descendens

Diese Kleinkinder mit dem unkomplizierten offenen Ductus Botalli sind meist asymptomatisch. Die Sorgen — Endokarditis, Herzdekompensation — kommen erst später. Die Operation ist ab 3. Lebensjahr angezeigt, denn die Lebenserwartung ist im Durchschnitt nur halb so lang wie bei der normalen Bevölkerung.

Ob die erwachsenen Ductusträger mit pulmonaler, vasculärer Widerstandserhöhung je eine ganz normale Lungengefäßstruktur gehabt haben, ist nicht feststellbar. Der Verdacht liegt nahe, daß es sich um eine Progression handelt, und daß eine pulmonale, vasculäre Komponente schon von Geburt auf da-

* Mit freundlicher Genehmigung des Röntgendiagnostischen Zentralinstituts der Universität Zürich.

gewesen ist (s. S. 5). Wenn diese Annahme stimmt, hätten die Patienten als Säuglinge operiert werden müssen, um die Lungen vor dieser fatalen Entwicklung zu bewahren.

Die *Ductus-Botalli-Träger, die als Säugling den Herzchirurgen brauchen,* sind nicht zahlreich, sie teilen sich auf in 2 Gruppen [109, 157, 200, 236]:

1. Bei großem Ductus mit *pulmonalem Hochdruck und enormer Lungendurchblutung,* aber nur geringer Widerstandserhöhung, sind die Säuglingsmonate durch Gewichtsstopp, Pneumonien, Lungenödem, Dekompensation bei großen linken Herzen gekennzeichnet (Abb. 5a). Wenn die Kinder diese schwierige Periode überstehen, folgt eine relativ symptomarme Kindheit, an die sich die jungen Erwachsenenjahre mit Cyanose und hohem, vasculärem Widerstand anschließen. Die Widerstandszunahme kommt häufiger und früher als beim großen Ventrikelseptumdefekt mit ähnlicher Hämodynamik, da hoher Flow und Druck durch das Pulmonalgefäßbett während des ganzen Herzrhythmus, also während Systole und Diastole bestehen [200]. Die eigenen Fälle (Tab. 3 und 5, Seite 29, 38) verhalten sich ebenso.

2. Beim großen Ductus Botalli mit *pulmonalem Hochdruck und vermindertem Lungenflow* bestimmt die Höhe des pulmonalen, vasculären Widerstandes das klinische Bild. Diese Säuglinge können zufolge eines Rechts-Links-Shunts von Geburt an cyanotisch sein. Die Cyanose kann aber auch ganz oder intermittierend fehlen und die untere Körperhälfte bevorzugen. Die Symptome sind uniform, bisweilen schon beim Säugling ausgeprägt, aber doch häufiger beim älteren Kinde vorhanden. Hochfrequente, angestrengte Atmung, schwere respiratorische Infekte, cyanotische Spells und Unterernährung dominieren. Das Herz ist ruhig, die Geräusche sind atypisch, am ehesten, aber ebenfalls nicht obligat, ist der laute 2. Pulmonalton als Zeichen des pulmonalen Hochdruckes zu hören. Das Herz ist nicht vergrößert, die vorspringende Pulmonalis und leere Lungenfelder, überdies die rechtsventriculäre Hypertrophie werden erwartungsgemäß wie beim großen Ventrikelseptumdefekt mit pulmonaler, vasculärer Obstruktion gefunden. Erstaunlicherweise ist die Lebenserwartung nicht geringer als beim „hyperkinetischen offenen Ductus". Die Operation hingegen schließt bei älteren Kindern ein hohes Risiko ein — bis 50% [200]. Die Operationsmortalität beim Säugling unterscheidet sich wenig von jener der ersten Gruppe. Vielleicht hängt es damit zusammen, daß der ausgesprochen hohe vasculäre Lungenwiderstand in dieser Altersgruppe nicht gefunden wird [12, 236].

Durchtrennung und Ligatur des offenen Ductus ist für die Säuglinge mit der hyperkinetischen pulmonalen Hypertension (1. Gruppe) die Methode der Wahl. Diese Behandlung schützt vor der gefürchteten Entwicklung der Krankheit und muß beim symptomatischen Säugling unmittelbar nach Sicherung der Diagnose vorgeschlagen werden [6, 108, 136, 157, 200, 236, 290]. Die Hilfe ist eindrücklich. Die Kinder kehren zurück zu einem normalen Leben. Die Bedrohung vor dem möglichen fatalen Ausgang des Leidens ist ausgeschaltet.

Bei reinem Rechts-Links-Shunt (2. Gruppe) ist der Ductusverschluß nicht sinnvoll. Ist noch ein Links-Rechts-Shunt von gewisser Größe vorhanden, bleibt die Operationsindikation auch im Säuglingsalter bestehen. NADAS [200] schlägt dafür einen Lungenflow, der 50% größer ist als der Systemflow, vor. Bei geringem Shunt kann die Ductusdurchtrennung vom intraoperativen Verhalten des Pulmonalisdruckes nach versuchsweisem Abklemmen des Ductus abhängig gemacht werden. In Grenzfällen wird man sich leichter zur Operation entschließen, da es sich um einen kurzen, klaren Eingriff handelt.

Bei beiden Gruppen ist der Spontanverlauf nicht vorauszusagen:

1. Spontanverschluß,

2. Herzdekompensation — Infekt (pulmonal, Endokarditis),

3. Progressive, pulmonale, vasculäre Obstruktion — Cyanose,

sind die möglichen Entwicklungen. Es kann nicht genug betont werden, daß bei diesen Aussichten *mit dem Auftreten von Symptomen schon im Säuglingsalter sofort zu der wenig belastenden Operation der Ductusdurchtrennung* geraten werden muß.

Die Bedeutung des seltenen *aortopulmonalen Fensters* (partieller Truncus arteriosus communis, Aortic septal Defect) liegt in der klinischen Ähnlichkeit zum offenen Ductus Botalli. Der Defekt zwischen Aorta und A. pulmonalis unmittelbar oberhalb der Aortenklappen ist meist groß und fast ausnahmslos ohne Kombination mit einem Ventrikelseptumdefekt [157, 200]. Selten sind auch bedeutungslose kleine Fenster zufällig bei Autopsien gefunden worden. MAUDE ABBOTT [1] hat 10 aortopulmonale Fenster in ihrer Tausender-Serie beobachtet.

Das klinische Bild ist von jenem des großen offenen Ductus Botalli nicht zu unterscheiden. Allein das Maschinengeräusch ist atypisch im Charakter und liegt tiefer und medialer, als man es für den offenen Ductus Botalli erwartet. Der Beweis wird durch Katheterführung aus der A. pulmonalis in die A. bracheocephalica oder durch Angiographie erbracht. Verlauf und Prognose sind an die Größe des Defektes, d. h. die Shuntmenge und das Verhalten der Pulmonalgefäße gebunden. Das Auftreten von Herzdekompensation oder pulmonalem Hochdruck mit Widerstandserhöhung in den Lungengefäßen im 1. Lebensjahr sind sehr schlechte Zeichen. Die Totalkorrektur ist bei diesen Kindern lebensrettend.

Die Totalkorrektur ist beim partiellen Truncus (aortapulmonales Fenster) *im Säuglingsalter möglich.* Das aortopulmonale Fenster hat eine geringere Operationsmortalität, wenn es bis ins sichere Alter für den Eingriff mit der Her-Lungen-Maschine hinübergerettet werden kann [45, 74, 185]. Für den herzdekompensierten Säugling aber, der sich medikamentös nicht bessert, ist die Totalkorrektur in Hypothermie mit verantwortbarer Mortalität zu empfehlen [25, 101, 127, 163, 200, 248].

Verschluß des offenen Ductus Botalli

a) Allgemeines

Angeregt durch den dramatischen Erfolg nach der Ligatur des peripheren ar-
terio-venösen Aneurysmas [146] und nach eingehenden pathologischen Studien
und Tierexperimenten hat R. E. Gross die erste erfolgreiche Ductusligatur
ausgeführt. Bei dem 7jährigen Mädchen mit den klassischen Ductuszeichen
ist am 26. 8. 1938 der offene Ductus durch Ligatur verschlossen worden, weil
er für eine Durchtrennung zu kurz gewesen ist [130]. Gross betont aber, wie
beim aortopulmonalen Fenster [127], daß die Durchtrennung wegen intraoperativen Schwierigkeiten und Rekanalisation der bloßen Ligatur vorzuziehen
sind [131, 256b]. Wir selbst teilen diese Ansicht voll.

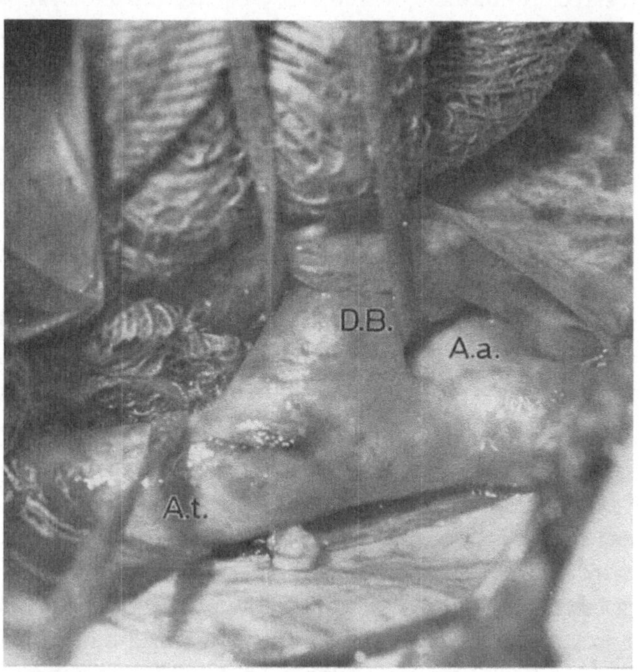

Abb. 6a

Abb. 6a—c. *Durchtrennung des Ductus Botalli* (Fall 28, Tab. 5). a) Operationssitus, *D.B.* =
Ductus Botalli mit Bändchen angeschlungen, *A.t.* = Aorta thoracica mit Bändchen angeschlungen, *A.a.* = Arcus aortae

Die Mortalität beträgt ganz wenige Prozent [108, 131, 236, 266]. Wir selber
sind vor Operationstodesfällen bei reinen Ducten trotz pulmonalem Hochdruck
von mehr als 60 mm Hg systolisch in der A. pulmonalis verschont geblieben.

b) Chirurgische Technik

Totale Seitenlage rechts, latero-dorsale Thoracotomie links, subcostal 4. Rippe
(Thoraxeröffnung S. 16).

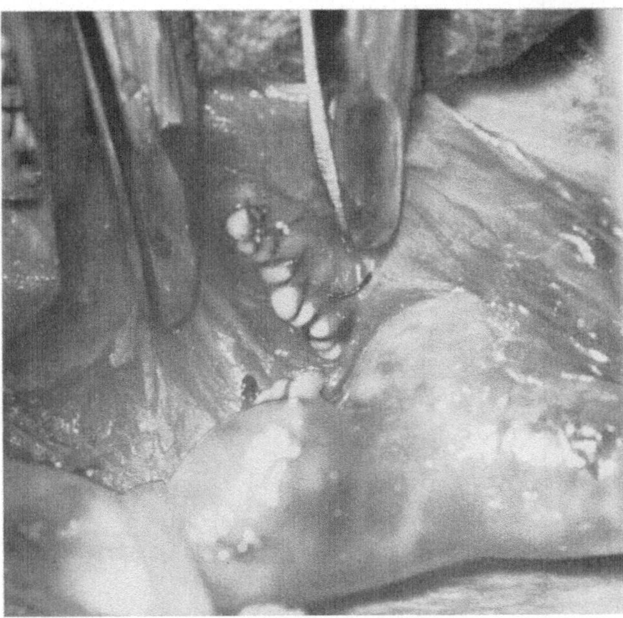

Abb. 6 b. Endständige fortlaufende Naht der Ductusstümpfe nach Durchtrennung des Ductus Botalli

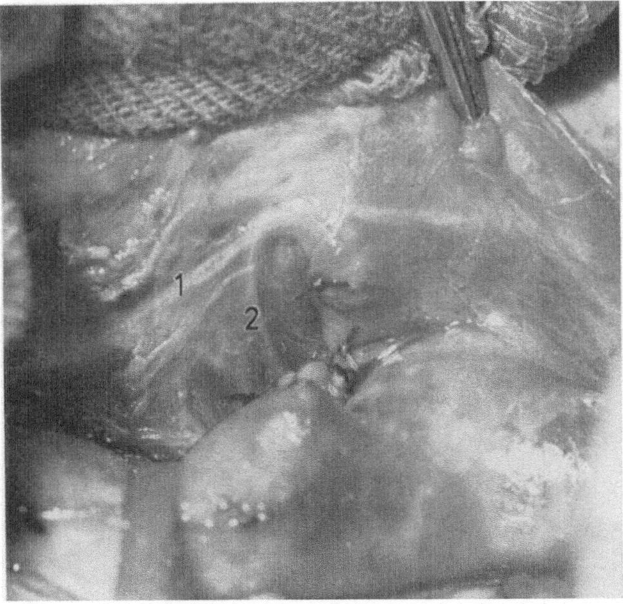

Abb. 6 c. Überdeckung des pulmonalen Ductusstumpfes mit Perikardzipfel. *1* Nervus vagus, *2* Nervus recurrens

Die Lunge wird nach vorn und caudal abgeschoben. Die Pleuraspaltung beginnt auf der Aorta thoracica etwa auf Höhe des 2. Intercostalarterienpaares und endet auf dem Anfangsstück der linken A. subclavia. Die Incision liegt

Tabelle 5. *Verschluß des offenen Ductus Botalli*

Fall	Name Ge-schlecht	Alter (Mon.) Gewicht (kg) b. Op.	Zeichen — Symptome		EKG Druck A. pulm. Pulm. Widerst.	Diagnose	Operation Syst. Druck A. pulm.		Beobach-tungszeit (Mon.)	Verlauf Bemerkungen
			Cyanose	Ge-räusche						
26	H. E. ♀	2¹/₂ 3,1	+ (n. Digital. fast weg)	systol. seit 4. Tag	LVH 60/—	DB	DT		13	gut
27	S. J. ♀	15 7,2	—	systol. ab 5. Tag	BVH mehr LVH 65/25 5,2	DB	DT		2	gut
28	H. S. ♀	16 6,3	—	systol. in der 6. Wo.	BVH mehr LVH 65/30	DB größer als Aortenbogen	DT		1	gut
29	G. B. ♂	1¹/₂ 2,7	+ (ab Geb. wechselnd stark)	systol. seit Geburt	BVH 80/25 4,5	DB + VSD klein	Lig.		26	nach asthmoider Bronchitis leicht wirksamer VSD
18	D. M. ♀	1¹/₂ 3,5	—	systol. seit 7. Tag	RVH 70/35	DB + VSD + Präductale Coarctation + Hypopl. Aortenbogen	DT	NB locker angelegt	30	gut, schwache Femoralispulse, keine Insuffizienzzeichen
15	W. K. ♀	7 4,6	—	systol. im 2. Monat	BVH mehr RVH 75/40	DB + VSD + Endokardfibrose	Lig.	NB 75—40	—	Exitus 1. postop. Tag Notfalloperation in Globalinsuffizienz nach Pneumonie
22	S. C. ♀	11 6,45	Lippen-cyanose	systol. s. Geburt	LVH 70/35 10,6	DB + Single ventricle	Lig.	NB 75—45	21	gut

21	K. C. ♀	5 4,0	+ —	nach 3 Mon. syst. + diast. vorher nicht ab- gehorcht	BVH	80—90/20	DB + Single ventr. + Präductale Coarctation + FO	DT	NB 95—45 Isthmus- plastik	—	Exitus 2 Std postop. Kommt in Global- insuffizienz zur Operation
17	D. P. ♀	10 6,7	leichte Lippen- cyanose	systol. in d. ersten Wo. auf- getreten	RVH	95/30 7	DB + VSD + Postductale Coarctation	DT	EP Isthmus- plastik	24	gut
53	R. R. ♂	3 4,5	—	systol. in erster Woche	RVH	60/—	DB + Präductale Coarctation + ASD + PAVR	DT	Isthmus- resektion	27	gut, mäßig vermehrte Lungendurchblutung (ASD-Verschluß?)
54	H. J. ♂	4¹⁄₂ 4,8	—	systol. ab 6. Tag	BVH mehr RVH	85/45 16	DB + Postductale Coarctation	DT	Isthmus- resektion	15	gut

deutlich dorsal vom Vagusverlauf. Die Lage des Ductus ist leicht am tastbaren Geräusch zu erkennen. Die Aorta wird zentral und distal vom Ductus angeschlungen. Anheben und zartes Ziehen an den Schlingen erleichtern die weitere Präparation des Ductus und der A. pulmonalis im Bereiche der Mündung (Abb. 6a). Besondere Schonung verlangt dabei der N. recurrens, der mit der nach medial vorn abgehobenen Pleura via Vagus an die Pulmonalis hingezogen wird (Abb. 6c). In den meisten Fällen gelingt es, zwei schmale, gerade Pottsklemmen an den allseits befreiten Ductus zu legen und ihn dazwischen zu durchtrennen. Nach der Spaltung läßt sich die Pulmonalis mit Hilfe der liegenden Klemme etwas abdrängen. Dies gibt mehr Platz für die endständige, fortlaufende Übernähung des aortalen Ductusstumpfes mit 5—0 atraumatischer Seide (Abb. 6b). Nach Abnahme der Klemme soll eine Scherenspitze über einem feinen, auf den vernähten Stumpf gelegten Gazestreifen diese Naht komprimieren und die Aorta nach dorsal drücken. Damit erleichtert man sich die endständige Naht am pulmonalen Ductusstumpf. Zuletzt wird der pulmonale Ductusstumpf mit dem vorher wegpräparierten Perikardzipfel als letzte Sicherung für eine Rekanalisation gedeckt (Abb. 6c).

Besondere Verhältnisse können ausnahmsweise das Anlegen von Pottsklemmen beim Säugling unmöglich machen. Wir begnügen uns in dieser Situation mit 2 Durchstechungsligaturen. Der tastende Finger allein zeigt dann, ob der Ductus wirklich vollständig verschlossen ist oder nicht.

Die gespaltene Pleura wird bis über die Nahtstellen geschlossen. Caudal davon bleibt ein Stück Pleura offen, um dem Sekret Abfluß in die mit einem silikonisierten Schlauch drainierte linke Thoraxhöhle zu erlauben. Der übliche schichtweise Thoraxverschluß beendigt die Operation.

c) Klinik-Material (Chirurgische Universitätsklinik A, Zürich)
Tabelle 5, Seite 38

Nur bei 4 der 11 Säuglinge hat der *Verschluß des Ductus Botalli* allein genügt. Alle anderen haben zusätzlich eine Bändelung (3 ×) eine Coarctatio-Resektion (2 ×) oder beides (2 ×) gebraucht. Erwartungsgemäß ist der erhöhte pulmonale, vasculäre Widerstand beim offenen Ductus Botalli häufiger als beim großen VSD (Tab. 3, S. 29). Er ist bei 6 Kindern (Fälle 27, 28, 29, 22, 17, 54) bis 10,6 E berechnet worden, hat aber das Operationsrisiko nicht gesteigert. Der histologische Befund von Fall 28 (16 Monate) ist von besonderer Bedeutung, da in den mittelgroßen Lungenarterien sowohl Wandverdickungen vom fetalen Typ als auch sekundäre Intimaproliferationen gesehen werden können. Das Verhalten dieser Lumeneinengungen nach der Ductusdurchtrennung wird bei den kommenden Nachkontrollen größte Aufmerksamkeit verlangen!

Zwei Kinder, bei denen der pulmonale Widerstand nicht bekannt ist, haben die Operation nicht überstanden (Tab. 4 und 5, S. 30, 38):

1. Fall 21, 5 Monate altes, 4 kg schweres Mädchen, das 5 Wochen vor dem Termin geboren worden ist und in schwerer Herzinsuffizienz zur Operation kommt. Der Druck in der A. pulmonalis mißt 95/20 bei Druckausgleich in den Ventrikeln intra operationem. Die pathologisch-anatomische Diagnose lautet: Ductus Botalli (weitlumige Isthmusgegend), physiologischer Single Ventricle, präductale Coarctation mit rechts- ventriculärer und linksventriculärer Hypertrophie, offenes Foramen ovale, Atelektase des linken Oberlappens.

2. Fall 15, kommt als Notfall zur Operation ohne Katheterabklärung. Die Herzdekompensation besteht längere Zeit, insbesondere seit der noch nicht abgeheilten Pneumonie. Pathologisch-anatomische Diagnose: offener Ductus Botalli (fast gleich dick wie der hypoplastische Aortenbogen), Ventrikelseptumdefekt, Endokardfibrose linker Vorhof und linke Herzkammer.

Diskussion

Die Wirksamkeit des Ductusverschlusses ist seit vielen Jahren unumstritten. Die *Bändelung der A. pulmonalis* hingegen wird erst seit 1952 kritisch betrachtet [70, 80, 85, 103, 113, 120, 121, 134, 143, 184, 196, 198, 241, 261, 264, 285]. Wenn die beiden Ventrikel als eine funktionelle Einheit ihre Auswurfarbeit leisten, soll die künstlich erzeugte, supravalvuläre Pulmonalstenose den Widerstand im kleinen Kreislauf erhöhen und dadurch:

1. den Links-Rechts-Shunt verkleinern,
2. den Druck distal vom Stamm der A. pulmonalis senken,
3. die Volumenarbeit des linken Ventrikels vermindern, und
4. den Druck im linken Vorhof senken.

Der *Shunt auf Ventrikelebene* muß präoperativ gesichert sein. Kommt der hohe Lungenflow durch Shuntvolumen im Vorhofsbereich zustande, würde das Band an der Pulmonalis eine rechtsventriculäre Druckerhöhung bewirken. Die Folge wäre eine rechtsventriculäre Dekompensation mit Verschlechterung oder gar Tod des Patienten. Es entstünde dann die Hämodynamik der schweren Trilogie von Fallot.

Für die kranken Säuglinge mit hohem Flow und pulmonalem Hochdruck ist die Bändelung segensreich. Besonderer Beachtung bedürfen die Kleinkinder mit pulmonaler Hypertension und *erhöhtem pulmonalem, vasculärem Widerstand*. Durch Serienkathetrismus haben Arcilla et al. [15] den spontanen Verlauf des isolierten Ventrikelseptumdefektes beobachtet: 33 Kinder unter 2 Jahren haben beim 1. Katheter einen pulmonalen Hochdruck von 30 bis über 100 mm Hg. Bei $^3/_5$ von diesen ist nach 1—7 Jahren (2. Kathetrismus) eine deutliche Druckverminderung feststellbar. 6 Kinder (12%) haben die Hypertension beibehalten und der vasculäre Widerstand ist angestiegen. Bei 5 von diesen 6 Kindern hat die vasculäre Widerstandserhöhung schon anläßlich des 1. Katheters bestanden. Erstaunlicherweise ist der vasculäre Widerstand bei 7 anderen Patienten im 2. Katheter deutlich niedriger gewesen.

Es ist anzunehmen, daß der physiologisch hohe Widerstand des fetalen Lungenkreislaufes bestehen bleibt, weil bei großem Lungenzeitvolumen eine verspätete oder keine Reifung des Lungengefäßsystemes eintritt [15, 85, 109, 121]. Dies mag für Kinder unter 2 Jahren Gültigkeit haben. Histologisch aber ist das Bild beim älteren Kind und beim Erwachsenen mit pulmonalem, vasculärem Widerstandsanstieg anders als beim Säugling. Die muskulären Pulmonalarterien beim Säugling mit großem VSD haben den fetalen Charakter behalten, zeigen eine dicke muskelstarke Media, eine teilweise fibrös verbreiterte Adventitia, die Intima aber ist meist unauffällig. Stark stenosierende und okklusive Intimaveränderungen in den muskelstarken Arterien können unter 2 Jahren nicht gefunden werden und gehören zum Widerstandshochdruck der älteren Kinder und Erwachsenen [85, 121, 134, 200, 260]. Wenn das Überdauern oder die späte Reifung der fetalen Lungengefäßstruktur tatsächlich der Regulationsmechanismus gegen eine excessive Lungenüberflutung mit Blut ist, ergeben sich weitere *therapeutische Konsequenzen:* Beim Kleinkind unter 2 Jahren mit dem fetalen Obstruktionstyp ist in jedem Fall durch Bändelung eine Drucksenkung in der A. pulmonalis anzustreben, um

1. den Reifungsprozeß der Lungengefäße zu ermöglichen oder zu beschleunigen und

2. den Übergang in die adulte Form des Eisenmengerbildes zu verhindern.

Die zweite Operation (Totalkorrektur) mit 4—6 Jahren kommt auf ein gesundes Lungengefäßsystem mit deutlich tieferem Operationsrisiko. Wie weit demgegenüber eine Rückbildung von sekundären Intimaveränderungen (bei noch bestehendem Links-Rechts-Shunt) älterer Kinder nach der Bändelung erhofft werden kann, ist bis heute unklar [32, 85].

Das *Maß der Bändelung* ist durch das Verhalten des Herzens begrenzt. Wir glauben, daß eine Drucksenkung um $^1/_3$ bis $^1/_2$ des rechtsventriculären Druckes den gewünschten Erfolg bringt [121, 134, 184]. Besonders bei den kleinen Säuglingen mit wachstumsbedingter, relativ zunehmender Stenosierung kann sich eine zu starke Einengung ungünstig auswirken.

Es ist hämodynamisch verständlich, daß der Ductusverschluß allein bei Ventrikelseptumdefekt und Hochdruck nicht viel Erfolg bringen kann [241]. Bei Druckannäherung oder Druckangleich ist der Shunt im offenen Ductus klein. Das Fehlen des Geräusches spricht im gleichen Sinne. Nach der Bändelung hingegen · kann sich der offene Ductus bei niedrigerem pulmonalem Druck sehr wohl auswirken, weshalb wir der Ansicht sind, daß *zur Bändelung der A. pulmonalis der Verschluß des offenen Ductus Botalli gehört.*

Das *Nabelbändchen* erfreut sich bei den meisten Chirurgen großer Beliebtheit. GOLDBERG et al. [120] berichten über Verhaltensproben und Reißproben mit Nabelbändchen. Er schätzt sie zugunsten von Teflon- oder Dacronbändern ab. Neben den Nabelbändchen verwenden HALLMAN und andere Teflon, SIRAK nahtlose, gefaltete Dacronrohrprothesen, GOLDBLATT Nylonbänder [121, 134, 261].

Eine besondere Beachtung verlangt die *Bändelung des Canalis atrioventricularis communis* [80, 85, 121, 198, 285]. Die Ergebnisse sind in der Übersicht nicht gut, die Operationsmortalität ist allgemein hoch. Die Palliation soll das Säuglingsherz vor der Dekompensation und den kleinen Kreislauf vor Überflutung und gestörter Gefäßentwicklung schützen. Das Vorhandensein von Av-Klappeninsuffizienz und des großen Vorhofseptumdefekts kompliziert die

Situation. Die Drosselung soll vorsichtig geschehen, so daß nicht ein großer Rechts-Links-Shunt entsteht.

Die *Bändelung ist beim Truncus Typ I—III* vorläufig nicht eine Voroperation, sondern der einzig verantwortbare, palliative Eingriff [121, 143, 192, 264, 285]. Die Flowverminderung im kleinen Kreislauf hilft zur Besserung der Herzdekompensation und zur Verminderung der pathologischen Entwicklung im Lungengefäßbett. Dies ist tatsächlich bei den wenigen erfolgreichen Operationen beobachtet worden [121, 143, 264]. Es bleibt aber bei einer Verbesserung der Morbidität und der Verlängerung der Lebenserwartung, bis die anatomische Korrektur möglich wird. Die Beobachtung, daß jene Patienten mit einer gewissen pulmonalen Obstruktion unter den 20% der Truncusarteriosus-Träger sind, die länger als 1 Jahr leben, weisen deutlich auf die Bändelung als einzige heute verfügbare Möglichkeit hin. Es ist notwendig, daß beide Arteriae pulmonales gedrosselt werden [121]. Wenn die Kinder nach der Anlage des Bändchens gut wachsen, ist eine häufige Kontrolle angezeigt, da die relative Zunahme der Pulmonalstenose mit der Zeit das tolerable Maximum überschreiten kann. Eine Erweiterung des Bändchens drängt sich dann auf.

Für die seltene Situation des reellen *anatomischen Single Ventricle* [157, 200] gibt es keine standardisierte Operation. Sie hängt ganz und gar vom Einzelfall ab. Gleiche Sauerstoffsättigung und gleicher Druck in „beiden" Ventrikeln ist nicht gleichbedeutend mit Single Ventricle. Der große VSD hat physiologisch dasselbe klinische Bild. Der echte Single Ventricle hingegen ist meist mit anderen schweren Anomalien verbunden, die über das Schicksal des Trägers und über die Art der Operation entscheiden. (Häufigste Kombinationen: Transposition der großen Gefäße 80% [157], ASD 75%, bei 25% gar ein Cor biloculare [200], Pulmonalstenose, Laevo- oder Dextrokardie, Mitralklappendeformation). Beim Vorliegen einer Pulmonalstenose ist das Verfahren nach BROCK, bei hypoplastischer A. pulmonalis nicht der aortopulmonale Shunt, sondern die cavopulmonale Anastomose angezeigt. Die Vorteile der Glennschen Operation bei der Tricuspidalatresie gelten hier mit Ausnahme des Punktes 4 analog (S. 102).

Ganz anders ist die Situation beim *physiologischen Single Ventricle*, dem großen VSD, wo jede artefizielle Anastomose die spätere Totalkorrektur erschwert. Es ist ideal, wenn zur Palliation keine zusätzliche Anomalie aufgebaut werden muß und wenn die zum großen VSD hinzugekommene Anomalie die Art der palliativen Operation bestimmt. Wir haben daher im Fall 83 mit Single Ventricle bei Transposition der großen Gefäße nur eine Pulmonalis-Bändelung durchgeführt. Für diese Kinder hoffen wir auf eine Totalkorrektur in ECC mit Beseitigung der Bändelung. Bei der Transposition (Fall 83, Tab. 9) soll eine Stromumkehr auf Ventrikelebene durch propellerflügelartigen Verschluß des großen VSD [253], beim Fall 22 (Tab. 4) ein üblicher VSD-Verschluß folgen.

Für den offenen *Ductus Botalli und das aortopulmonale Fenster* gelten in bezug auf das Lungengefäßbett im Säuglingsalter sinngemäß die gleichen Überlegungen wie beim Ventrikelseptumdefekt. Größere Unterschiede im Verhalten der beiden Fehlergruppen treten erst in späteren Jahren auf. Beim erhöhten vasculären Widerstand mit Links-Rechts-Shunt ist eine Rückbildung der Gefäßobstruktion nach dem Ductusverschluß ebenso sehr zu erwarten wie nach der Bändelung der A. pulmonalis beim Ventrikelseptumdefekt [11, 109].

Jeder Säugling mit symptomatischem offenem Ductus Botalli ist Kandidat für den Ductusverschluß! Die medikamentöse Behandlung darf höchstens Operationsvorbereitung, nicht aber Operationsaufschub sein.

Die Einfachheit der Operation läßt die Indikation noch weiter stellen. Es ist wahrscheinlich richtig, wenn nicht nur jedes symptomatische, sondern auch das asymptomatische Kleinkind, das nicht in guter Kontrolle bleiben kann, operiert wird [108].

Die größte Sicherheit gegen eine Rekanalisation bietet die Ductusdurchtrennung. Wir sind der Ansicht, daß die Durchtrennung auch beim Säugling die Methode der Wahl ist. Ungünstige Verhältnisse können ausnahmsweise wegen zu großem Risiko zur Ligatur zwingen.

Eine *permanente Cyanose bei offenem Ductus* im Säuglingsalter spricht für eine kombinierte Anomalie, wobei der offene Ductus Botalli das Leben des Trägers erst ermöglicht. Ein Ductusverschluß ohne gleichzeitige Korrektur des vergesellschafteten Fehlers wäre fatal (Ductus bei 1. Pseudotruncus, 2. Pulmonalklappenatresie, 3. Aortenatresie, 4. Mitralatresie, 5. Tricuspidalatresie Typ 1a). Auch außerhalb der Extreme ist in allen kongenitalen Herzfehlern mit zu geringem Lungenzeitvolumen die Ductuswirkung zu beachten und vorgängig einer chirurgischen Intervention auf ihre Lebensnotwendigkeit hin einzustufen

II. Operationen bei ungenügender und erschwerter Lungendurchblutung

(Tetralogie und Pentalogie von Fallot (TF, PF), Trilogie von Fallot (TrF), Pulmonalstenose (PS), Pulmonalastatresie)

A. Fallotsche Anomalie

FALLOT hat 1888 [98] 70% aller angeborenen, cyanotischen Vitien unter die Tetralogie eingereiht. Mit genauerer Diagnostik und größeren statistischen Zahlen ist dieser hohe Prozentsatz auf 30—50%, bzw. 7—15% aller kongenitalen Herzfehler gesunken [157, 175, 200].

Das morphologische Bild der Tetralogie von FALLOT setzt sich aus der Stenose des Pulmonaltraktes auf einer oder mehreren Ebenen, einem Ventrikelseptumdefekt, rechtsventriculärer Hypertrophie und der über dem Septum reitenden Aorta zusammen. Der Ausbildungsgrad dieser Anlagefehler und ihre Wechselwirkung erzeugen die vielen klinischen Variationen. Im Vordergrund steht die durch Fehlentwicklung des Bulbus cordis entstandene Mißbildung des rechten Ventrikels. Beide Schenkel der Crista supraventricularis sind nach vorne und oben verlagert, was Form und Orientierung der Ausflußbahn stark beeinträchtigt. Der VSD liegt ganz vor dem Papillarmuskel des Conus. Das anteriore Tricuspidalsegel erhält seine mannigfaltige Mißbildung durch die Relation zu diesem VSD und der überreitenden Aorta. Die Pulmonalstenose kann infundibulär, valvulär oder peripher im Bereiche der Pulmonalisäste sein. Seltener liegt ein im ganzen hypoplastischer oder teilweise atretischer Pulmonalgefäßbaum vor [252].

Im Embryonalleben belastet die Tetralogie von FALLOT das rechte Herz nicht. Mit der Geburt erst entsteht die eigentliche Fallot-Hämodynamik. Die Strömungswiderstände, welche die beiden Ventrikel überwinden müssen, bestimmen Richtung und Ausmaß des Shunts und die gleitenden Übergänge von der Volumenbelastung des linken Ventrikels über die beidseitige kombinierte Belastung bis zum Überwiegen der Widerstandsbelastung des rechten Ventrikels. Bei geringer Pulmonalstenose entsteht bei kleinem und großem Ventrikelseptumdefekt das klinische Bild des VSD mit Links-Rechts-Shunt. Überwiegt die Pulmonalstenose und ist der VSD unbedeutend, so präsentiert sich klinisch ein ähnliches Bild wie bei einer Pulmonalstenose mit intaktem Septum. Sobald Druckausgleich in beiden Ventrikeln besteht — was schon bei relativ kleinem VSD zutrifft ($< 1{,}5\ cm^2$) — wird das Krankheitsbild durch die Schwere der Pulmonalstenose bestimmt. Mit Überwiegen des Widerstandes im kleinen Kreislauf über den Systemwiderstand ist der Rechts-Links-Shunt und damit das volle Bild des Fallot entstanden (Tab. 21, S. 140).

Für die Pulmonalisatresie mit blind endendem Infundibulum und der Füllung der Pulmonalarterien durch den offenen Ductus Botalli und teils atypisch entspringende Bronchialarterien [277] gilt der Begriff des *Pseudotruncus*. Diese Säuglinge sind sehr früh und auffallend tief cyanotisch. Der ohnehin immer ernste Zustand verschlechtert sich mit dem Verschluß des Ductus Botalli. In diesem Moment sind die Kinder zur Arterialisierung des Blutes allein auf den bronchialen Kollateralkreislauf angewiesen. In Autopsieserien macht der Pseudotruncus 20% aller Fallot-Säuglinge aus [157].

Die Tetralogie mit einem Vorhofseptumdefekt wird *Pentalogie von* FALLOT genannt.

Zur *Trilogie von* FALLOT gehören der ASD, die Pulmonalklappenstenose und die Hypertrophie des rechten Ventrikels. Im Unterschied zur Tetralogie läßt die poststenotische Dilatation der Pulmonalarterie im Röntgenbild einen deutlichen Pulmonalisbogen trotz heller Lungenfelder erkennen! Diese Säuglinge zeichnen sich weniger durch ihre Cyanose, die bisweilen fehlt, als durch die Dyspnoe aus. Eine klinisch deutliche Cyanose ist erst bei rechtsventriculärer Insuffizienz mit Druckerhöhung im rechten Vorhof und Überwiegen des Rechts-Links-Shunts vorhanden.

Verlauf und Prognose der Tetralogie von FALLOT variieren stark. Sie hängen ab vom Schweregrad der Ausflußbahnstenose des rechten Ventrikels und der Anpassung des Organismus an die Anoxie durch mehrere Mechanismen:

1. Kompensatorische, sekundäre Polyglobulie,

2. Bildung eines wirksamen Kollateralkreislaufes zur Verstärkung der Lungendurchblutung,

3. Adaptation der Lebensweise, indem sich der Anomalieträger vor Dyspnoe und Unbehagen zu schützen lernt.

Die Tatsache, daß einzelne Fallot-Träger bis in die 5. oder gar 7. Dekade [157] hinein gelebt haben, darf die ausgesprochen ernsthafte Situation nicht verschleiern. Mit der Pubertät setzt eine progressive Wendung zum Schlechten ein. Cyanose und Dyspnoe verschlimmern sich und nur wenige Patienten leben 20 Jahre. Das durchschnittliche Überlebensalter wird mit 12 Jahren angegeben [1, 157]. Je früher im Säuglingsalter die Cyanose beginnt und je tiefer sie ist, desto dunkler sind die Aussichten für die kommenden Lebensmonate. Unbehandelt sterben über 50% aller Patienten mit Tetralogie von FALLOT vor dem 2. Lebensjahr.

Eine 1. Gruppe von Kindern überlebt die gefährlichen 2 ersten Jahre. Für sie beginnt dann ein günstigerer Lebensabschnitt bis zur Pubertät. Im Säuglingsalter sind sie weitgehend asymptomatisch und funktionell nicht wesentlich behindert. Die somatische Entwicklung leidet oft kaum und der Hämatokrit steigt nicht über 55—60%.

Zu einer 2. Gruppe gehören Säuglinge mit deutlicher Cyanose ab Geburt oder den ersten Lebenswochen. Beim Schreien sinkt die O_2-Sättigung unter 30%, die Hämatokritwerte sind hoch, über 70% und die somatische Entwicklung ist schlecht. Jede Anstrengung, wie trinken und schreien, hat eine ausgesprochene Dyspnoe zur Folge. Eindrücklich ist das Auftreten von paroxysmaler Dyspnoe mit starker Intensivierung der Cyanose. Im Alter von 4—5 Monaten kommen anoxische Spells, Bewußtlosigkeit oder gar Lähmungen dazu. Cerebrale Erscheinungen häufen sich bei Flüssigkeitsverlust im warmen Wetter. Ohne Behandlung erreichen diese Kinder das Ende des 2. Lebensjahres kaum. Aus ihrer Mitte formt sich das Krankengut für den Säuglings-Herz-Chirurgen. Als Todesursache müssen bei $^3/_4$ der Patienten cerebrale Attacken, seien sie nun anoxischer oder thrombotischer Natur, bei $^1/_4$ Infektionen angenommen werden. Eine Herzinsuffizienz tritt beim Kleinkind nicht auf. Cerebrale Abscesse werden im ersten Lebensjahr kaum beobachtet [157, 200].

Die *Notwendigkeit einer aktiven Therapie* ist bei der schlechten Prognose und dem ausnahmslos progredienten Verlauf des Fallot unbestritten. Bei jedem kongenitalen Herzleiden ist die einzeitige, totale Korrektur die beste Operation. Bei der Tetrade bedeutet dies Beseitigung der Pulmonalstenose und Verschluß des VSD. Die Pionierarbeit von LILLEHEI hat 1954 [168] begonnen. Mit der Begeisterung von vielen anderen Herzchirurgen und Kardiologen hat sich in den folgenden Jahren die Ansicht durchgesetzt, daß die Totalkorrektur für alle Fallot-Patienten die Methode der Wahl werden müßte. Diese Annahme hat sich nicht als richtig erwiesen. Mit zunehmender Erfahrung sind Einschränkungen und Hindernisse gegen die routinemäßige, einzeitige Totalkorrektur aufgetreten:

1. Es ist nicht immer möglich, die Pulmonalstenose als wichtigstes pathologisches Element in genügender Weise zu erweitern ohne irgend eine Form von Ausflußbahnprothese am rechten Ventrikel oder in der Pulmonalarterie zu verwenden. Die Zukunft jeder Prothese ist unsicher.

2. Ein günstiger Ausgang der Totalkorrektur wird nicht nur durch die Mißbildung des Ausflußtraktes, sondern ebensosehr durch ein hypoplastisches oder teilweise atretisches Pulmonalarteriensystem getrübt.

3. Die Totalkorrektur kann an dem zu kleinen linken Ventrikel, der nicht fähig ist, plötzlich die ganze Systemzirkulation zu übernehmen, scheitern.

4. Die Verwendung der Herzlungenmaschine ist im Säuglings- und Kleinkindesalter mit hohem Risiko verbunden. Cyanotische Kinder unter 2 Jahren ertragen die offene Herzchirurgie besonders schlecht (S. 8).

Diese Tatsachen weisen beim kranken Säugling den Weg zurück zu einer gezielten, *vorbereitenden, palliativen Chirurgie.* Er muß vorläufig so überleben, daß im Alter von 4—5 Jahren, im günstigsten Zeitpunkt für die Lungenarterien [180, 273], die Totalkorrektur mit Hilfe der Herzlungenmaschine angeschlossen werden kann [93, 114, 133, 200, 252].

Schon 10 Jahre vor LILLEHEI, mit dem 1944 erschienenen Bericht von BLALOCK-TAUSSIG über die erste erfolgreiche chirurgische Behandlung bei der Tetralogie von FALLOT, haben sich die Aussichten aller Träger eines cyanotischen Herzvitiums gewaltig gebessert. Heute sind 3 taugliche Operationstypen mit dem Ziel der Vergrößerung des Blutstromes durch Lungen und linken Ventrikel vielfach erprobt:

1. Anastomose zwischen einer Aortenbogenarterie und einem Pulmonalishauptast (BLALOCK-TAUSSIG, 1945).

2. Direkte Anastomose zwischen Aorta und Pulmonalarterie (POTTS, 1946, aortopulmonales Fenster: SENNING, 1960; WATERSTON, 1962).

3. Transventriculäres Angehen der valvulären und infundibulären Pulmonalstenose (BOCK, 1948).

1. Anastomose zwischen einer Aortenbogenarterie und einem Pulmonalishauptast (Blalock-Taussig)

a) Allgemeines

Zwei Beobachtungen von H. W. Taussig haben zur Entwicklung dieser Operation geführt:

1. Viele schwere Herzmißbildungen sind dann mit dem Leben zu vereinbaren, wenn genügend Blut durch die Lungen fließt. Dies ist gleichbedeutend mit der Beobachtung, daß der Mangel an pulmonalem Blutstrom die primäre Todesursache von vielen Kindern mit kongenitalen Herzfehlern ist.

2. Kinder mit schwerer Pulmonalstenose werden erst dann deutlich cyanotisch, wenn sich der Ductus Botalli schließt.

Die konsequente Auswertung dieser Beobachtungen und reichlich vorangegangene experimentelle Arbeit [36, 97, 166] haben schließlich zur Realisation der ersten Shuntoperation geführt. Blalock hat 5 Möglichkeiten zur Verwirklichung der Idee vorgeschlagen:

1. Anastomose zwischen dem Ende der heruntergeschlagenen A. subclavia links oder A. bracheo-cephalica und der Seite der rechten oder linken Lungenarterie.

2. Anastomose des proximalen Endes einer heruntergeschlagenen Aortenbogenarterie (A. bracheo-cephalica, links A. carotis communis, linke A. subclavia) mit dem distalen Ende eines durchtrennten Pulmonalishauptastes.

3. Anastomose einer Aortenbogenarterie mit dem proximalen Ende einer durchtrennten Oberlappenarterie.

4. Anastomose zwischen der Seite der Aorta und der Seite eines Pulmonalishauptastes.

5. Anastomose zwischen der Seite der Aorta ascendens und dem Pulmonalishauptstamm.

Nach ausgedehnten Experimenten hat sich Blalock für die End-zu-Seit-Anastomose zwischen einem Ast des Aortenbogens und einer der Pulmonalarterien — ähnlich einem künstlichen Ductus Botalli — entschieden [36]. Die Tauglichkeit dieser Shuntoperation ist mit dem durchschlagenden Erfolg bei den drei ersten im Winter 1944/1945 operierten Kindern im Alter von 15 Monaten, $6^1/_2$ Jahren, $11^1/_2$ Jahren bewiesen gewesen. Trotz tiefer Cyanose (O_2-Sättigungs-Ruhewerte von 36% und weniger) haben die Kinder die Operation gut überstanden. Das Abklemmen der einen A. pulmonalis zur Anastomosennaht hat nicht zu Zwischenfällen geführt. Eine Schädigung des Gehirns (A. bracheo-cephalica) oder des Armes (A. subclavia) ist nicht aufgetreten. Blalock und Taussig führen diese Shuntoperation in ihrer Originalarbeit auch für den Pseudotruncus, den Truncus arteriosus Typ IV, den Single Ventricle mit hypoplastischer Pulmonalis auf rudimentärer rechter Kammer als geeignetes Verfahren an.

Die einfachste End-zu-Seit-Anastomose ist jene zwischen der linken A. subclavia und der linken A. pulmonalis. Dies ist für ältere Kinder und Erwachsene
das ideale Vorgehen [31]. Beim Säugling ist die linke A. subclavia oft zu englumig und zu kurz. Wenn sich doch eine Anastomose erzwingen läßt, wird der
Flow zur A. pulmonalis zu gering und die Thrombosierungsgefahr ist, besonders im Zusammenhang mit einer sekundären Polyglobulie, groß. Bei tiefer
Cyanose muß daher die deutlich kräftiger ausgebildete A. bracheo-cephalica
gewählt werden. Beim Arcus aortea dexter ist diese Anastomose in der linken
Thoraxhälfte gut möglich. Verläuft der Aortenbogen regelrecht, kommt nur
die A. pulmonalis dexter zur Anastomosierung in Frage. Dies verlangt eine
zusätzliche Präparationsarbeit, weil die rechtsseitige Lungenarterie auf eine
längere Strecke hinter Aorta ascendens und V. cava superior verläuft.

b) Chirurgische Technik

Totale Seitenlage rechts, latero-dorsale Thorakotomie links, subcostal 4. Rippe
(Anastomose mit linker A. subclavia); Halbseitenlage links (oder rechts), antero-
laterale Thorakotomie rechts (oder links), subcostal 4. Rippe (Anastomose mit
Truncus bracheocephalicus je nach Aortenbogenverlauf — s. oben) (Technik
der Thoraxeröffnung S. 16).

Nach Abschieben der Lunge in caudal-dorsaler Richtung beginnt die Präparation der linken A. pulmonalis von der Perikardumschlagsfalte bis zum
Lungenrand. Muß man sich zum rechtsseitigen Vorgehen entschließen, ist die
Durchtrennung der V. azygos und das Abschieben der V. cava superior nach
medial zur Präparation der A. pulmonalis dextra notwendig. Die Aufmerksamkeit gilt jetzt der Wahl der Systemarterie. Sie soll in Länge und Weite genügen
und ohne Knickung unweit vom Pulmonalisabgang aus dem Stamm anasto-
mosiert werden können. Bei der A. subclavia kann es notwendig sein, A.
mammaria interna, A. vertebralis und Truncus thyreo-cervicalis zu ligieren,
bei der A. bracheo-cephalica selten einmal die beiden Hauptäste, A. subclavia
dextra und A. carotis communis dextra. Erst wenn alle Vorbereitungen ge-
troffen sind, die Systemarterien mit Bulldogklemmen versehen und durchtrennt, bei Verwendung der A. bracheo-cephalica das Herauslösen aus der
Recurrensschlinge geschehen ist, folgt das Abklemmen der Pulmonalarterie.
Wenn immer möglich faßt eine feine Gefäßklemme die Lungenarterie so seitlich, daß noch ein gewisser Blutstrom zur Lunge bestehen bleibt. Bei ausgeprägter Pulmonalstenose oder bei kontralateraler peripherer Pulmonalstenose muß zuerst über einige Minuten bei liegender Klemme getestet werden, ob
der Lungenblutstrom noch genügt. Wird die vollständige Drosselung des Blutstromes zu einem Lungenflügel ertragen, kann man den Anastomosenbereich
durch eine feine Gefäßklemme zentral und einen doppelt umschlungenen Faden
distal ganz ausschalten. Die Längsincision wird so groß gewählt, daß sie in den
Querschnitt der heruntergezogenen Systemarterie paßt. Zur Anastomose wer-

den 5- oder 6-0 atraumatische Seideneinzelknopfnähte verwendet. Nach Freigabe des pulmonalen und dann des aortalen Blutstromes reicht meist eine kurze Kompression mit Gaze zur Blutstillung. Selten sind Zusatznähte notwendig. Ein deutliches Schwirren über der Anastomose zeigt die gute Funktion des Shunts an. Beim Verschluß der Pleura mediastinalis mit Catgut soll die Anastomose in keiner Weise gedrosselt werden.

c) Klinik-Material (Chirurgische Universitätsklinik A, Zürich)
Tabelle 6, Seite 62

Bei 15 Fallot-Patienten im Alter von 4 Tagen bis 18 Monaten haben wir uns nur zweimal für eine Blalocksche Anastomose entschlossen, aber nie ausgeführt:

1. Beim 21 Tage alten Mädchen (Fall 31) mit ausgesprochener Hypoplasie der rechtsseitigen Ausflußbahn und des Pulmonalishauptstammes erweist sich bei eröffnetem linkem Thorax die A. subclavia inspektorisch zu kurz und zu dünn. Um den noch durchgängigen Ductus Botalli nicht zu beeinträchtigen, wird die Pottssche Anastomose sehr weit distal zwischen linker A. pulmonalis und cranialstem Anteil der Aorta thoracica hergestellt.

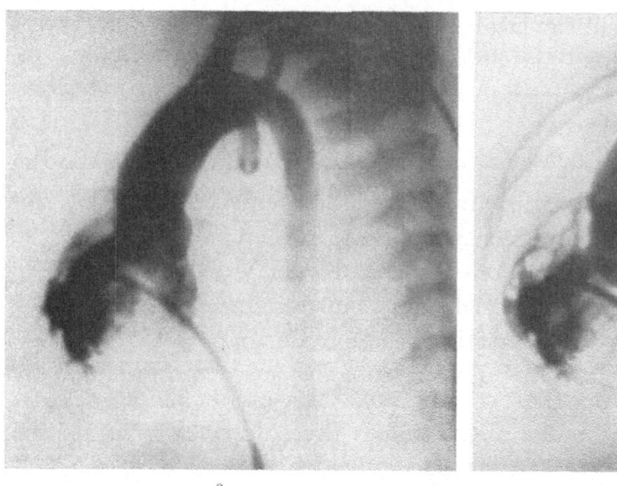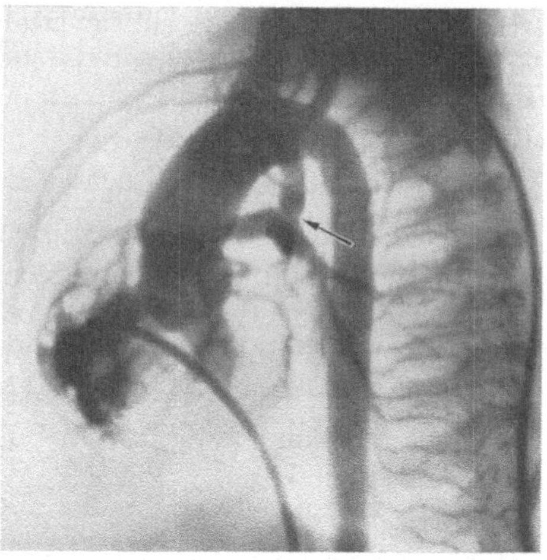

Abb. 7a u. b. *Pseudotrunkus mit Füllung der Pulmonaläste durch den offenen Ductus Botalli* (Fall 32, Tab. 6). Deutliche Stenosierung (Pfeil) bei der Mündung des Ductus in der Pulmonalarterie. Kontrastmittelinjektion in den rechten Ventrikel: a) Füllung der großen Aorta und des Ductus bis vor die Stenose, keine Füllung der Pulmonalarterien. b) Füllung beider Pulmonaläste über den stenosierten Ductus. Keine Darstellung des Pulmonalishauptstammes

2. Ein seit der Geburt tief cyanotisches, 2 Monate altes Mädchen (Fall 32) füllt beim Vorliegen eines Pseudotruncus den hypoplastischen Pulmonalgefäßbaum allein über den offenen Ductus Botalli. Das Kaliber des Ductus selbst ist fast gleich groß wie jenes der Pulmonalishauptäste und sicher größer als jenes der A. subclavia. Unglücklicherweise aber ist die Mündungsstelle an der A. pulmonalis stenosiert (Abb. 7). Nach allseitiger Befreiung der A. subclavia im eröffneten linken Thorax bis distal vom Abgang der A. mammaria interna, A. vertebralis und des Truncus thyreo-cervicalis muß der Plan zur Blalockschen Anastomose fallengelassen werden, weil die Distanz bis zur tiefliegenden, hypoplastischen linken A. pulmonalis zu groß ist. Nach allseitiger Befreiung des Ductus von fibrösem Gewebe dehnt er sich aus und pulsiert deutlich. Seine Pulmonalismündung dagegen bleibt eng und tastet sich als

derber Ring. Der Ductus läßt sich seitlich gut an die linke A. pulmonalis anlegen. Bevor der Plan einer ductopulmonalen Seit-zu-Seit-Anastomose richtig gereift ist, und bevor irgendwo versuchsweise eine seitliche Klemme angelegt worden ist, treten eine Bradykardie und dann ein totaler Av-Block auf. Das Herz reagiert nicht auf medikamentöse Hilfe (Adrenalin! Calcium, Natrium-Bic.), nicht auf über einstündige Herzmassage, Pacemakerstimulation und Erwärmung des Herzens mit 38—40°iger NaCl-Lösung und der Säugling stirbt. Der Ductus ist das einzig sichere Gefäß, das den Lungen Blut zuführt. Richtig wäre daher gewesen, diesen unberührt zu belassen und ein aortopulmonales Fenster (Aorta ascendens — rechte A. pulmonalis) zu planen.

2. Direkte Anastomosen zwischen Aorta und Pulmonalarterie

Shuntoperation nach Potts

a) Allgemeines

BLALOCK hat aus eigenen [35, 166] und anderen [97, 129] Experimenten geschlossen, daß die Zeit, die zur Naht einer direkten aortopulmonalen Anastomose erforderlich ist, ein langes Abklemmen der Aorta mit anämischem Schaden bedingt. Er hat daher die Lösung mit einer Systemarterie (A. subclavia) gewählt. Durch Konstruktion einer Klemme, die nur tangential Aortenwand ausschaltet, hat POTTS [215] die direkte Seit-zu-Seit-Anastomose möglich gemacht, ohne den aortalen Blutstrom in die Peripherie wesentlich zu behindern. Nach ausgedehnten Tierexperimenten sind im Herbst 1946 an 3 Kindern aortopulmonale Seit-zu-Seit-Anastomosen angelegt worden. POTTS hat dazu 3 tief cyanotische Mädchen (21 Monate alt, 8jährig mit Hämatokrit 67, 11jährig mit Hämatokrit 79) ausgewählt. Die beiden kleineren Kinder haben nach den Worten POTTSs "tremendously benefited", das 11jährige Mädchen ist 24 Std postoperativ gestorben (Anaesthesieprobleme, cerebrale Störungen, terminales Lungenödem). Den Vorteil dieses Shuntverfahrens sieht POTTS darin, daß die Anastomose unabhängig von Länge und Weite der Aortenbogengefäße immer die gewünschte Größe erhalten kann und daß die Gefahr der Zirkulationsstörungen im Arm und Gehirn wegfällt.

b) Chirurgische Technik

Totale Seitenlage, Thoracotomie latero-dorsal, subcostal 4. Rippe. (Technik der Thoraxeröffnung S. 16).

Die Operation wird sinngemäß auf der Seite des Aortenbogenverlaufes durchgeführt. Das Perikard bleibt geschlossen. Nach allseitiger Präparation der A. pulmonalis von der Perikardumschlagsfalte bis zum Eintritt ins Lungenparenchym folgt die Isolierung der Aorta. Die Incision der Pleura liegt dorsal vom N. vagus über distalem Aortenbogen und beginnender Aorta descendens. Die Umschlingung mit Nabelbändchen und völlige Befreiung des zur Anastomose ausgewählten Aortenstückes gelingt meist ohne Durchtrennung von Intercostalarterien. Zur Ausschaltung des pulmonalen Anastomosebereichs eignet sich beim Säugling die tangential liegende Potts-Klemme [214] meist nicht. Das Gefäß ist zu eng. Die Pulmonalis wird daher soweit distal wie möglich — evtl. erst im Bereiche der ersten Aufzweigungen — mit einem dicken Faden doppelt umschlungen. Zentral faßt eine feine Gefäßklemme den ganzen Querschnitt oder bei zu kleinen Verhältnissen ebenfalls ein doppelt herumgeführter Faden. Die Aorta wird mit der auf 5 mm kalibrierten Cooley-Klemme seitlich so gefaßt, daß der N. vagus mediastinal der Anastomose zu liegen kommt. Nur gerade um die Längsincision in der Aorta wird die Adventitia zur Erleichterung der Naht abpräpariert. Größte Vorsicht erfordert die Länge der Incisionen in den beiden Gefäßen. Bei den Kleinkindern darf der Anastomosendurchmesser 4 bis maximal 5 mm nicht übersteigen. Die 5 mm Kalibrierung der Cooley-Klemme schützt vor Fehlern. Um die anastomosierten Gefäße in eine ungezwungene Lage bringen zu können, erhält die Incision in der A. pulmonalis eine leicht diagonale Richtung, jene in der Aorta ist längs. Die 5- oder 6-0 atraumatische Seidennaht beginnt mit einem mediastinal oben an der Gefäßaußenseite liegenden Knoten. Die hintere Circumferenz kann von innen (Adventitia zu Adventitia fortlaufend), die vordere dann von außen (Intima zu Intima Einzelknopfnähte) genäht werden. Nach Abnahme der Drosselungen und Klemmen in der Reihenfolge A. pulmonalis distal, A. pulmonalis zentral und zuletzt Aorta, ist Blutstillung nach kurzer Kompression mit Gaze erreicht. Das deutlich tastbare Geräuch zeigt die Wirksamkeit des Shunts an. Die Adaptation der gespaltenen Pleura darf nur locker geschehen, da dies zur Einengung der Anastomose führen könnte. Nach sorgfältiger Lungenblähung und Einlegen eines siliconisierten Thoraxschlauches folgt der schichtweise Wundverschluß.

Shuntbildung durch aortopulmonales Fenster

(SENNING, 1960; WATERSTON, 1962)

a) Allgemeines

Beim Säugling können Größenverhältnisse vorliegen, die weder das Vorgehen nach BLALOCK-TAUSSIG noch jenes nach POTTS ratsam erscheinen lassen. Der Pulmonalisstamm ist auch bei sehr feinen Pulmonalhauptästen bisweilen gerade um das entscheidende Maß weiter und die Anlage des Shunts zwischen der A. pulmonalis und der Aorta ascendens drängt sich auf. Über intraperikardiale Anastomosen zwischen rechtsseitigem distalem Pulmonalisstumpf und Aorta ascendens oder Interposition von Subclavia-Segmenten, Teflon-, Dacronprothesen, arteriellen Homotransplantaten ist verschiedentlich berichtet worden [91, 220, 221, 257, 260]. Die End-zu-Seit-Anastomose zwischen einem Pulmonalishauptast und der Aorta ist eine bedeutende Erweiterung der Anomalie und daher abzulehnen. Die End-zu-Seit-Anastomose zwischen dem proximalen Oberlappenarterienstumpf [36, 215] und der Aorta ist in den gleichen Notsituationen eher zu verantworten, handelt es sich doch nur um eine relativ kleine zusätzliche Anomalieerweiterung. Beim Kleinkind sind aber die Oberlappenarterien eng. Wegen der kleinen Verhältnisse eignet sich auch die Interpositionsmethode [221, 257] schlecht.

Es bleibt das *aortopulmonale Fenster* (Aorta ascendens — A. pulmonalis Stamm (SENNING [252]) oder Aorta ascendens — rechte A. pulmonalis unmittelbar beim Abgang (WATERSTON [283]), das auch bei kleinlumiger Peripherie im Kleinkindesalter ausführbar ist. Gegenüber dem peripheren Shunt nach POTTS hat das Fenster Vorteile:

1. Die Präparation des Hilusbereiches fällt weg. Es fallen also keine der wichtigen, bronchialen Kollateralgefäße im Hilusbereich aus.

2. Der Pulmonalishauptstamm ist größer als die Äste, was die Seit-zu-Seit-Anastomose erleichtert.

3. Das Vorhandensein des Shunts im Hauptstamm bringt diesen zur Entwicklung.

4. Das aortopulmonale Fenster ist im Hinblick auf die spätere Beseitigung bei der Totalkorrektur bequemer zugänglich als eine Blalock-Taussig- oder eine Potts-Anastomose und gibt nicht zu postoperativer Blutung Anlaß.

5. Bei Zugang zum vorderen Mediastinum durch Längsspaltung des Sternums werden keine Pleurahöhlen eröffnet.

Der Nachteil, daß bei der zweiten Operation Verwachsungen im Perikard vorliegen, die stark bluten, überwiegt die Vorteile nicht. Das Fenster wird anläßlich der Totalkorrektur zweckmäßig transaortal verschlossen. Liegt die Anastomose im Pulmonalisstamm (SENNING) kann sie so durchtrennt werden, daß die Fensteröffnung in der Aorta nach Verschluß der Pulmonalseite gleich die Kanüle der arteriellen Leitung der Herz-Lungen-Maschine aufnimmt (Vorgehen in der Chir. Kl. A, Zürich).

b) Chirurgische Technik

Halbseitenlage links (WATERSTON), antero-laterale Thorakotomie rechts, subcostal 4. Rippe (Technik der Thoraxeröffnung S. 16). (Für das Fenster im Stammbereich der A. pulmonalis (SENNING) können die gleiche Thorakotomie links oder Längsspaltung des Sternums gewählt werden).

Bei Eingehen im Bett der 4. Rippe ohne Entfernung derselben ist nur selten die Luxation des 4. Rippenknorpels am Sternum zur Erweiterung der Thoracotomie nach cranial notwendig. Das Perikard wird vor dem N. phrenicus nach anteriorem und cranialem Abschieben des Thymus hoch hinauf längs eröffnet. Oft genügt bei der Anastomosierung mit der rechten A. pulmonalis die linke Lunge allein für die Oxygenation während der Naht. Eine einzige Klemme faßt dann die Aorta ascendens tangential und die rechte A. pulmonalis *quer*. Die Lungenarterie wird so mit der ganzen Breite am Ort der Anastomose an die

Aorta gepreßt (Abb. 8a). Bevor die Gefäße bei dieser Technik zur Anastomose eröffnet werden, ist das Kind nach Anlage der Klemme eine kurze Weile zu beobachten. Es zeigt sich sehr schnell an der Pulsfrequenz, ob es den totalen Ausfall der rechten Lunge für die Zeit der Naht erträgt. Ist dies nicht der Fall, müssen Aorta und A. pulmonalis einander gegenüberliegend *tangential* mit je einer Potts- oder Cooley-Klemme gefaßt werden. So kann an der Klemme vorbei ein Teil des Lungenkreislaufes auch die rechte Lunge erreichen (Abb. 8b).

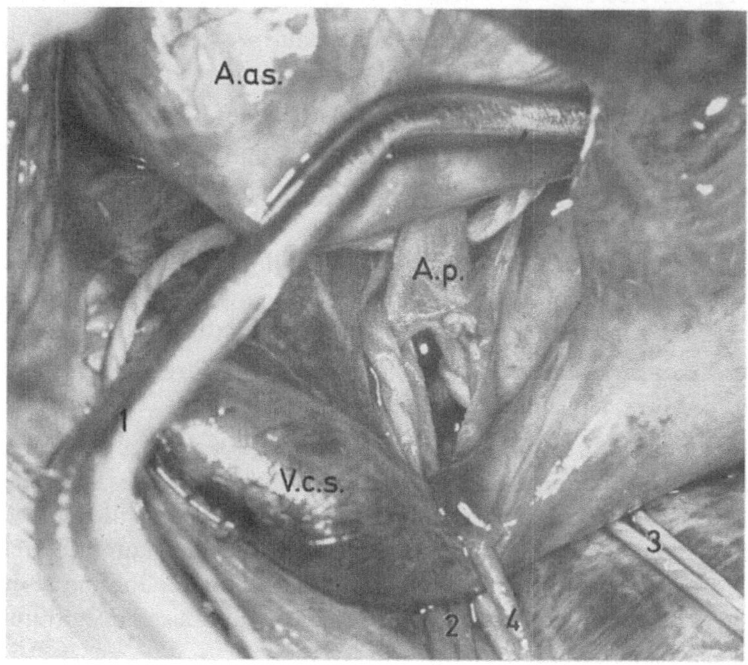

Abb. 8a—c. *Tetralogie von Fallot mit hochgradiger hypoplastischer Pulmonalarterie* (8 Tage altes Mädchen). *Anastomose zwischen Aorta ascendens und rechter Arteria pulmonalis.* a) Anlage der Gefäßklemme, wenn sich die rechte Lunge während der Anastomose *ausschalten* läßt: Gebogene Gefäßklemme (*1*) faßt Aorta ascendens (*A.as.*) tangential und rechte Art. pulmonalis (*A.p.*) quer. Die 00-Zwirnschlingen (*2, 3*) drosseln die *A.p.* nach der ersten Aufzweigung lungenwärts, *4* = Zwirnschlinge um Vena cava superior (*V.c.s.*)

Für die Anastomose im Stamm der A. pulmonalis ist nur die tangentiale Anlage der Klemmen möglich. Die Anastomosennahttechnik ist die gleiche wie bei der Potts-Operation (Abb. 8c). Ist die Naht dicht und zeigt das palpable Schwirren den nicht zu großen Shunt an, wird das Perikard mit feinen Catgutknopfnähten adaptiert. Über dem Zwerchfell wird eine Spalte im Perikard offen gelassen, um dem intraperikardialen Sekret Abfluß in die Thoraxhöhle zu erlauben. Für Lungenblähung, Thoraxdrainage und Wundverschluß gelten die gleichen Prinzipien wie bei den anderen Shuntverfahren.

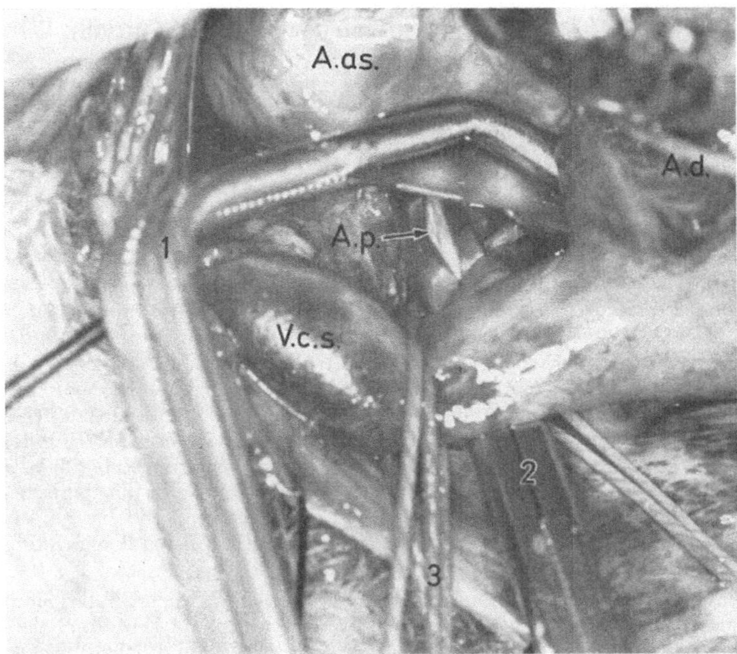

Abb. 8 b. Anlage der Gefäßklemmen, wenn die rechte Lunge während der Anastomose *nicht* ausgeschaltet werden kann: Gebogene Gefäßklemme (*1*) faßt Aorta ascendens (*A.as.*) tangential, gerade Gefäßklemme (*2*) faßt rechte Art. pulmonalis (*A.p.*) tangential hinter Vena cava superior (*V.c.s.*), *A.d.* = Atrium dexter, *3* = Zwirnschlinge um Vena cava superior (*V.c.s.*)

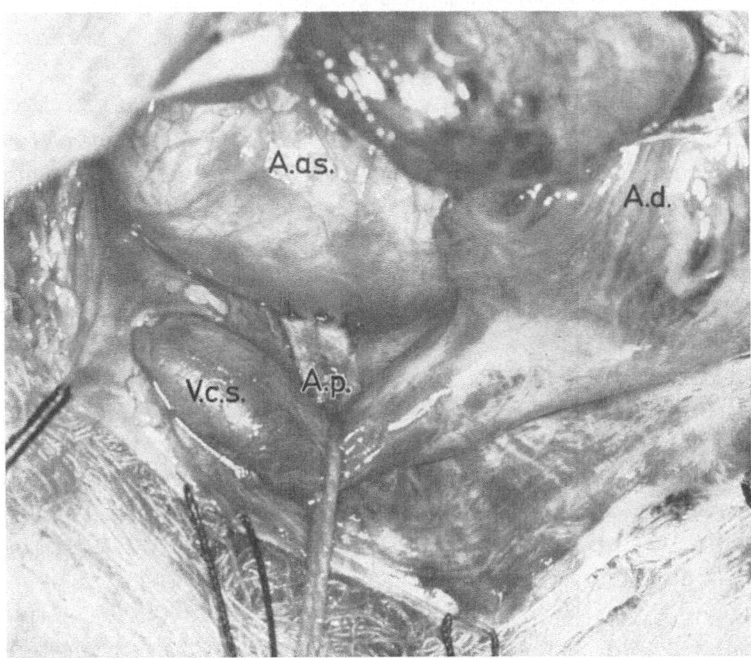

Abb. 8 c. Anastomose beendigt, *A.as.* = Aorta ascendens, *A.p.* = rechte Art. pulmonalis, *A.d.* = Atrium dexter, *V.c.s.* = Vena cava superior, (Durchmesser der *A.p.* weniger als 2 mm)

c) Klinik-Material (Chirurgische Universitätsklinik A, Zürich), Tabelle 6, Seite 62

Zu den 6 mit einem aortopulmonalen Shunt operierten Kindern zählen 2 mit Pseudotruncus. Das eine (Fall 30, 4 Tage alt) hat sich sofort postoperativ von tiefer Cyanose (präoperativ O_2-Sättigung 27%), Ödemen und Tachykardie ausgezeichnet erholt. Beim zweiten handelt es sich um Fall 32, der beim Versuch zur Blalock-Taussig-Anastomose beschrieben ist. Dies ist der einzige Todesfall unter den Fallot-Säuglingen (S. 50). Beim dritten Kind (Fall 31) ist die Anlage einer Blalock-Taussig-Anastomose (S. 50) an der zu kurzen und zu dünnen A. subclavia gescheitert. Nachdem im Moment der Operationsplanänderung die linke A. pulmonalis schon freipräpariert gewesen ist, hat sich verständlicherweise die Ausführung einer Pottsschen Anastomose links gegenüber dem aortopulmonalen Fenster aufgedrängt. Nach 21 Monaten Beobachtungszeit ist laut Aussagen von Eltern und Kardiologe das Wachstum gut, eine Einschränkung der Leistungsfähigkeit ist nicht zu beobachten. Beim Schreien wird die Cyanose kaum mehr sichtbar. Der Zustand des vierten Kindes, des 15 Monate alten, seit der Geburt cyanotischen Knaben (Fall 35) hat sich erst gegen Ende des 1. Lebensjahres verschlechtert. Neben zunehmender Verflachung der Entwicklung sind paroxysmale Dyspnoe und Spells aufgetreten. Bei ausgesprochen engen hypoplastischen Verhältnissen in rechter Ausflußbahn und Pulmonalarterienstamm ist die typische Potts-Anastomose als tauglicher Eingriff erachtet worden. Auch diesem Kinde ist nur eine Cyanose beim Schreien geblieben. Die deutliche Besserung nach 18 Monaten Beobachtung zeigt sich weiter im Fehlen der Spells und in der guten Entwicklung.

Obschon wir das aortopulmonale Fenster grundsätzlich allen Shuntoperationen vorziehen, hat es sich nur bei den letzten zwei Vertretern (Fall 33, 4 Mon., Fall 34, 5 Mon., Tab. 6) durchführen lassen. Beides sind schwerkranke Kinder und haben intra operationem weidlich Adrenalin bis zur Beendigung des Eingriffes benötigt! Beim Fall 33 sind Av-Block und Asystolie aufgetreten und es ist Herzmassage nötig geworden. Dank Hypothermie von 34° hat das Kind die über zwanzigminutige Asystolie außer einer postoperativen Ateminsuffizienz ohne Schaden überstanden. Nach einigen Tagen Respiratorbehandlung hat es sich erholt und lebt nach 13 Monaten Beobachtung in ausgezeichnetem AZ.

d) Folgen und Gefahren der Shuntoperationen

Nach allen Formen von aortopulmonalen Shuntoperationen (BLALOCK-TAUSSIG, POTTS, SENNING, WATERSTON) nimmt die Herzgröße innerhalb der ersten Woche rasch zu [59, 157, 176, 200]. Dies ist aber nicht das Zeichen einer Herzdekompensation. Bei direkten aortopulmonalen Shunts ist die Herzzunahme allgemein größer als nach der Blalock-Taussig-Operation [200]. In der Zusammenstellung von BAHNSON und ZIEGLER [23] haben nur 3% von 500 Blalock-Kindern eine Herzdekompensation entwickelt. Die zu große Shunt-Blutmenge hat zum Lungenödem und zum fatalen Ausgang geführt. Beim Säugling kommt der zu große Shunt eigentlich nur bei den direkten aortopulmonalen Anastomosen vor. Die an sich ungefährliche Herzvergrößerung führt dann zu Dekompensation. Die hyperdynamische Herzaktion, die feuchten Lungen, peripheren Ödeme und exzessive Herzvergrößerung sind alarmierende Zeichen. Beim älteren Kinde treten sie erst in der ersten oder zweiten Woche postoperativ auf. Mit entsprechender medikamentöser Stützung können sie monatelang über Wasser gehalten werden und bessern sich zunehmend durch Adaptation des Kreislaufes und Hypertrophie des linken Ventrikels [200]. Beim Säugling aber, der ohnehin sehr krank zur Operation kommt, besteht diese Hoffnung nicht. Die Dekompensation auf Grund des zu großen Shunts kommt innerhalb von Stunden oder wenigen Tagen und endet fatal. Es bleibt nur die Reoperation und Einengung der Anastomose übrig!

Die Thrombosierung des Shunts bringt eine Verschlechterung des präoperativen Zustandes und die Möglichkeit für eine akute Dekompensation mit sich. Der Präparation der A. pulmonalis fallen immer wirksame Anastomosen zum Opfer, die dann nach dem thrombotischen Shuntverschluß nicht mehr zur Verfügung stehen.

Die Blalock-Taussig-Operation birgt die Gefahr der Nekrose des Armes in sich. Solche Zwischenfälle sind beschrieben worden. Das Unglück ist auch bei einem einjährigen Kind [162] aufgetreten. Die Gefahr besteht im Säuglingsalter kaum und ist wohl nur dann möglich, wenn gleichzeitig mit der Ligatur der ersten Subclaviaabgänge die obersten 3 Intercostalarterienpaare ligiert worden sind. Selten und meist von passagärem Charakter ist das postoperative Auftreten des Hornerschen Symptomenkomplexes.

Embolie oder cerebrale Thrombosen kommen auch im Säuglingsalter unmittelbar nach der Shuntanlage vor [200]. Eine direkte Korrelation zwischen cerebralen Ereignissen und der Höhe des Hämatokrits kann nicht gefunden werden. Atelektasen, Hämatothorax und Pneumothorax bringen den Säugling rascher in eine ernste Situation als den erwachsenen Patienten. Die Erkennung und entsprechende Behandlung dieser möglichen postoperativen Komplikation sind von großer Bedeutung.

Die Mortalität für die Shunt-Operationen beträgt ohne Berücksichtigung des Lebensalters wenige Prozent. Da im Säuglingsalter nur die schwerkranken Kinder zur Operation ausgewählt werden, ist sie hier höher: 10—15% [133, 200, 206, 211]. Unsere eigene Erfahrung zeigt die gleichen Ergebnisse.

3. Transventriculäre Valvulotomie und Infundibulectomie nach Brock

a) Allgemeines

Die Shuntoperationen erreichen eine Mehrdurchblutung der Lungen unter Umgehung der eigentlichen Anomalie. Sie setzen im Gegenteil einen zusätzlichen Fehler. Brock und Campell [47, 50, 51] finden einen neuen Weg, indem sie die Stenose der rechtsventriculären Ausflußbahn direkt angehen. Die Methode ist besonders mutig gewesen, da es seit der Herznaht Rehns 1896 und der Entfernung von Geschossen aus dem Herzen durch Harken während des zweiten Weltkrieges der erste erfolgreiche Wahleingriff am Herzen selbst bedeutet. Alle übrigen „Herzoperationen" sind an der Herzoberfläche oder an den großen Gefäßen in Herznähe durchgeführt worden (Gross-Hubbard: Ductus-Botalli-Verschluß [130], Crafoord-Nylin: Aortenisthmusstenose [79], Blalock-Taussig und Potts: aortopulmonale Shunts [36, 214]). Die ersten direkten Klappenoperationen — Mitralissprengung von Souttar 1925 [265] und Cutler-Beck, 1929 [82] — haben sich nicht durchgesetzt. Brock hat sich die Entwicklung in Anaesthesie mit prä- und postoperativem Blut- und Flüssigkeitsersatz, die allgemeinen Fortschritte der Thoraxchirurgie und die Antibiotika zunutze gemacht. Der Gewinn seines Vorschlages liegt darin, daß durch die direkte Beseitigung der Stenose der natürliche Weg zur besseren Lungendurchblutung gewählt wird. Durch Verminderung des pulmonalen Widerstandes wird der Rechts-Links-Shunt kleiner, Ausflußbahn, Klappenbereich und Pulmonalishauptstamm erhalten Gelegenheit, sich auf physiologischem Wege zu entwickeln und zu vergrößern. Dies erspart dem Herzchirurgen bei der späteren Totalkorrektur die Erweiterung von Infundibulum und Pulmonalis mit Fremdgewebe (homoplastisch oder alloplastisch). Nach einem artefiziellen Shunt aber ist eine stenotische Pulmonaliswurzel weitgehend

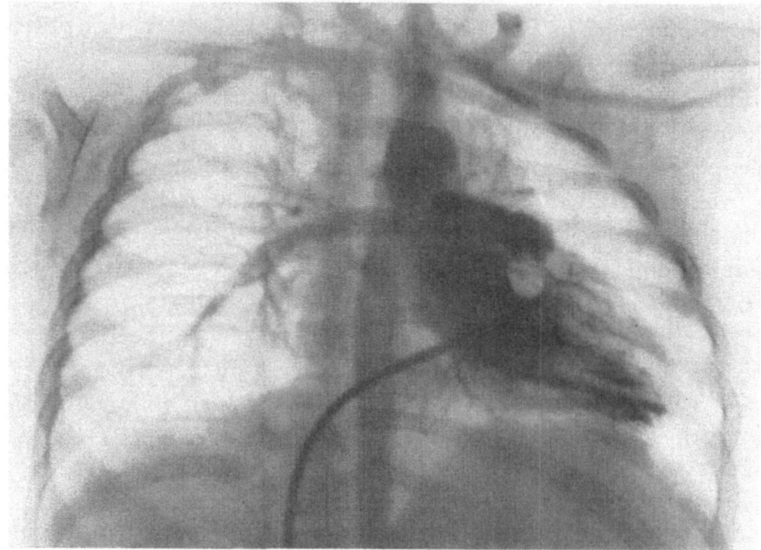

Abb. 9. *Tetralogie von Fallot* (Fall 41, Tab. 6). Starke, konzentrische Einengung des Infundibulum pulmonale. Günstiger Fall für Infundibulectomie nach BROCK

von der Funktion ausgeschaltet, womit ein entscheidender Entwicklungsreiz wegfällt [160]. Es sind offene, stenosierte Pulmonaliswurzeln beschrieben worden, die sich nach der Shuntanlage spontan total verschlossen haben [237]! Die Präparation der A. pulmonalis im Hilusbereich fällt weg, womit die bronchialen Kollateralen geschont bleiben. BROCK hat 1948 nicht nur die symptomatische Therapie durch eine kausale ersetzen wollen, es ist ihm auch um die Sicherung der Diagnose — was nur bei eröffnetem Perikard möglich gewesen ist — gegangen. Nach wenig ermutigenden Vorstößen mit dem Kardioskop, transventriculär oder durch eine Lungenarterie, sind Inspektion und Palpation geschärft worden. Die Unterscheidung zwischen valvulärer und infundibulärer Stenose ist bald ohne das allzugefährliche Kardioskop [47, 50] mit genügender Sicherheit möglich geworden. Heute fällt diese Sorge weg. Angiokardiographie und Cinéangio lassen auch beim Säugling eine sichere diagnostische Abgrenzung zu (Abb. 9). Auf den dramatischen Bericht über die Kardioskopie an drei erwachsenen Pulmonalstenoseträgern (valvulär und infundibulär) folgt die beruhigende Beschreibung der ersten Valvulotomien an drei Mädchen (11, 18, 23 Jahre alt) durch BROCK [47]. Alle Patienten haben mit gutem Erfolg überlebt!

b) Chirurgische Technik

Halbseitenlage rechts, antero-laterale Thoracotomie links, subcostal 5. Rippe (Technik der Thoraxeröffnung S. 16).

Dem Ablösen des oft bis auf die Ventrikel ragenden Thymus folgt die totale Längseröffnung des Perikards parallel und vor dem N. phrenicus. Einige Haltefäden spannen das Perikard aus und durch entsprechenden, zarten Zug läßt sich der rechte Ventrikel noch etwas mehr nach links in die Thoraxöffnung hineinziehen. Wir verwenden weder Procain im Perikard noch zur Injektion in die rechte Ventrikelwand. Die Fadenenden einer intramyokardialen U-Naht (Abb. 10 a) kommen in die Hand des Assistenten. Ein spitzes Messer wird flach von caudal nach cranial in der U-Naht durch die ganze Ventrikelwand durchgestoßen (Abb. 10 b). Blutstillung erreicht man durch zarten Zug an den Enden der U-Naht, hauptsächlich aber durch Fingerdruck auf den schrägen Stichkanal. Beim Säugling liegt der Ort der Incision caudal vom Infundibulum. BROCK selbst hat als besten Weg für die kombinierte valvuläre und infundibuläre Stenose eine Stelle weiter distal vorgeschlagen [51]. Wenn es die Wandstärke zuläßt, ist nach seiner Meinung der beste Platz die 3. Kammer. Von dort aus kann man nach unten gefahrlos infundibulectomieren, nach oben valvulotomieren. Leider kann man beim Säugling und Kleinkind dieser Forderung kaum je nachleben, da die Beziehungen zwischen Infundibulum und Klappen zu eng, die 3. Kammer zu klein sind. Zur Klappensprengung selbst wird eine gewöhnliche Klemme oder der feine (5 mm) Dubost-Dilatator durch die Ventrikelincision vorgeschoben. Der Zeigefinger der linken Hand „führt" die Klemmenspitze von außen durch die Pulmonaliswand tastend. Hat die Klemmenspitze der Klappenöffnung passiert, wovon man sich wiederum von außen durch Palpation überzeugt, wird durch Öffnen der Klemme gesprengt. Ein kleiner Ruck weist dabei auf den Erfolg des Unterfangens hin. Das Klemmenschloß ist möglichst in den Bereich der Ventrikelincision zu verlegen, um beim Öffnen den Myokardkanal nicht unnötig aufzudrücken. Durch Palpation wird jetzt geprüft, ob der Druck in der A. pulmonalis gestiegen ist, ob sich der feine, hochfrequente, jetartige Thrill in ein leiseres, dumpferes Rollen verwandelt hat, und ob die Wandstärke im Infundibulum beträchtlich ist. Im Zweifelsfall hilft die Druckmessung. Entsprechen Palpation oder Druckmessung nicht den gewünschten Forderungen, wird die 0,5 oder 0,7 cm Infundibulumstanze durch die gleiche Incision vorgeschoben. Da man beim Säugling und Kleinkind nicht aus der 3. Kammer

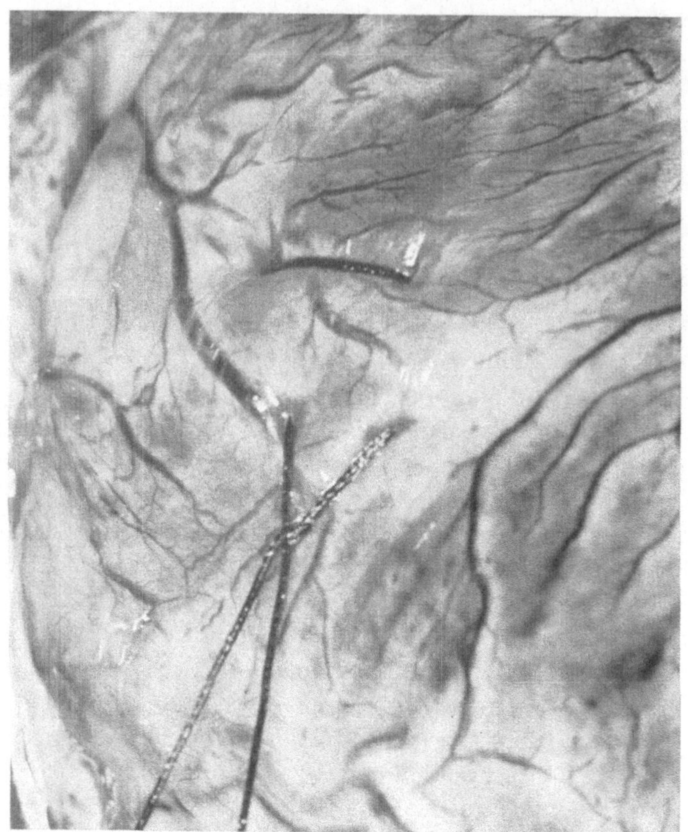

Abb. 10 a

Abb. 10a—c. *Tetralogie von Fallot* (Fall 41, Tab. 6). *Operation nach* BROCK. a) Blutstillende U-Naht vor der Ausflußbahn des rechten Ventrikels

nach distal infundibulectomieren kann, ist der Basis der Aortenklappen besondere Beachtung zu schenken. Bisweilen ist die geringe Menge ausgestanzten Myokards in keinem Verhältnis zum guten Druckanstieg des A. pulmonalis. Der Operateur darf sich darüber nur freuen [51, 270]. Die infundibuläre Obstruktion kann durch einen fibrösen Ring verursacht gewesen sein. Dehnung und Sprengung dieses Ringes durch das dicke Instrument erlauben der Infundibulum-Muskulatur freies Spiel, eine Entfernung von großen Muskelstücken wird dann hinfällig. Diese Hoffnung besteht nach unserer Ansicht allein beim Kleinkind, weil in späteren Lebensjahren eine zunehmende, derbe Fibrosierung im Endokard und darunterliegenden Myokard eine so leichte Sprengung nicht mehr erlaubt. Das peinlich beobachtete, am gleichen Infundibulum oft mehrmals wiederholte, äußerst geduldige Vorschieben der Stanze ist das Geheimnis bei der Verwendung dieses Instrumentes. Ein Glanzerfolg nach einmaligem Stanzen darf nicht erwartet werden! Nach endgültigem Rückzug der Instrumente wird der Operationserfolg bei aktuellem Systemdruck (nicht während einer hypotonen Phase!) durch *direkte Druckmessung* festgehalten. In

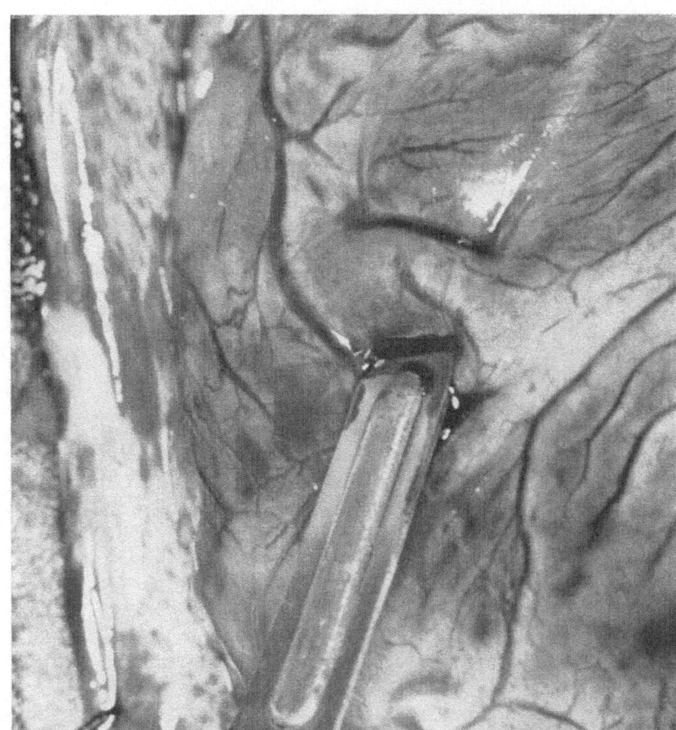

Abb. 10b. Schräge Stichincision im Zentrum der Naht für das Infundibulectomiebesteck

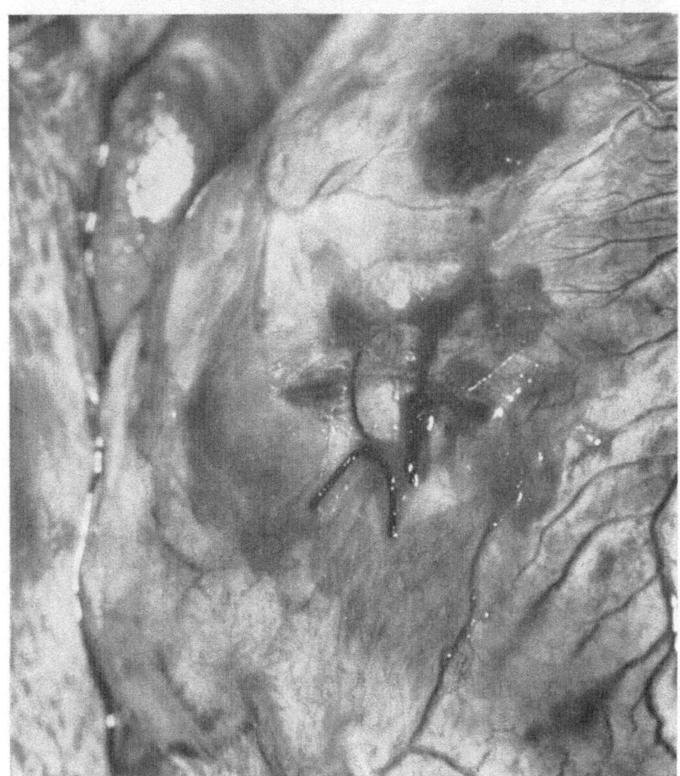

Abb. 10c. Verschluß der Incision durch zwei Einzelknopfnähte nach Entfernung der U-Naht

Tabelle 6. *Aortopulmonale Anastomosen, Commissurotomien und Infundibulektomien* (FALLOT)

Fall	Name Geschl.	Alter (Mon.) Gew.(kg) bei Op.	Pulmonalstenose valv.	inf.	hypoplast. Pulm.art.	Diagnose	Operations-methode	Beobach-tungszeit	Verlauf Bemerkungen
30	W. G. ♀	4 Tg. 3,4	Pulmonalatresie			Pseudotruncus (FALLOT), D.B.	Potts (links)	14	gut
31	D. K. ♀	21 Tg. 3,6	+	+	ausge-sprochen	Pentalogie v. FALLOT D.B.	Potts (links)	21	gut, postop. reversible Asystolie
32	H. M. ♀	2 3,5	Pulmonalatresie			Pseudotruncus (FALLOT) D.B. (mit Stenose)	Blalock-Versuch	—	Bei Präparation des Ductus Asystolie, Exitus
33	F. M. ♂	4 5,3	+	+	ausge-sprochen	Tetralogie v. FALLOT D.B. (klein), F.O.	aortopulm. Ana-stomose (rechts)	13	gut, postop. Atem-insuffizienz
34	S. P. ♀	5 5,6	+	+	ausge-sprochen	Tetralogie v. FALLOT	aortopulm. Ana-stomose (rechts)	2	gut, 24 Std postop. Re-operation wegen Lungen-ödem (Shuntverkleinerg.)
35	K. H. ♂	15 7,5	+	+	ausge-sprochen	Pentalogie v. FALLOT D.B. (klein)	Potts (links)	18	gut
36	J. M. ♂	1¹/₂ 3,9	+	—	ausge-sprochen links	Tetralogie v. FALLOT Pulmonalatresie links Periphere Pulmonal-stenose rechts	Brock, Anastom. zw. li. A.pulm. und Pulm' stamm, Dekom-pression rechts	18	gut
37	D. P. ♂	5 4,9	+	+	leicht	Tetralogie v. FALLOT	Brock	26	gut, anfänglich, n. 15 Mon. zunehmende Cyanose, da-her Reoperat. u. 2. Brock
38	T. S. ♂	5 5,6	+	(+)	leicht	Tetralogie v. FALLOT	Brock	24	gut, nach 2 Jahren supra-valv. und inf. Stenose, Reoperation. Exitus
39	B. R. ♂	6 5,8	+	+	stark	Tetralogie v. FALLOT D.B. (klein), F.O.	Brock	2	gut
40	O. M. ♂	10 8	+	+	stark	Tetralogie v. FALLOT	Brock	2	gut

der A. pulmonalis soll ein systolischer Druck von 25—30 mm Hg herrschen. Die U-Naht wird entfernt und die Incision unter Blutstillung mit leichtem Fingerdruck durch 2—3 Einzelseidenknopfnähte verschlossen (Abb. 10 c). Auf die Adaptation des Perikards mit Catgut folgen das sorgfältige Blähen der Lungen und der schichtweise Wundverschluß nach Einlegen eines Thoraxschlauches.

c) Klinik-Material (Chirurgische Universitätsklinik A, Zürich). Tabelle 6, Seite 62

8 Kinder mit Tetralogie oder Pentalogie von FALLOT sind im Alter von $1^1/_2$ bis 18 Monaten nach BROCK operiert worden. Die transventriculäre Klappensprengung ist nur zweimal (Fälle 36 und 38) allein, sonst immer in Kombination mit der Infundibulectomie durchgeführt worden. Die postoperativen Ergebnisse sind ausnahmslos gut. Besondere Erwähnung bedarf der Fall 43, der uns mit eindeutigen Angiographiebildern als Pseudotruncus zugeschickt worden ist. Intra operationem hat sich aber ein wohl hypoplastischer, aber recht schön entwickelter Pulmonalishauptstamm finden lassen. Die transventriculäre Sprengung der Pulmonalklappenatresie, zusammen mit einer Infundibulectomie, hat zum vollen Erfolg geführt.

Keines dieser 9 Kinder (1 Trilogie incl.) ist am Eingriff oder postoperativ gestorben. Ein kleiner Patient, Fall 38, ist 2 Jahre später, aber dem Kleinkindesalter längst entwachsen, frisch angiographiert worden. Der Röntgenologe bestätigt eine deutliche Vergrößerung des Gesamtpulmonalgefäßbaumes gegenüber der Situation vor der Klappensprengung als Säugling mit wesentlich besserer Lungendurchblutung. Die Gefäßrelation zwischen Aorta und A. pulmonalis ist weitgehend ausgeglichen, aber es läßt sich eine deutliche infundibuläre Stenosierung erkennen, die die Zunahme der Cyanose verursacht hat. Bei der Reoperation ist mit der Stanze ein Stück Aortenklappenbasis entfernt worden, und das Kind ist am 5. postoperativen Tag an Aorten- und Coronarinsuffizienz gestorben.

Die *Totalkorrektur der Trilogie* (Fall 44, Tab. 6) ist in Hypothermie ausgeführt worden. Nach Entfernung des Kindes aus dem Kühlbad mit 30° C ist die Temperatur unerwartet tief, bis 25° C spontan weitergesunken. Unter dem Schutz von 3 cm³ Alkohol absolutum in den rechten Vorhof ist keine Rhythmusstörung aufgetreten (S. 10). Den besten Zugang hat eine doppelseitige anteriore Thoracotomie subcostal der 4. Rippe mit querer Durchtrennung des Sternums gegeben. In zwei Kreislaufunterbrüchen von je 3 min sind die

41	S. U. ♂	13 6,3	+	+	leicht	Tetralogie v. FALLOT	Brock	2	gut
42	S. B. ♀	18 8,3	+	+	stark	Pentalogie v. FALLOT D.B.	Brock	6	gut
43	P. T. ♀	18 9,7	Atresie	+	stark	Pseudotruncus (FALLOT) D.B.?, Aa. bronchial.++	Brock	11	gut
44	Z. B. ♀	7 7,5	+	—	fehlt	Trilogie v. FALLOT	Totalkorrektur bei 25° C	23	gut

direkte transpulmonale Commissurotomie der Pulmonalklappen und der Verschluß eines Cava-inferior-Defektes transatrial ohne Schwierigkeiten beendet worden. Das Kind ist heute im Alter von $2^1/_2$ Jahren gesund.

d) Folgen und Gefahren der Brockschen Operation

Die postoperativen Komplikationen, wie Hämato- und Pneumothorax, Sekretanschoppung, Pneumonie, Atelektase usw. haben die gleiche Bedeutung wie nach Shuntoperationen. Die Zunahme der Herzgröße ist eher geringer als nach Shunteingriffen [51, 157, 270]. Sie tritt ebenfalls in den ersten Wochen auf und ist nicht progressiv. Eine zu weite Dilatation oder Resektion des Infundibulums allerdings kann zu Shuntumkehr, Aneurysmabildung und mächtiger Herzvergrößerung mit schlechtem klinischem Resultat führen [179]. Obschon diese Zwischenfälle mehr bei älteren Kindern beschrieben werden, ist auch beim Säugling das richtige Maß der Stenosebeseitigung entscheidend. Dies bleibt eine Frage des chirurgischen Feingefühls.

Die Mortalität nach dem Brockschen Vorgehen ist nicht größer als nach den Shuntoperationen [58, 270].

B. Tetralogie von Fallot mit peripherer Pulmonalstenose und einseitiger Pulmonalarterie

Die Stenosierung einer oder beider Pulmonalarterien, vorzugsweise bei der Umschlagfalte des Perikards, kann bei der Tetrade immer wieder gefunden werden. Sie wird ausgeschaltet durch allseitige scharfe Befreiung des Gefäßes von derben, einengenden Bindegewebsfasern beim Durchtritt der Pulmonalarterien durch das Perikard. Weiter peripher gelegene, ein- oder doppelseitige Stenosierungen an den Hauptästen und distalen Bifurcationen sind bei Säuglingen kaum je Gegenstand der Operation. Sie erreicht aber insofern bei den kleinen Kindern Bedeutung, als eine notwendige Shuntoperation durch die periphere Pulmonalstenose im Ablauf beeinflußt wird. Durch Abklemmen der kontralateralen Pulmonalarterie während der Anastomosennaht kann ein für das Leben ungenügender Lungenblutstrom entstehen. Ganz allgemein gehört die periphere Pulmonalstenose aber in den Operationsplan der Totalkorrektur [124, 284].

Eine seltene Variante hingegen ist die Tetralogie von FALLOT *mit einseitiger Pulmonalarterie* (Single Pulmonary Artery, Pulmonalastatresie) [30, 31, 157, 200, 202, 230].

Zur klassischen, anatomischen Situation des Fallot kommt eine poststenotisch dilatierte Pulmonalarterie, während die andere — meist die linke — hypoplastisch oder atretisch ist. Das Röntgenbild mit einseitig kleinen Lungenvolumina und extrem geringer Gefäßzeichnung, evtl. gegenüberliegendem dilatiertem Pulmonalast soll Verdacht wecken (Abb. 11 a). Die Angiokardiographie

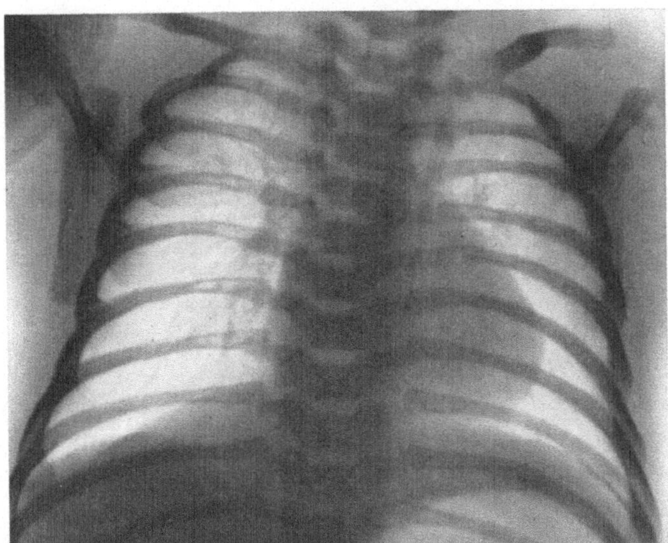

Abb. 11a

Abb. 11a u. b*. *Tetralogie von Fallot mit Atresie des linken Pulmonalhauptastes* (Fall 36, Tab. 6).
a) Helle Lungenfelder beidseits, links kaum Gefäßzeichnung

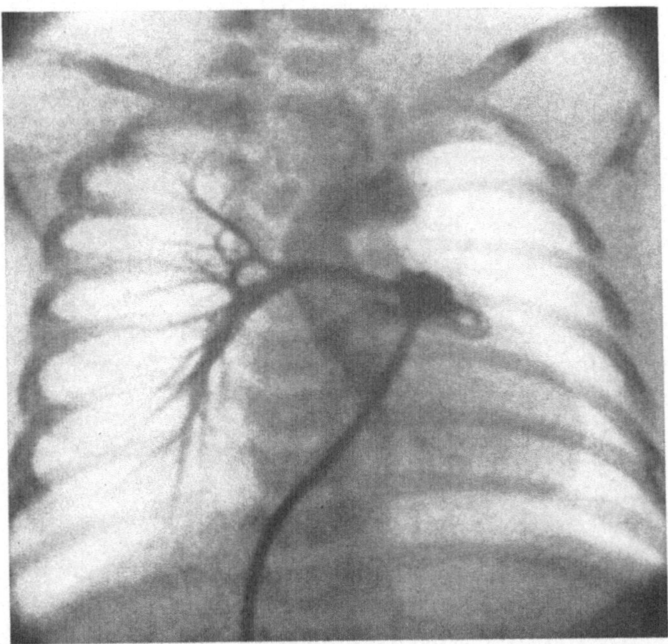

Abb. 11b. Darstellung der Tetralogie mit Atresie der linken und stenosierter, hypoplastischer
rechter A. pulmonalis im Cine-Angiokardiogramm

kann beweisen. Im späteren Kindesalter stehen sich die Totalkorrektur bei Belas-
sung der atretischen Seite mit sehr hoher Mortalität [30, 169, 200] einerseits und

* Mit freundlicher Genehmigung des Röntgendiagnostischen Zentralinstituts der
Universität Zürich.

die Blalocksche Anastomose mit der erweiterten einseitigen Pulmonalarterie anderseits gegenüber. Beim Säugling aus der Gruppe 2 (S. 46) mit dieser Anomalie ist die Konstruktion der möglichst normalen Anatomie in diesem jungen Alter unbedingt zu versuchen. In der Tiefe der Interlobärspalte liegt die Pulmonalarterie. Wenn das atretische Stück bis zum Pulmonalisstamm überbrückt werden kann und eine Brocksche Operation kombiniert wird, darf auf die Entwicklung des gesamten Lungengefäßbaumes bis zur Total-korrektur gehofft werden. Bleibt die direkt ausgeschaltete Seite aber unberührt, muß das Gefäß in dieser Lunge verkümmern und wird später mitbestimmen, sowohl für den ungünstigen natürlichen Verlauf, als auch für das hohe Opera-tionsrisiko bei der Totalkorrektur.

Fall 36: Tabelle 6, S. 62. In den Röntgenbildern des $1^1/_2$ Monate alten Patienten fällt die linksseitige Leere der Lungenfelder mit fehlendem Pul-monalisbogen bei nur leicht verminderter Lungendurchblutung rechts auf. Die Angiokardiographie bestätigt die Vermutung einer *linksseitigen Pulmonalasta-tresie* (Abb. 11). Zusätzlich kommt eine rechtsseitige periphere Pulmonalstenose beim Durchtritt durch das Perikard zur Darstellung. Durch eine linksseitige Thoracotomie wird zuerst der Ductus ringsherum befreit. Es zeigt sich, daß er sich in die linke A. pulmonalis hinein fortsetzt, und nicht zum Pulmonalisstamm. Das Stück zwischen Pulmonalisstamm und linker Pulmonalarterie fehlt voll-ständig. Der Übergang vom Ductus in die Lungenarterie ist deutlich am Farb- und Konsistenzwechsel des Gefäßes erkennbar. Nach Spalten des Perikards in dem dem Ductus am nächsten gelegenen Bereich wird der Pulmonalisstamm ringsherum von allen fibrösen Strängen gelöst. Es gelingt dadurch auch die periphere Pulmonalstenose der rechten Pulmonalarterie zu beseitigen. Nach diesen Vorbereitungen kommt zuerst die transventriculäre Sprengung der Pulmonalklappenstenose nach BROCK. Nach Ligatur und Durchtrennung des Ductus Botalli läßt sich der linksseitige Pulmonalarterienstumpf in die Seite des Pulmonalstammes einpassen und durch eine etwa 6 mm weite Anastomose direkt vereinigen. Dem Kinde geht es ausgesprochen gut [255].

Diskussion

(Ungenügende und erschwerte Lungendurchblutung.)

Schwerkranke Säuglinge mit Tetralogie von FALLOT aus der Gruppe 2 (S. 46) und solche mit Ventrikelseptumdefekt (Single Ventricle) und Pulmonal-stenose in anderer anatomischer Kombination, *denen die konservative Behandlung* (Digitalis, Dämpfung, Sauerstoff, Flüssigkeitsbehandlung usw.) *nicht bald Besserung bringt, sind Kandidaten für eine chirurgische Intervention.* Das geringe Alter darf die Operationsindikation insbesondere beim Auftreten von cerebralen Ereignissen nicht beeinflussen, die Säuglinge sind in hohem Maße gefährdet: 22 (55%) von 40 autoptisch festgestellten Fallot sind im Bericht von KEITH [157] weniger als 1 Jahr alt.

Eine Totalkorrektur ist beim Säugling sehr wohl möglich bei *der Pulmonalastatresie und bei der Pulmonalstenose mit oder ohne Vorhofseptumdefekt.* Während bei ersterer die direkte Anastomose mit dem Stamm der Pulmonalis zum Ziel führt (Fall 36, S. 66), ist bei letzterer Hypothermie von großem Nutzen (Fall 44, S. 63) [66, 88].

Alle palliativen Methoden (Blalock-Taussig, Potts, aortopulmonales Fenster, Brock) sind lebensrettend, indem sie den Lungen mehr Blut zuführen. Die Vorbereitung für eine gefahrenarme Totalkorrektur jedoch ist stark vom Palliativeingriff abhängig. Das Wachstum einer Anastomose ist unsicher. Je früher im Leben eine Shuntoperation durchgeführt wird, um so eher ist eine *Shuntreoperation* vor der Totalkorrektur notwendig [271]. Ein vorbestehender Shunt kompliziert die Situation bei Beginn des Bypasses in jedem Fall [133, 151, 160, 170, 174, 259] wesentlich. *Das aortopulmonale Fenster* liegt insofern günstiger, als es bei der 2. Operation intraperikardial auspräpapariert wird, leicht transaortal verschlossen werden kann oder in der Aortenöffnung nach Durchtrennung der Anastomose die arterielle Kanüle des ECC aufnimmt. Nachteilig wirken sich beim Fenster und beim Brock' die intraperikardialen Verklebungen und Verwachsungen aus.

Recht eigentlich *vorbereitend für die Totalkorrektur aber ist nur das Brocksche Vorgehen.* Die Beseitigung der zur Palliation notwendigen Zusatzanomalie fällt weg. Ausflußbahn, Pulmonalarterie und linker Ventrikel können sich in natürlicher Aktivität entwickeln und entfalten. Dies schaltet die Ausflußbahnprothese mit ihren Komplikationen (Rechtsherzinsuffizienz, Abrißblutung, Aneurysma, Infekt, Pulmonalinsuffizienz) aus [30, 93, 160, 174, 270]. Die durch den Shunt zu weitgehender Inaktivität verurteilte rechte Ausflußbahn kann sich weiter verengen. Sabiston et al. [237] beschreiben 11 Fallot-Patienten mit nach Shuntanlage erworbener Pulmonalatresie! Bedeutungsvoll ist die graduelle Umstimmung der Anatomie nach Brockschem Eingriff beim extremen Fallot-Typ mit starker Disproportion zwischen Aorta und Pulmonalis und zwischen rechtem und linkem Ventrikel.

Die an sich im Säuglingsalter wenig in Erscheinung tretenden peripheren Pulmonalstenosen werden bei Brockschem Vorgehen nicht gefährlich, wie sie es bei der Shuntanlage tun können.

Aus all diesen Tatsachen läßt sich *ein Weg in der Operationswahl* beim Säugling und Kleinkind unter 2 Jahren mit verminderter und erschwerter Lungendurchblutung im weitesten Sinn ableiten:

1. Das transventriculäre Vorgehen nach Brock ist primär immer anzustreben. Läßt es sich durchführen, überwiegen die Vorteile den Nachteil der intraperikardialen Verwachsungen deutlich.

2. Beim jungen Säugling kann die zu kleine und zu enge Ausflußbahn das Brocksche Vorgehen verhindern. Im Hinblick auf die spätere Totalkorrektur ist dann das aortopulmonale Fenster angezeigt (Senning oder Waterston).

3. Die Anastomose nach Potts oder Blalock bleibt reserviert für seltene Situationen mit Pulmonalarterienatresie und -hypoplasie. Das Verfahren nach Potts erhält in der jüngsten Altersgruppe die Priorität, da die A. subclavia in extremer Fallot-Situation und bei tiefliegenden hypoplastischen Pulmonalarterienästen allgemein zu kurz ist. Bei den gleichen speziellen Bedingungen nach dem 18. bis 24. Lebensmonat verdrängt die Anastomose nach Blalock jene von Potts praktisch vollständig.

4. Die Pulmonalstenose mit oder ohne Vorhofseptumdefekt und die Pulmonalastatresie werden auch im Säuglingsalter total korrigiert.

III. Transposition der großen Gefäße (TrG)

Die Transposition der großen Gefäße wird nur gelegentlich jenseits vom Kindesalter angetroffen, zählt aber zu den *schwerwiegenden kongenitalen Fehlern beim Säugling*. Sie kommt nicht selten vor. Die Prozentzahlen variieren stark, je nachdem, ob es sich um Autopsien oder um klinisch untersuchte Patienten handelt. Wegen der ausgesprochen schlechten Spontanprognose sind die Zahlen viel größer in einer pädiatrischen Zusammenstellung als in einer Serie von Erwachsenen (Tab. 1, S. 2). In der Serie von Abbott [1] tritt sie in 7,4% aller kongenitaler Herzfehler auf. Keith [157] findet als Summe von 4 klinischen Publikationen 7,8% aller cyanotischen Herzpatienten. Das männliche Geschlecht soll nach Nadas mit 4 : 1 überwiegen [200].

Die beiden großen Gefäße sind so transponiert, daß die Aorta vorn, unmittelbar vor, manchmal leicht links oder rechts von der A. pulmonalis liegt. Die A. pulmonalis befindet sich hinten, steigt gestreckt, vertikal auf, verläuft parallel zur Aorta und kreuzt diese nicht. Die Aorta entspringt aus dem rechten Ventrikel, die A. pulmonalis aus dem linken. *Die physiologische Kreuzung der beiden Kreisläufe kommt nicht zustande*, sie sind gewissermaßen parallel geschaltet. Das Leben kann postnatal nur weitergehen, wenn eine bestimmte Menge reduzierten Hämoglobins aus dem großen Kreislauf zur Lunge gelangt und ein Teil oxygenierten Hämoglobins in den Systemkreislauf zurückkehrt [55]. 60 bis 80% der Transpositionen sind mit einem Ventrikelseptumdefekt verbunden [200], der von einer kleinen Öffnung bis zum Single Ventricle variieren kann. Ein offenes Foramen ovale — seltener ein Vorhofseptumdefekt — werden sehr häufig gefunden. In klinischen Studien ist die Pulmonalstenose in über 20% vorhanden [200]. Zusätzliche Anomalien sind zusammen mit einem Ventrikelseptumdefekt häufig: Tricuspidalatresie, Aortenstenose, Mitralstenose, Canalis atrioventricularis communis, Dextrokardie. Ein erhöhter pulmonaler, vasculärer Widerstand wird in einer Gruppe älterer Kinder häufiger angetroffen als bei den Säuglingen (Tab. 21, S. 140).

Bei der Transposition der großen Gefäße entspringen die Coronararterien immer aus der Aorta [157]. Ganz selten werden nur 1 oder aber 3 Coronarostien bei der kompletten Transposition der großen Gefäße gefunden. 80 bis 90% der Coronararterien gehören zu zwei bestimmten Verlaufsformen [157, 256a]:

1. Linke Coronararterie aus linkem Sinus valsalvae aortae. Rechter Coronarast aus posteriorem Sinus valsalvae aortae.

2. Ramus anterior descendens der linken Coronarie aus linkem Sinus valsalvae aortae. Rechte Coronarie mit Ramus circumflexus der linken Coronarie aus posteriorem Sinus valsalvae aortae.

Diese Gesetzmäßigkeit wird von ELLIOT et al. [95] als diagnostisches Hilfsmittel benutzt. Sie sehen in der angiographischen Darstellung der Coronarien eine sehr effektive Methode für die Unterscheidung der kompletten Transposition von der korrigierten Transposition, dem rechtsventriculären Doubleoutlet und dem Single Ventricle mit Transposition.

Die patho-physiologischen Konsequenzen der Anomalie wirken sich erst postnatal aus. Die cyanotischen Neugeborenen sind daher normalgewichtig, teils sogar übergewichtig [157]. Der Entwicklungsrückstand wird erst im 2. bis 3. Monat als Folge der zu geringen Menge oxygenierten Blutes im Systemkreislauf und der Herzdekompensation deutlich. Dilatation und Dekompensation des bei der Geburt normal großen Herzens treten in wenigen Wochen bis Monaten auf [157]. Der Grund dafür ist wohl in den hohen Minutenvolumina beider Kreisläufe und im schlecht oxygenierten, überlasteten Myokard zu suchen.

Cyanose und Herzdekompensation sind die hervorstechenden Symptome [157, 200, 204, 269]. Cyanose und Dyspnoe beginnen fast regelmäßig mit der Geburt, bei wenigen Ausnahmen in den ersten Monaten [43, 200]. Sie sind am leichtesten, wenn die Transposition mit Ventrikelseptumdefekt und hohem Lungendurchfluß verbunden ist, am schwersten bei Kombination mit Ventrikelseptumdefekt und hohem pulmonalem Widerstand oder bei fehlendem Ventrikelseptumdefekt und kleiner interatrialer Verbindung [200, 278]. Die Herzdekompensation ist ohne Ventrikelseptumdefekt im ersten Monat sehr häufig, bei Ventrikelseptumdefekt und Pulmonalstenose praktisch nie vorhanden. Die Herzgeräusche sind bei der Vielfalt der Kombinationsvariationen uncharakteristisch.

Das Röntgenleerbild kann nach den klassischen Kriterien von ASTLEY und PARSONS [16], die allerdings erst nach der Neugeborenenperiode gelten, diagnostisch helfen: Eiform mit schmalem Gefäßband, langer Buckel am links randbildenden Mittelsegment, konkaves Pulmonalissegment mit überfüllten Lungen. Diese Zeichen gelten am ehesten bei der Transposition ohne Ventrikelseptumdefekt (Abb. 12) [200, 204, 231]. Ein normales oder prominentes Pulmonalissegment mit mehr ovalem Herzschatten wird beim Ventrikelseptumdefekt mit hohem Lungendurchfluß oder hohem pulmonalem Widerstand gefunden (Abb. 13). Weitgehend normale Herzgröße und unauffällige Lungendurchblutung gehört beim Säugling zur Transposition mit Ventrikelseptumdefekt und Pulmonalstenose (Abb. 14).

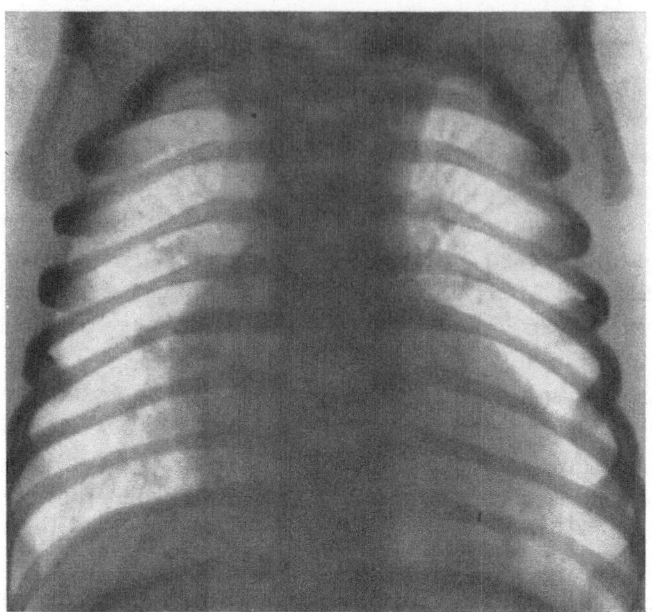

Abb. 12. *Transposition der großen Gefäße mit offenem Foramen ovale* (Fall 60, Tab. 8). Enges Gefäßband, Eiform des Herzens, Pulmonalissegment konkav, mäßige Lungenüberflutung

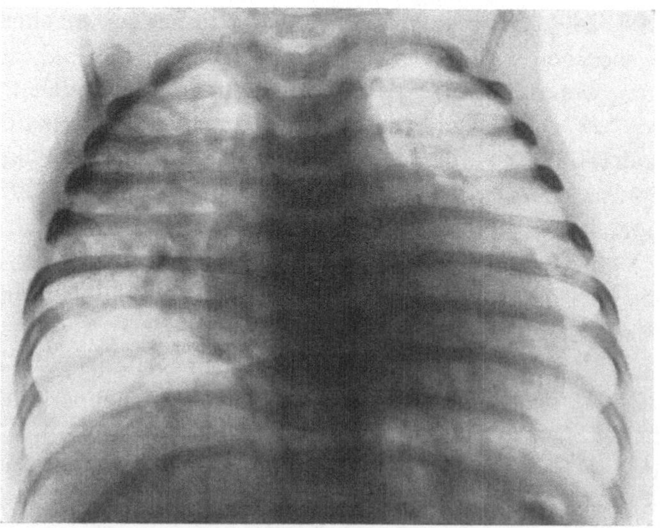

Abb. 13. *Transposition der großen Gefäße mit Ventrikelseptumdefekt* (Fall 82, Tab. 9). Weites Gefäßband, oväläres, stark vergrößertes Herz mit nach unten gerichteter Herzspitze, Pulmonalissegment prominent, starke Lungenüberflutung

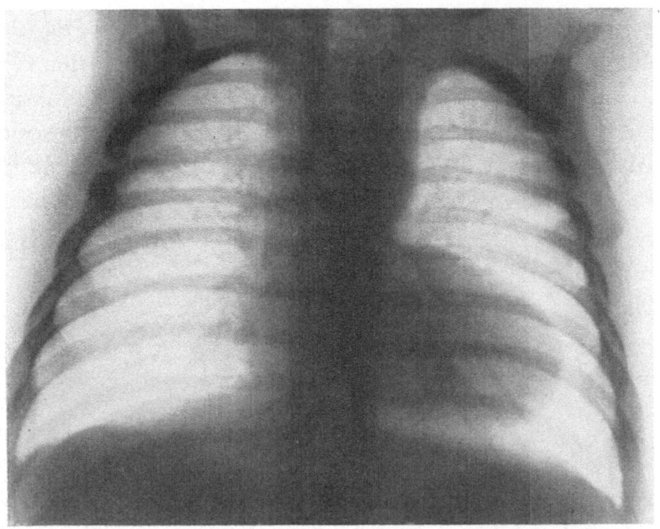

Abb. 14. *Transposition der großen Gefäße mit Ventrikelseptumdefekt und Pulmonalstenose* (Fall 88, Tab. 10). Enges Gefäßband, ovaläres kleines Herz mit gehobener Herzspitze, Pulmonalissegment konkav, verminderte Lungendurchblutung

Tabelle 7. *Das Röntgenleerbild bei der Transposition der großen Gefäße*
Abbildungen (12, 13, 14)

	I mit F.O. (od. ASD)	II mit VSD + pulm. Hochdruck	III mit VSD + PS
Herzgröße	Normal. Nach einigen Wochen deutliche Größenzunahme	groß	normal
Eiform des Herzens	häufig (oft kugelig)	mehr ovalär mit nach unten gerichteter Herzspitze	ovalär mit gehobener Herzspitze
Pulmonalissegment	konkav oder oft unklar	normal, mit zunehmendem Alter immer mehr prominent	konkav
Gefäßband[a] ab 5.—7. Woche ab 16. Monat	eng zunehmend bis normal	eng normal bis weit	eng zunehmend
Lungendurchblutung	normal bis mäßige Überflutung	Überflutung	vermindert bis normal
Bemerkung	am meisten klassische Zeichen nach ASTLEY u. PARSONS [16]	variables Bild, am wenigsten typisch	Gesamtbild ähnlich dem FALLOT

[a] Breit bei allen Transpositionen mit Arcus aortae dexter, bilateraler VCS, großem Thymus, teils bei Herzinsuffizienz.

Die aufschlußreichste Untersuchung ist die Cinéangiographie, die sowohl die Beziehungen zwischen den großen Arterien, als auch den Ort des Shunts zeigt (Abb. 15, 16, 17). Die Verwechslung mit anderen Krankheitsbildern ist klinisch in der Neugeborenenperiode gut möglich, insbesondere mit den Atresien (Aorta-, Pulmonalis-, Tricuspidalisatresie), mit der Ebsteinschen Krankheit, den hyalinen Membranen und kongenitalen Atelektasen.

Das EKG ist uncharakteristisch, aber rechtsventriculäre Hypertrophie ist bei allen Gruppen im Vordergrund.

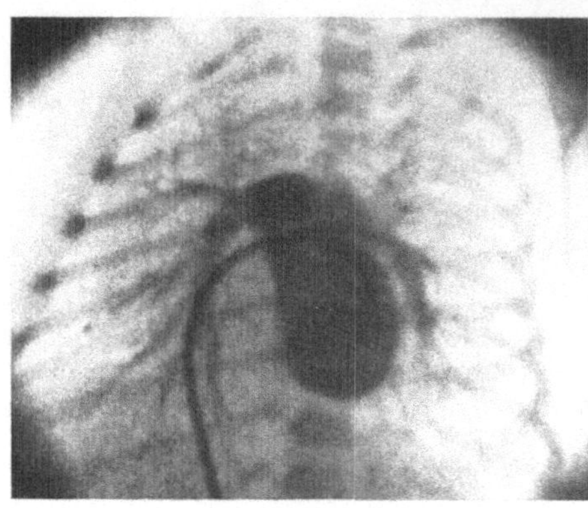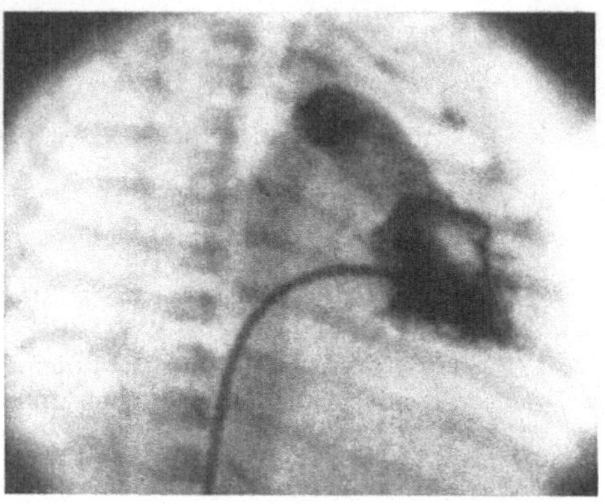

Abb. 15a u. b*. *Transposition der großen Gefäße mit offenem Foramen ovale* (Fall 61, Tab. 8). a) Kontrastmittelinjektion in den linken Ventrikel in schräglinker Position (Boxer), kein Ventrikelseptumdefekt. b) Injektion in den rechten Ventrikel in schrägrechter Projektion (Fechter), Aorta liegt vorn, rechtsventriculäre Hypertrophie

Die Prognose ist abhängig von der Blutmenge, die die parallel geschalteten Kreisläufe in beiden Richtungen kreuzt.

Die Transposition der großen Gefäße ist die häufigste Todesursache der kongenitalen Herzfehler im 1. Lebensjahr [157]. Das durchschnittliche Alter aus 70 Patienten ist mit 8,4 Wochen [157] berechnet worden. 85—90% der Kinder mit Transposition sterben vor Erreichen des 6. Lebensmonates, die Hälfte davon schon in den ersten vier Wochen [13, 42, 157, 204]. Die schlechteste Prognose hat die Kombination der Transposition mit dem offenen Foramen ovale (kleiner ASD) und mit dem kleinen Ventrikelseptumdefekt bei hohem Lungenflow. Die meisten länger überlebenden Kinder leiden an der Verbindung der Transposition mit Ventrikelseptumdefekt und Pulmonalstenose oder mit Ventrikelseptumdefekt und vasculärer Obstruktion [204, 276]. Das frühe Auftreten einer Herzdekompensation ist ein sehr schlechtes Zeichen und führt im 1. Lebensmonat praktisch immer zum baldigen Tod. Die intern-medizinische Behandlung soll die Herzdekompensation und die Infektionen kontrollieren, die eigentliche Therapie aber ist chirurgisch.

* Mit freundlicher Genehmigung des Röntgendiagnostischen Zentralinstituts der Universität Zürich.

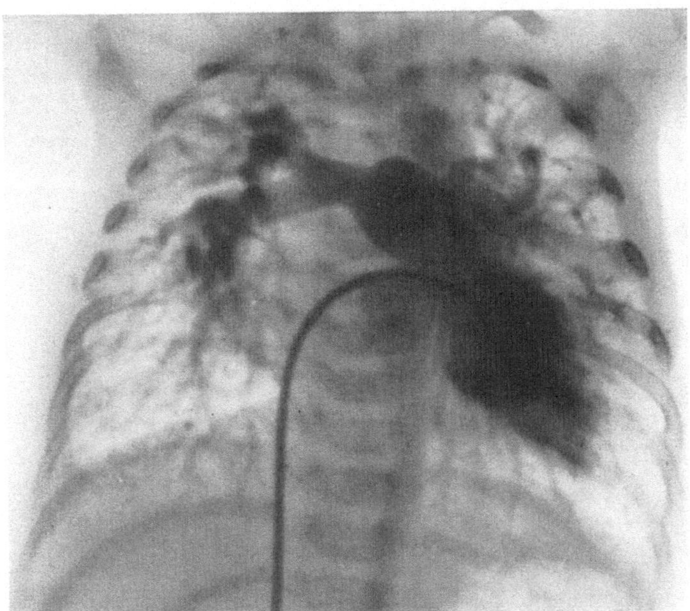

Abb. 16a

Abb. 16a u. b. *Transposition der großen Gefäße mit Ventrikelseptumdefekt* (Fall 82, Tab. 9). Paralleler Verlauf der großen Gefäße, Aorta vorn, A. pulmonalis hinten. Druckausgleich in beiden Ventrikeln. a) Kontrastmittelinjektion in den linken Ventrikel, mächtige Lungenüberflutung

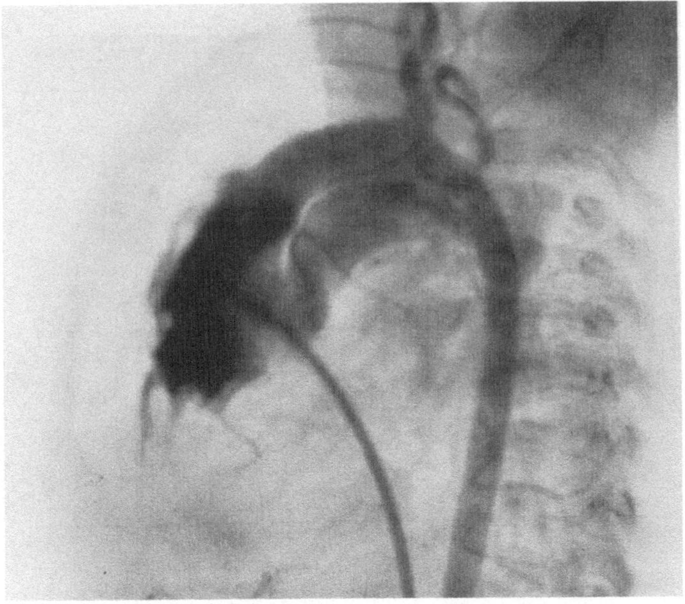

Abb. 16b. Kontrastmittelinjektion in den rechten Ventrikel, großer VSD

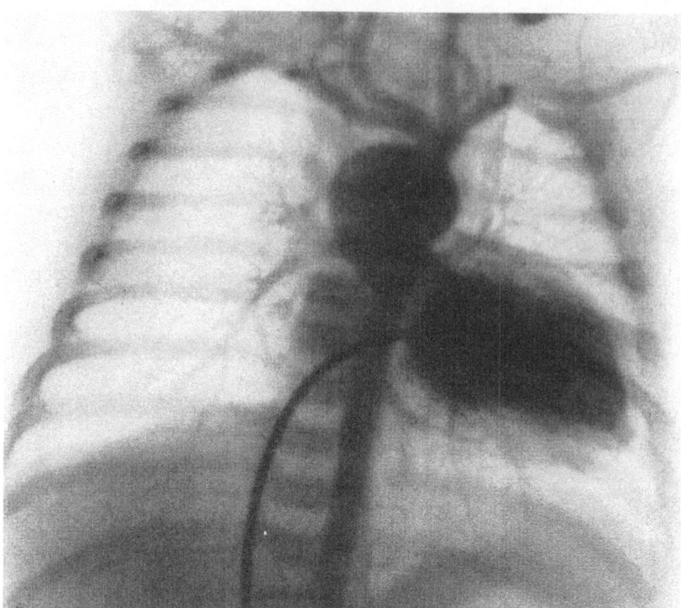

Abb. 17a

Abb. 17a u. b. *Transposition der großen Gefäße mit Ventrikelseptumdefekt und Pulmonalstenose* (Fall 88, Tab. 10). Die hypoplastische A. pulmonalis verläuft parallel zur weiten, vorn liegenden Aorta. Druck in der A. pulmonalis 20 mm Hg systolisch. a, b) Kontrastmittel-injektion in den rechten Ventrikel. Gleichzeitige Darstellung von Aorta und A. pulmo-nalis. a) dorsoventrale Aufnahme

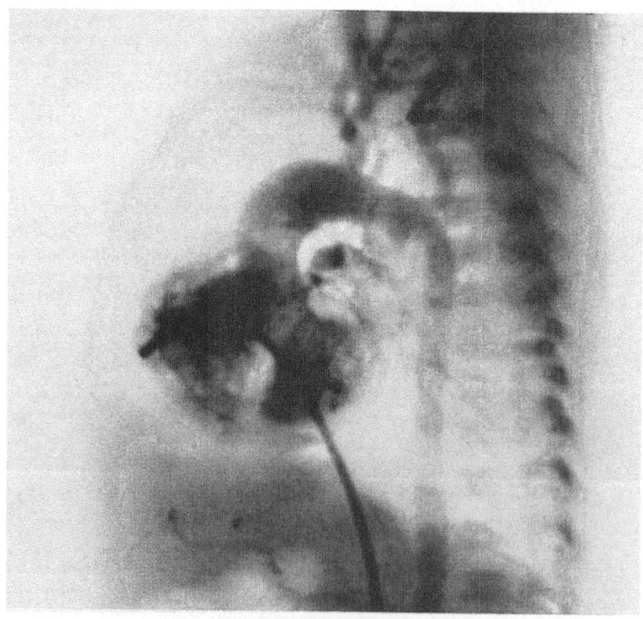

Abb. 17b. Seitliche Aufnahme

Chirurgische Behandlung der Transposition der großen Gefäße

a) Allgemeines

Die Transposition der großen Gefäße gilt heute als korrigierbares, kongenitales Vitium [2, 8, 145, 197, 251, 253]. Die totale Korrektur in Hypothermie oder im extracorporalen Kreislauf wird im Säuglingsalter durch ein sehr hohes Operationsrisiko getrübt [119, 145, 159, 223, 234]. Jener lebenserhaltende palliative Eingriff ist daher für den Säugling der beste, der die günstigste Voraussetzung für die spätere Totalkorrektur im 3. bis 5. Lebensjahr bildet [52, 144, 222]. Die Anforderungen an diese Voroperation sind:

1. Bessere Durchmischung der beiden parallelen Kreisläufe.
2. Druck- und flowmäßig möglichst adäquate Lungendurchblutung.

BLALOCK und HANLON haben sehr schlechte Erfahrungen mit venösen und arteriellen extrakardialen Shunts gemacht [34]. Sie sahen den Grund des Versagens in der Störung des Gleichgewichts der beiden Kreisläufe. Nach der Beobachtung, daß Kinder mit großem ASD überleben können, suchten sie sich jene mit kleiner intraatrialer Öffnung [offenes Foramen ovale (F.O.), kleiner Vorhofseptumdefekt] zur Anlage eines künstlichen Vorhofseptumdefektes aus. Mit dem Gedanken der Ausbalancierung der beiden Kreisläufe haben BLALOCK und HANLON schon zwei Jahre früher experimentiert. Sie haben die Anlage eines Vorhofseptumdefektes ohne Kreislaufunterbruch und ohne wesentlichen Blutverlust im Hundeversuch mit Erfolg geübt [33]. Nach dem genau gleichen Verfahren sind sie bei den ersten 24 Patienten — 14 weniger als 10 Monate alt, 12mal zusammen mit extrakardialem Shunt — mit 50% Mortalität vorgegangen. Die letzten 5 Patienten und 4 nach der Publikation operierte Kinder haben dann alle überlebt. 60% der 90 operierten Patienten aus der Serie von CORNELL [76] sterben. CORNELL glaubt, daß die hohe Mortalität mit dem Abklemmen der rechtsseitigen Lungenvenen zusammenhängt. Dem Bericht von ABERDEEN und GRAHAM [3] ist zu entnehmen, daß bei ihren 165 Blalock-Hanlon-Operationen das Risiko steigt mit abnehmendem Alter: unter 6 Wochen 66% Mortalität, 6 Wochen bis 3 Monate 25%, über 3 Monate 5%. MORGAN et al. [183] berichten, daß bei Säuglingen mit ungenügender Mischung der Kreisläufe ohne vorgängige Kathetrisierung und Angiokardiographie eine geringere Operationsmortalität erzielt worden ist. Wir selbst beklagen in allen Altersgruppen (Zahl der operierten Patienten unter 1 Monat: 23 Patienten; 1—3 Monate: 13 Patienten; über 3 Monate: 9 Patienten) 22—23% Operationsmortalität.

Das Operationsrisiko variiert stark, es ist aber bei allen Operateuren kleiner als die Spontanmortalität mit medikamentöser Behandlung.

Im Hinblick auf die spätere Totalkorrektur besteht die palliative Operation aus 3 Teilen, BLALOCK-HANLON *modifiziert nach* SENNING [253, 254]:

1. Schaffung eines randständigen ASD (BLALOCK-HANLON, Bl.-H.).

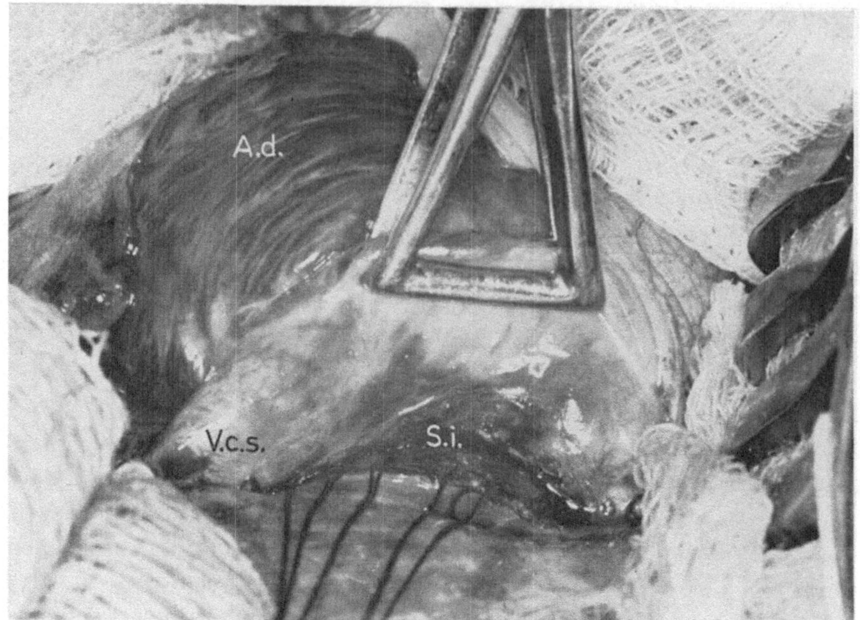

Abb. 18a—f. *Transposition der großen Gefäße* (Fall 78, Tab. 9). *Anlage eines Vorhofseptumdefektes nach* BLALOCK-HANLON. a) Aufspalten des Sulcus interatrialis (*S.i.*), Anlegen der ersten Fadenreihe. *A.d.* = Atrium dexter, *V.c.s.* = Vena cava superior

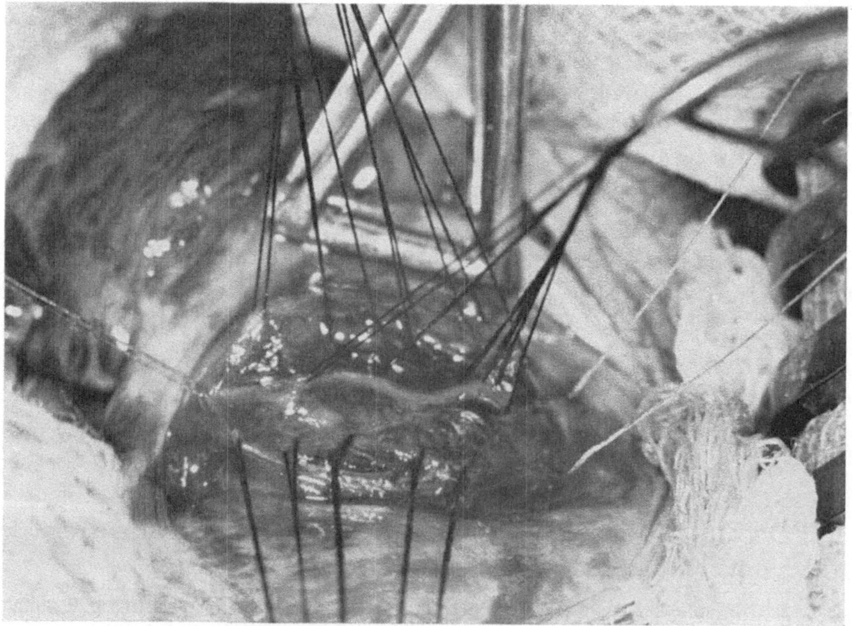

Abb. 18b. Fertigstellung der 3 Haltefadenreihen (am rechten Vorhof, im Sulcus interatrialis am Septum, am linken Vorhof)

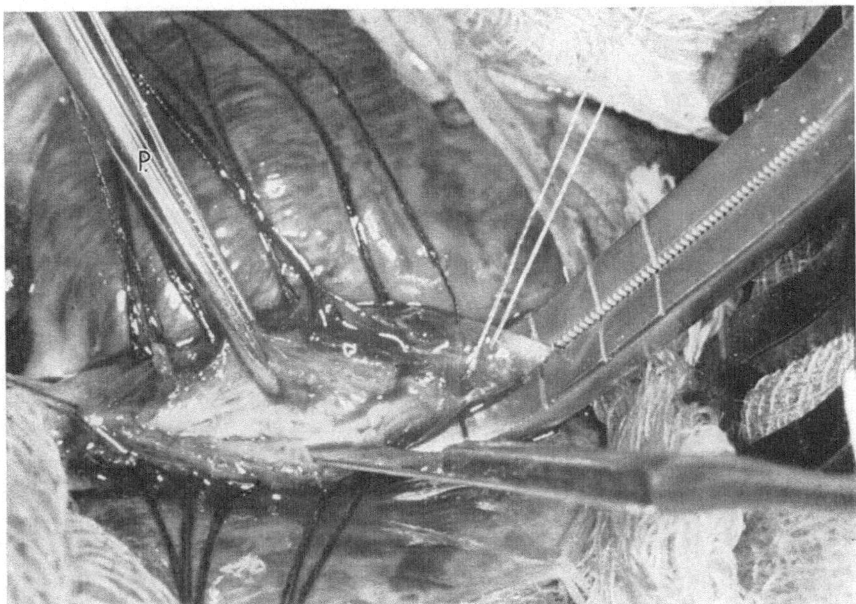

Abb. 18c. Incision der beiden Vorhöfe nahe dem Septum, je zwischen 2 Haltefadenreihen über liegender Klemme. Pinzette (*P*.) faßt das Vorhofseptum

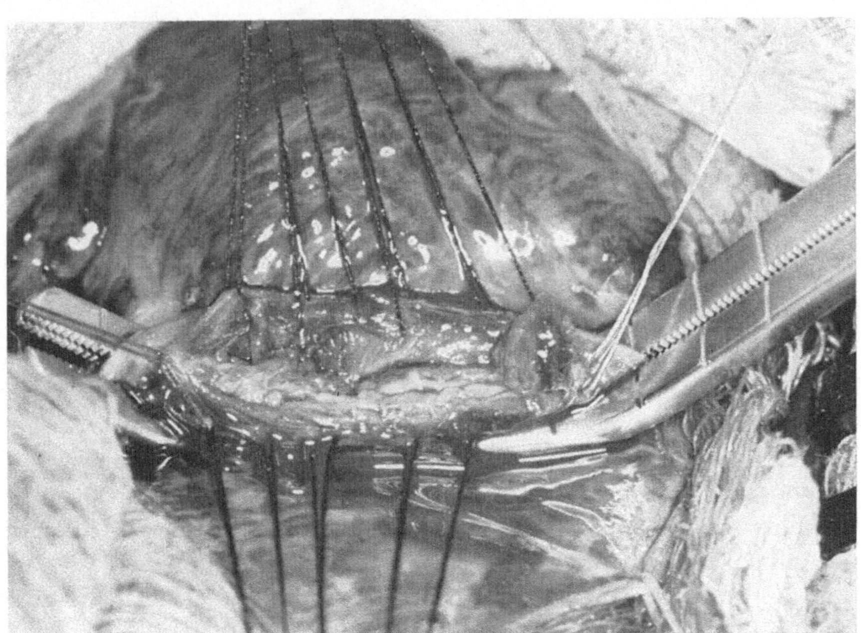

Abb. 18d. Randständiges Septumstück ist reseziert, das Septum liegt noch zwischen den Klemmenbranchen und wird nach kurzem Lockern der Klemme ins Herz zurückrutschen

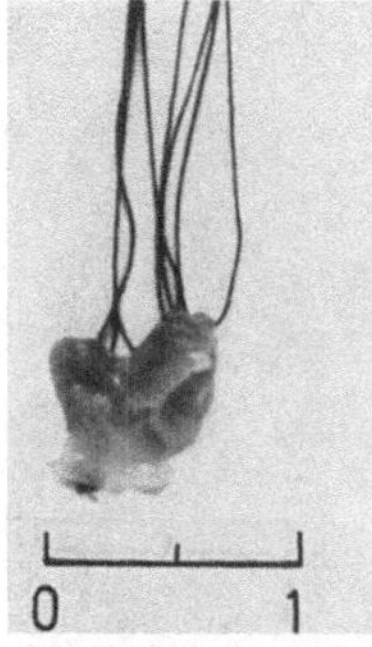

2. Umleitung der V. cava inferior in den linken Vorhof (CIU).

3. Drosselung der V. cava superior (CSD).

Wenn die Lungendurchblutung für die vorliegende Situation als richtig erachtet wird, ist die Palliation damit beendigt. Eine Bändelung oder ein aortopulmonales Fenster werden zugefügt, wenn der Lungenkreislauf einer entsprechenden Änderung bedarf.

Abb. 18e. Reseziertes Septumstück mit den Haltefäden

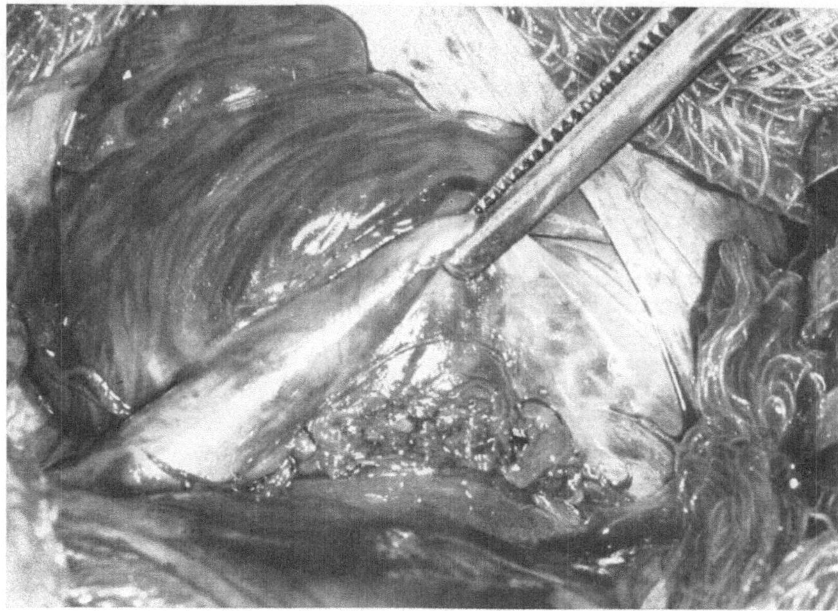

Abb. 18f. Direkte Naht der Schnittränder beider Vorhöfe über dem randständigen Septumdefekt

b) Chirurgische Technik

Totale Seitenlage links, totale Thoracotomie rechts, subcostal der 5. Rippe (Normothermie). Technik der Thoraxeröffnung S. 16.

Die Lunge wird nach hinten abgeschoben. Im Unterschied zum originalen Operationsplan von BLALOCK-HANLON muß die rechte A. pulmonalis nicht abgeklemmt werden. Die Längsincision des Perikards liegt daher vor dem rechten N. phrenicus. Sie reicht vom Diaphragma bis zur Umschlagsfalte an der V. cava superior. Durch Anspannen des Perikards mit Haltefäden kann das Herz etwas mehr ins Operationsfeld hineingezogen werden.

1. Je ein Haltefaden faßt im Sulcus interatrialis beide benachbarten Vorhofswände und das dazwischen liegende Vorhofseptum. Sie markieren die bei-

den Enden des geplanten randständigen Vorhofseptumdefektes und haben die Fortsetzung des Verlaufes der rechten oberen Lungenvene zwischen sich. Zwischen den 2 Haltefäden, auf eine Strecke von 15—18 mm, wird jetzt der Sulcus interatrialis durch meist scharfe Trennung der Vorhöfe aufgeklappt, bis vor die Gegend des Foramen ovale. Diese ist erkenntlich am graugrünen Durchschimmern des foramennahen, von nur wenig Muskelfasern überdeckten Endothels. Eine Reihe von Haltefäden aus 6—0 atraumatischer Seide fassen ganz in der Tiefe des eröffneten Sulcus das Septum interatriale (Abb. 18a). Sie verteilen sich zwischen den 2 Haltefäden, die jetzt zu Eckfäden geworden sind, im Abstand von ca. 2 mm. Eine zweite gleiche Haltefadenreihe kommt ebenfalls im eröffneten Sulcus an den rechten Vorhof. Der Abstand bis zur ersten, das Septum fassenden Reihe, ist so gewählt, daß später der rechte Vorhof bequem zwischen den zwei Reihen eröffnet werden kann. Auf gleiche Art bekommt jetzt der linke Vorhof eine dritte Haltefadenreihe (Abb. 18b). Bei dauerndem Zug an der mittleren unterfaßt eine Klemme alle drei Fadenreihen. Das vordere Blatt der Klemme preßt die rechtsseitige Vorhofswand, das hintere Blatt die linksseitige Vorhofswand gegen das Septum. Die beiden Vorhöfe können jetzt über der liegenden Klemme zwischen je zwei Reihen von Haltefäden zu beiden Seiten des Septums blutungsfrei von Eckfaden zu Eckfaden eröffnet werden (Abb. 18c). Nach Incision des Septums nahe den Eckfäden läßt sich dieses durch Zug an der mittleren Fadenreihe während kurzem Lockern der Klemme soweit vorziehen, als man es zur Bildung des Vorhofseptumdefektes resezieren will. Bisweilen muß dieses „Vorziehmanöver" zweimal durchgeführt werden (Abb. 18d). Bei zu starkem Ziehen stülpen sich von hinten die beiden Vorhofswände mit ein und bei der Septumresektion fällt dann auch je ein Stück Vorhofswand weg! Nach Absetzen des gewünschten Septumstückes — das Ausmaß muß der Größe des Herzens angepaßt sein (Abb. 18e) — läßt nochmaliges kurzes Lockern der Klemme unter Zug an den beiden Vorhofsnahtreihen das Septum ins Herz zurückrutschen. Damit ist der randständige Vorhofseptumdefekt offen. Die Schnittränder der beiden Vorhöfe werden über der Klemme mit 6—0 atraumatischer Seide direkt vernäht (Abb. 18f) Das sofortige Rosigwerden des Herzens nach Entfernen der Klemme zeigt die Wirksamkeit des erstellten Vorhofseptumdefektes an (Abb. 19). Der freie Blutstrom aus den Lungenvenen ist in keinem Schritt der Operation behindert, so daß sich das Abklemmen der rechten A. pulmonalis erübrigt.

2. Eine zusätzliche Eröffnung des Perikards ist hinter dem N. phrenicus zwischen Diaphragma, Cavamündung und rechter unterer Lungenvene notwendig. Eine fast kreisförmig gebogene Klemme faßt gleichzeitig im Bereiche des Sulcus interatrialis den caudalen Teil vom linken und rechten Vorhof mit dem dazwischen liegenden Septum und dem Mündungsgebiet der V. cava inferior. Die Vorhöfe werden über der liegenden Klemme wiederum zu beiden Seiten des Septums eröffnet. Das Vorhofseptum wird caudal ganz am Rand

abgelöst und auf die andere Seite der Cacamündung geschlagen. Der freie Rand des Septums wird so an die laterale und vordere Wand des rechten Vorhofs genäht, daß das Cavablut jetzt größtenteils in den linken Vorhof geleitet wird. Zum Schluß kommt darüber die direkte Vereinigung der beiden Vorhofschnittränder.

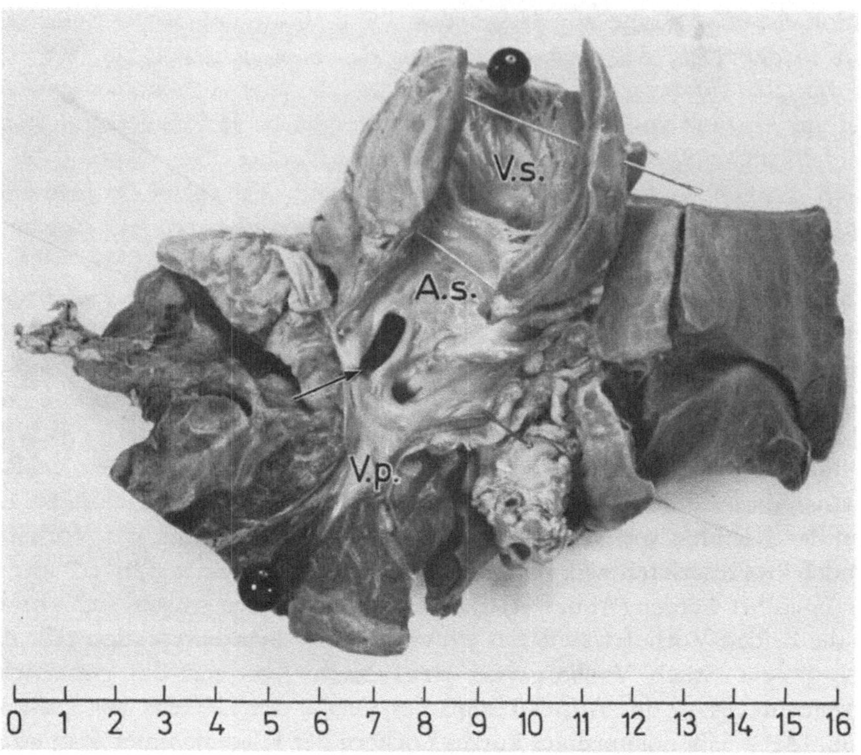

Abb. 19. *Transposition der großen Gefäße* (Fall 61, Tab. 8). 8 Monate nach Anlage eines Vorhofseptumdefektes (Pfeil), BLALOCK-HANLON. *V.s.* = Ventriculus sinister, *A.s.* = Atrium sinister, *V.p.* = Vena pulmonalis

3. Nach allseitiger Befreiung der V. cava superior unmittelbar am rechten Vorhof, kommt der dickste Seidenfaden um dieses Gefäß. Er wird so geknotet, daß er dem Gefäß satt anliegt, dieses aber kaum einengt. Um eine Stauung in der oberen Körperhälfte zu verhindern, soll die Drosselung im Laufe des Wachstums bis zur Totalkorrektur in einigen Jahren langsam schrittweise vor sich gehen.

Der zweite Schritt, die Umleitung der V. cava inferior in den linken Vorhof (CIU) wird nur durchgeführt, wenn der 1. Teil der Operation (BLALOCK-HANLON) gut ertragen wird. Die lockere Schlinge an die V. cava superior hingegen ist immer ohne weitere Belastung des Kindes möglich. Aus der gleichen Thoraxincision können Bändelung der A. pulmonalis oder aortopulmonales

Fenster nach der oben beschriebenen Technik bei entsprechenden Resultaten der Druckmessung zugefügt werden.

c) Klinik-Material (Chirurgische Universitätsklinik A, Zürich)
Tabellen 8, 9, 10, Seiten 82, 84, 86.

Über den Erfolg der palliativen Eingriffe im einzelnen orientieren die Tabellen. Schon allein der Vergleich der überlebenden Kinder nach palliativem Eingriff mit jenen beim Spontanverlauf ist eindrücklich (S. 72 und Tab. 11, S. 88). Dyspnoe und Leistungsverminderung gehen gewaltig zurück. Die Cyanose nimmt ab, der Entwicklungsrückstand allerdings kann nur bis zu einem gewissen Grad nachgeholt werden.

1. Tab. 8. Gruppe 1. *Transposition der großen Gefäße und offenes Foramen ovale* umfaßt die größte Zahl von ganz jungen Säuglingen: 11 von 18 zwischen 1 und 15 Tagen. Keiner ist älter als 3 Monate. 3 der 7 Kinder zwischen dem 1. und 3. Monat sind gestorben. Zur bestehenden Cyanose sind alle 3 schwer dekompensiert gewesen. Sie sind zu spät zur Operation gekommen.

2. Tab. 9. Die Gruppe der *Transpositionen mit Ventrikelseptumdefekt* umfaßt 12 Patienten. Erwartungsgemäß sind diese Säuglinge später erkrankt und daher später operiert worden. Nur 3 sind weniger als 2 Wochen alt. Erstaunlich gut hat sich bei den mit Bändelung behandelten Kindern die Herzinsuffizienz gebessert (S. 32). Fall 77 zeigt nach der Angiographie ein Lungenödem und wird in der Not, da sich keine Besserung einstellt, operiert. Der Erfolg tritt nicht ein.

3. Tab. 10. Aus der 3. Gruppe, *Transposition mit Ventrikelseptumdefekt und Pulmonalstenose*, stammt nur ein ganz junger Säugling. *Alle 12* haben die Operation gut überstanden. Entsprechend dem günstigen Spontanverlauf bei Transposition der großen Gefäße mit Ventrikelseptumdefekt und Pulmonalstenosen ist auch das Operationsergebnis gut. Die Kinder kommen ohne Herzdekompensation zur Operation.

4. Tab. 10. Die *Transposition der großen Gefäße in Kombination mit anderen schweren Herzmißbildungen* ist dreimal vorgekommen.

Fall 98: Die an sich günstige Kombination der Transposition der großen Gefäße mit TAVR ist durch die Pulmonalklappenatresie und den Single Ventricle unwirksam geworden. Da die Lungen das Blut nur durch den Ductus Botalli bekommen haben, ist ein aortopulmonales Fenster angelegt worden. Das etwas zu große Fenster hat postoperativ zu Episoden von Lungenödem geführt. Das Kind hat die Reoperation zur Verkleinerung des Shunts nicht überstanden.

Fall 99: Alle drei Teile der modifizierten Hanlon-Blalock-Operation haben sich ohne Schwierigkeit durchführen lassen. Die retrograde, transpulmonale, geschlossene Valvulotomie ist nur teilweise gelungen. Das Kind mit thrombot. Verschluß der rechten A. carotis interna und Hemiparese links (seit 3 Wochen ante op.) ist mit cerebral gestörter Atmung und low output bald postoperativ gestorben.

Fall 100: Der 8 Monate alte Knabe hat die Operation trotz Stenosierung beider Ausflußbahnen gut überstanden und gedeiht erfreulich.

Tabelle 8. *Operationen bei Transposition der großen Gefäße mit offenem Foramen ovale oder Vorhofseptumdefekt*

Fall	Name Geschl.	Alter Gewicht bei Op.	Symptome Tachy-Dyspnoe	Cyanose s. Geburt	Herz-insuff.	Diagnose		Operation	Beobach-tungszeit in Mon.	Verlauf Bemerkungen
55	C. R. ♂	8 Std	stark	tief	begin-nend	TrG	F.O.	Bl.-H.	—	Als Notfall von der Angiographie im Lungenödem zur Op. Postop. gut, am 1. postop. Tag cerebrale Zeichen. Exitus. Sektion: Subdurale u. Nierenmarkblutungen
56	L. M. ♂	2 Tg. 3,9 kg	stark	leicht	deutlich	TrG	F.O.	Bl.-H. + CIU + CSD	13	gut, anfänglich, nach 6 Mon. Hirnvenenthromb. mit schweren cerebralen Residuen
57	H. M. ♂	3 Tg. 3 kg	stark	tief	leicht	TrG	F.O. (VSD fragl.)	Bl.-H. + CSD + (NB)	4	gut, 4 Mon. postop. n. Infekt plötzlich tot, keine Sektion
58	Z. D. ♂	3 Tg. 4,2 kg	sehr stark bis Atem-störungen	tief	rasche Zunahme	TrG	F.O.	Rashkind	2	gut
59	N. B. ♀	4 Tg. 3,2 kg	stark stoßend	tief	deutlich	TrG	F.O.	Bl.-H.	20	gut
60	S. H. ♂	5 Tg. 3,6 kg	stark	rasch zu-nehmend	schwer	TrG	F.O.	Bl.-H. + CIU + CSD	5	gut
61	Z. M. ♂	5 Tg. 2,8 kg	stark	tief	leicht	TrG	F.O.	Bl.-H. + CIU + CSD	8	gut, anfänglich. 8 Mon. postop. cerebrale Thrombose, Exitus
62	V. C. ♂	6 Tg. 2,6 kg	mäßig	rasch zu-nehmend	leicht	TrG	F.O.	Bl.-H. + CSD	14	gut
63	P. H. ♂	12 Tg. 3,8 kg	Schnapp-atmung	sehr tief	schwer	TrG	F.O. (VSD fragl.)	Sprengung d. F.O. + NB (Toole)	—	Notfalloperation bei Pupillenstarre und Schnappatmung. 3 Std postop. Exitus nach Bradykardie

64	E. K. ♀	15 Tg. 2,4 kg	sehr stark	tief	schwer	TrG	F.O.	Bl.-H. + CIU	12	gut
65	K. U. ♂	15 Tg. 4,3 kg	stark (A-spiration)	leicht	schwer	TrG	F.O.	Bl.-H.	39	gut
66	M. J. ♂	15 Tg. 2,9 kg	stark	sehr tief	leicht	TrG	F.O. D.B. (klein)	Totalkorrektur 41 min 18° C	—	postop. rosig, bald zunehmend cyanotisch, anurisch, anoxisch. Hirnschaden, Exitus 2. postop. Tag
67	B. P. ♂	1 Mon. 3,8 kg	stark	tief	fehlt	TrG	F.O. ev. ASD	Bl.-H.	—	präop. Bradykardie, postop. rasch zunehmende Herzinsuffizienz. Exitus am 1. postop. Tag
68	B. B. ♀	1 Mon. 3,8 kg	stark	tief	schwer	TrG	ASD D.B.	Bl.-H.	19	gut
69	M. S. ♀	1½ Mon. 4,1 kg	leicht	tief	leicht	TrG	ASD, D.B. (klein) (VSD fragl.)	Bl.-H.	19	befriedigend, leichte Hepatomegalie, postop. Melaena, Hirnblutung? Heute spastische Lähmung der linken Hand
70	G. G. ♂	1½ Mon. 4,6 kg	stark stoßend	tief	rasch zunehmend	TrG	ASD	Bl.-H. + CSD	2	befriedigend. Prä- u. postop. ton.-klon. Krämpfe
71	W. U. ♂	2 Mon. 4,5 kg	sehr stark	tief	leicht	TrG	ASD (ev. F.O.)	Bl.-H. + CIU + CSD	12	gut
72	M. W. ♂	2 Mon. 3,6 kg	stark	tief	leicht	TrG	F.O. Arcus aortae dexter	Bl.-H.	—	anfänglich gut, dann zunehmend Herzdekompensation. Exitus 5. postop. Tag. Sektion: Sinusthrombose
73	Z. D. ♀	3 Mon. 3,8 kg	wechselnd stark	leicht	fehlt	TrG	F.O. D.B.	Bl.-H.	—	9. postop. Tag Exitus. Sektion: Schwere Pneumonie und Pyelonephritis

Tabelle 9. *Operationen bei Transposition der großen Gefäße mit Ventrikelseptumdefekt*

Fall	Name Geschl.	Alter Gewicht bei Op.	Tachy-Dyspnoe	Symptome Cyanose ab Geburt	Herz-insuff.	Diagnose	Operation syst. Druck A.pulm.		Beobach-tungszeit in Mon.	Verlauf Bemerkungen
74	S. D. ♂	2 Tg. 2,6 kg	leicht	tief	rasch zu-nehmend	TrG + VSD	Bl.-H. + (NB)	55—55	—	Wenige Stunden postop. Av-Block — Asystolie Exitus
75	R. V. ♂	5 Tg. 3,7 kg	leicht	leicht	deutlich	TrG + VSD + FO	Bl.-H.	—	30	gut
76	D. R. ♂	12 Tg. 3,2 kg	wech-selnd	tief	leicht	TrG + VSD (klein) + D.B. + F.O.	Bl.-H. + (NB) CIU CSD	—	10	gut
77	R. R. ♂	19 Tg. 3 kg	stark	tief	schwer	TrG + VSD + F.O. Aorten bogen-hypopl.	Bl.-H. + NB	70—20	—	Nach Angio. Lungenödem, sofort anschließend Opera-tion. Exitus
78	Z. W. ♂	3 Wo. 3,7 kg	stark	sehr tief	schwer	TrG + VSD + D.B. + Coarc. (leicht)	Bl.-H. + NB CSD	60—45	3	gut, kardial; Ateminsuffi-zienz, braucht künstliche Beatmung, pulmonale Infekte
79	M. T. ♀	2 Mon. 3,9 kg	leicht	tief	leicht	TrG + VSD + AS (supra-valv.)	Bl.-H. + NB	—	21	gut, anfänglich; nach 21 Monaten plötzlich Exitus. Ursache unbekannt
80	M. A. ♂	2 Mon. 4,3 kg	stark	leicht	leicht	TrG + VSD + F.O.	Bl.-H. CIU CSD	—	6	gut

81	L. J. ♀	2¹/₂ Mon. 4,3 kg	stark	tief	leicht	TrG + VSD (2 ×) + D.B. + F.O.	Bl.-H. —	—	Am 2. postop. Tag Exitus an Pneumonie
82	E. P. ♂	3 Mon. 3,4 kg	stark	leicht	rasch zu- nehmend	TrG + VSD + F.O.	Bl.-H. + NB 55—35 CIU CSD	4	gut, unmittelbar postop. Ateminsuffizienz
83	C. J. ♂	4¹/₂ Mon. 6,6 kg	wech- selnd	tief	schwer	TrG + Single Ventr. + hypopl. Aorta	— NB CSD 90—40	6	gut
84	K. D. ♂	6 Mon. 6,3 kg	leicht	leicht	schwer	TrG + VSD	Bl.-H. + NB 75—50	31	gut, präop. immer Infekte, seither nie mehr
85	R. P. ♂	6 Mon. 5,9 kg	stark	tief	schwer	TrG + VSD	Bl.-H. + NB 60—40 CIU CSD	9	gut, präop. immer Infekte, seither nicht mehr

Tabelle 10. *Operationen bei Transposition der großen Gefäße mit Ventrikelseptumdefekt und Pulmonalstenose und mit anderen Herzmißbildungen*

Fall	Name Geschl.	Alter Gewicht bei Op.	Tachy-Dyspnoe	Symptome Cyanose ab Geburt	Herz-insuff.	Diagnose	Operation	syst. Druck A.pulm.	Beobach-tungszeit in Mon.	Verlauf Bemerkungen
86	L. J. ♂	5 Tg. 3,1 kg	leicht	sehr tief	fehlt	TrG + VSD + PS, hypopl. Pulmonalis + F.O.	Bl.-H.	30	20	gut
87	R. S. ♂	3 Wo. 3,1 kg	stark	tief	fehlt	TrG + VSD + PS	Bl.-H.	20	13	gut
88	C. D. ♀	3 Wo. 2,8 kg	stark	tief	leicht	TrG + VSD + PS, hypopl. Pulmonalis + D.B.	Bl.-H. CSD	20	14	gut, anfänglich; nach 8 Monaten plötzlich Exitus. Autopsie: Cerebral-thrombose
89	K. M. ♂	1 Mon. 4,2 kg	stark	tief	fehlt	TrG + VSD + PS	Bl.-H.	30	15	gut
90	H. H. ♀	1 Mon. 2,5 kg	leicht	tief	fehlt	TrG + VSD + PS (inf.+valv.) F.O.	Bl.-H. CSD	—	15	gut
91	H. A. ♂	1¹/₂ Mon. 4,4 kg	stark	sehr tief	fehlt	TrG + VSD + PS (inf.+valv.)	Bl.-H. aortopulm. Fenster re. CSD		4	gut
92	F. M. ♂	1¹/₂ Mon. 3,7 kg	leicht	tief	fehlt	TrG + VSD + PS + ASD	Bl.-H.	25	26	gut, anfänglich; nach 26 Mon. plötzlich Exitus. Cerebrale Embolie?
93	F. B. ♂	2 Mon. 3,9 kg	fehlt	leicht seit 2 Tg. tief	fehlt	TrG + VSD + PS + ASD	Bl.-H.	—	19	gut
94	K. N. ♀	2¹/₂ Mon. 3,7 kg	stark	sehr tief	fehlt	TrG + VSD + PS (infund.) + ASD + DB	Blalock' Anastomose links		23	gut

95	G. E. ♀	3½ Mon. 4,5 kg	wech-selnd	tief	fehlt	TrG + VSD + PS, Arcus aortae dexter	Bl.-H. CIU	15	12	gut
96	S. R. ♀	7 Mon. 6,7 kg	leicht	tief	leicht	TrG + VSD + PS + FO + DB, Arcus aortae dexter	Bl.-H.	25	21	gut; ante op. Hemiparese links, postop. keine cerebralen Symptome
97	M. C. ♀	15 Mon. 7,6 kg	stark	tief	fehlt	TrG + VSD + PS + FO + DB (klein)	Bl.-H. CSD	22	17	gut
98	T. M. ♂	4 Mon 5,1 kg	wech-selnd viel Husten	leicht	leicht	TrG + Single Ventr. + Pulmonal-atresie + TAVR + DB + Systemvenen-anomalien	Aortopulm. Anastomose rechts	—		10 Std postop. Reoperation zur Verkleinerung des Shunts wegen Lungenödem. Exitus
99	T. M. ♀	5 Mon. 5,7 kg	stark	tief	fehlt	TrG + VSD + PS (valv. und inf.) + hypoplast. Pulmonalis + DB + FO + Carotisverschluß links	Bl.-H. CIU CSD	retrogr. Klappensprengung	—	präop. Carotisthrombose rechts, Hemiparese links, immer pulmonale Infekte. 15 Std postop. Ateminsuffizienz. Exitus
100	G. T. ♂	7½ Mon. 5,5 kg	leicht	tief	fehlt	TrG + VSD + PS (valv. und inf.) + AS + FO	Bl.-H.	25	18	gut

Tabelle 11. *Palliativ operierte Transpositionen der großen Gefäße* (In Klammern Operationstodesfälle)

Diagnose	0—15 Tage	$^1/_2$—3 Monate	> 3 Monate	Total
1. TrG ohne VSD	11 (2)	7 (3)	—	18 (5)
II. TrG mit VSD	3 (1)	6 (2)	3 (—)	12 (3)
III. TrG mit VSD mit PS	1 (—)	8 (—)	3 (—)	12 (—)
VI. TrG mit anderen Kombinationen	—	—	3 (2)	3 (2)

Diskussion

Da die Transposition der großen Gefäße ein operables Leiden geworden ist, muß der palliative Eingriff beim Säugling nicht nur lebenserhaltend, sondern auch vorbereitend für die spätere Totalkorrektur geplant werden [253]. *Herzkathetrismus und Angiokardiographie (Cinéangio) sind daher für alle symptomatischen Säuglinge mit dem klinischen Verdacht auf Transposition zu empfehlen.* Aus der pathophysiologischen Klassifizierung ergibt sich dann das chirurgische Behandlungsschema:

Tabelle 12. *Schema zur chirurgischen Behandlung der Transposition der großen Gefäße*

Diagnose	Bessere Durchmischung	Änderung des Lungenflows	Totalkorrektur später als 2. Eingriff
I. ohne VSD	Bl.-H. CSD (CIU)	Ductusverschluß	Vorhofsumkehr
II. mit VSD mit pulm. Hochdruck (inkl. erhöhter Widerstand)	Bl.-H. CSD CIU	Bändelung Ductusverschluß	Vorhofsumkehr (evtl. Spirale im VSD) mit ausgesprochener, pulmonaler, vasculärer Obstruktion keine Operat.
mit pulm. Hochdruck bei Single Ventricle ($\pm$ Tricuspidalatresie)	—	Bändelung (Ductusverschluß)	fraglich (evtl. Spirale im VSD)
III. mit VSD + PS	Bl.-H. CSD (CIU)	aortopulmonales Fenster (wenn O^2-Sättigung unter 65%)	Vorhofsumkehr (evtl. Spirale im VSD)
Single Ventricle + PS ($\pm$ Tricuspidalatresie)	—	Glenn	fraglich (evtl. Spirale im VSD)
IV. mit anderen Kombinationen	Je nach Situation (Abhängig von Zusatzanomalien)		Je nach Situation

ad I. Transposition ohne VSD (Tab. 12)

Die Säuglinge mit Transposition der großen Gefäße und offenem Foramen ovale (kleiner ASD) (Abb. 15). sterben oft in den ersten Lebenswochen Sie haben die schlechteste Spontanprognose [42, 157, 256]! *Die Anlage des Vorhofseptumdefektes muß so rasch und so früh wie möglich nach gestellter Diagnose empfoh-*

*len werden.*Ein weiteres Zuwarten, bis Kardiomegalie und Herzdekompensation auftreten, läßt sich nicht rechtfertigen. Diese Forderung ist um so dringender, als diese Kinder trotz ausgesprochen schlechter Spontanprognose nach der Palliation eine sehr gute Erholung durchmachen [188, 200]. Für die spätere Totalkorrektur werden sie wegen der guten Lungen die besten Kandidaten. Wenn auch obstruktive Lungenveränderungen bei intaktem Ventrikelseptumdefekt beschrieben worden sind, werden sie doch hier am wenigsten oft und in geringstem Ausmaß gefunden [55, 100, 107, 204, 217]. Bei den vor dem 6. Monat gestorbenen Kindern mit Transposition und Foramen ovale ist zusätzlich ein offener Ductus Botalli vorhanden und auf Vorhofsebene wird ein reiner Links- Rechts-Shunt nachgewiesen [104, 157, 204]. Es scheint, daß nur jene aus dieser Gruppe überleben, die eine adäquate Vorhofseptumöffnung mit ausreichendem bidirektionalem Shunt haben [107, 123, 157, 164, 200, 204, 216, 278]. Diese Beobachtung ist das Motiv und der Schlüssel zur guten Wirkung der Blalock-Hanlon-Operation.

Der Druck im linken Ventrikel ist hoch, aber niedriger als im rechten Ventrikel [55, 107]. Der Hochdruck im kleinen Kreislauf kann nicht durch pulmonale Gefäßveränderungen erklärt werden, da obstruierte Arterien in dieser Gruppe nur selten gefunden werden. Die Rechtsdekompensation, der hohe Flow und ein funktioneller Widerstandsanstieg im Lungengefäßbett müssen den erhöhten Druck im linken Ventrikel hervorrufen [200, 204].

ad II. Transposition mit VSD (Single Ventricle) und pulmonaler Hypertension
(Tab. 12)

Bei der Kombination Transposition und Ventrikelseptumdefekt (Abb. 16) führt der riesige Lungenflow über Herzdekompensation und pulmonalen Infekt zum Tod. Die Herzdekompensation im weitesten Sinne gilt hier als Operationsindikation. Ein Rechts-Links-Shunt durch das Foramen ovale ist bei diesem hohen linksseitigen Vorhofsmitteldruck (6—12 mm Hg) [204] nicht vorhanden. Erst die Senkung des Druckes im linken Vorhof und die Herstellung eines adäquaten Vorhofseptumdefektes können den gewünschten bidirektionellen Shunt auf Vorhofsebene wieder ermöglichen. *Verbindung der Blalock-Hanlonschen Operation mit der Bändelung der A. pulmonalis* schafft dafür die hämodynamischen Grundlagen.

Die Bändelung soll zusätzlich die regelrechte, postnatale Pulmonalgefäßentwicklung begünstigen und die Bildung von Intimaproliferationen hemmen. Sie soll also gute Bedingungen für die spätere Totalkorrektur schaffen. Wie weit dies tatsächlich möglich ist, wird erst größere Erfahrung mit der Totalkorrektur nach vorangegangener Bändelung zeigen. Die Lungengefäßveränderungen — hauptsächlich vom fetalen Typ — sind bei Vorliegen eines Ventrikelseptumdefektes wesentlich häufiger als bei intaktem Septum [55, 100, 204]. SIRAK [258] hat anläßlich der Totalkorrektur (Mustardsche Operation) 5 Jahre nach Anlage eines Pulmonalarterienbändchens die jeweils entnommenen Lungenbiopsien verglichen. Trotz 5 Jahre dauernder sicherer Drosselung des Lungenflows haben die kleinen muskulären Arterien der Lungen gar keine strukturelle Veränderung durchgemacht. HASTREITER [139] andererseits hat bei einem 4 Monate alten Kind Transposition der großen Gefäße, Ventrikelseptumdefekt und pulmonale Gefäßobstruktion gefunden. Mit der Operation nach BAFFES hat sich der Säugling so gut erholt, daß 6 Jahre später nur noch eine minimale pulmonale Hypertension geblieben ist. Die Verbesserung der Sauerstoffsättigung allein hat also zur Senkung des Widerstandshochdruckes geführt. Aus diesen und ähnlichen scheinbar widersprüchlichen Berichten ist man versucht anzunehmen, daß es sich bei der Transposition der großen Gefäße mit fehlerhaft entwickelten Lungengefäßen um eine pathologische Einheit handelt.

Respiratorische Schwierigkeiten sind bei Säuglingen mit Lungenüberflutung postoperativ am häufigsten. Sie brauchen oft Respiratorbehandlung über Tage!

Bei der TrG und *Single Ventricle mit oder ohne Tricuspidalatresie* hat die Durchmischung des Blutes beider Kreisläufe ohnehin ein Maximum erreicht. Die Transposition ist physiologisch ohne Bedeutung. Sie behält ihre Wichtigkeit in Sicht auf eine evtl. mögliche spätere Totalkorrektur. Es sollten daher nur zusätzliche Anomalien gesetzt werden, die die Totalkorrektur nicht erschweren. Die Drosselung des Lungenflows ist die wichtigste Forderung.

ad III. Transposition mit VSD (Single Ventricle) und Pulmonalstenose (Tab. 12)

Die Säuglinge mit Transposition der großen Gefäße und Ventrikelseptumdefekt mit Pulmonalstenose (Abb. 17) haben zusammen mit jenen aus der Gruppe II mit pulmonaler, vasculärer Obstruktion die beste Spontanprognose. Eine Herzdekompensation wird im Säuglingsalter meist nur terminal beobachtet. Es ist die Hypoxämie, die sich schließlich fatal auswirkt.

Wenn bei der Gruppe I die Operationsindikation nicht rasch genug gestellt werden kann, wenn bei der Gruppe II mehr oder weniger ohne Verzug zum palliativen Eingriff geschritten werden soll, ist bei dieser Gruppe III keine besondere Eile geboten. Die plötzlich auftretende Herzdekompensation ist nicht zu befürchten [200], das Lungengefäßbett ist geschützt. Es wird daher die zunehmende, schwere Anoxie sein, die den Zeitpunkt der palliativen Operation bestimmt, ähnlich wie bei den Fallot-Kindern darf wohl eine Sauerstoffsättigung von 60—65% in Ruhe und 30—35% beim Schreien sowie ein Hämatokrit von 55—60 als Grenze angesehen werden. SHAHER [256] hat postoperativ in keinem Fall eine Verbesserung der peripheren Sauerstoffsättigung gefunden, wenn diese ante operationem 65% oder mehr betragen hat.

Nach den Untersuchungen von NOONAN [204] haben die Säuglinge mit Transposition, Ventrikelseptumdefekt und Pulmonalstenose erwartungsgemäß auf Vorhofebene keinen Links-Rechts-Shunt. Dieser geht durch den Ventrikelseptumdefekt. Wenn der Mitteldruck im rechten Vorhof höher ist als im linken und der Systemflow größer als der Lungenflow, dann sind die Säuglinge schwer behindert und brauchen die *Blalock-Hanlonsche Operation mit aortopulmonalem Fenster* dringend. Der Lungenflow ist abhängig vom Widerstand, den der linke Ventrikel zu überwinden hat (Pulmonalstenose oder vasculäre Obstruktion) und von der Größe der Kommunikation zwischen den beiden parallelen Kreisläufen. Je höher der Widerstand und je größer die Kommunikation, desto kleiner ist der Lungenflow.

Die *TrG mit Single Ventricle und Pulmonalstenose mit oder ohne Tricuspidalatresie* hat völlige Blutdurchmischung im Kammerbereich. Die Bildung eines Vorhofseptumdefektes (BLALOCK-HANLON) fällt daher weg. Zur Verbesserung der Lungendurchblutung eignet sich die cavo-pulmonale Anastomose (Glennsche Operation). Neben besserer Sauerstoffsättigung des Mischblutes bringt sie eine Volumenentlastung des Herzens mit sich.

Erstaunlicherweise sind trotz tiefer Cyanose *blue spells* bei der Transposition im Säuglingsalter ganz selten, die *thrombo-embolischen Komplikationen* hingegen immer wieder anzutreffen [157, 200].

Die beschriebene Technik (S. 75) der Anlage eines Vorhofseptumdefektes und der Transposition der V. cava inferior [253, 254] bietet *mehrere Vorteile* gegenüber vielen anderen Vorschlägen [34, 171, 208, 209, 218, 242, 246, 276]:

1. Die Lungenvenen müssen während der Operation nicht abgeklemmt werden.

2. Durch die Aufspaltung des Sulcus interatrialis wird Vorhofswand gewonnen, d. h. es wird ein größerer, randständiger Vorhofseptumdefekt erreicht als dem resezierten Septumstück entspricht. Das gewonnene Material wird bei der Totalkorrektur benötigt.

3. Durch Eröffnung des Sulcus interatrialis bekommt die rechte obere Lungenvene eine flachere Verlaufsrichtung und weist dadurch dem Blut den Weg der Vorhofswand entlang direkt durch den neuen Vorhofseptumdefekt in den rechten Vorhof. (Abb. 19)

4. Die Transponierung der V. cava inferior ist palliativ wirksam [18, 276] und zugleich Vorbereitung zur Totalkorrektur [254]. Wir schließen sie unabhängig von der Gruppenzugehörigkeit (I., II., III. Gruppe) an die Operation von BLALOCK-HANLON an, so oft dem Kinde die Verlängerung der Operation zugemutet werden kann.

5. Die Schlinge an der V. cava superior erleichtert die spätere Totalkorrektur. Die Vorhofsumkehr, nach SENNING und MUSTARD, wird einfacher, wenn nur Sinus coronarius und V. cava inferior in den linken Vorhof umgeleitet werden müssen. Die Hoffnung ist berechtigt, daß nach zunehmendem Wachstum anläßlich der Totalkorrektur ein so starker Umgehungskreislauf entstanden ist, daß die obere Hohlvene ligiert werden darf [254].

Die Methoden von TOOLE *und* RASHKIND, die beide ein Aufsprengen des kleinen offenen Foramen ovale zum Ziele haben, sind bei einzelnen, sehr schwer

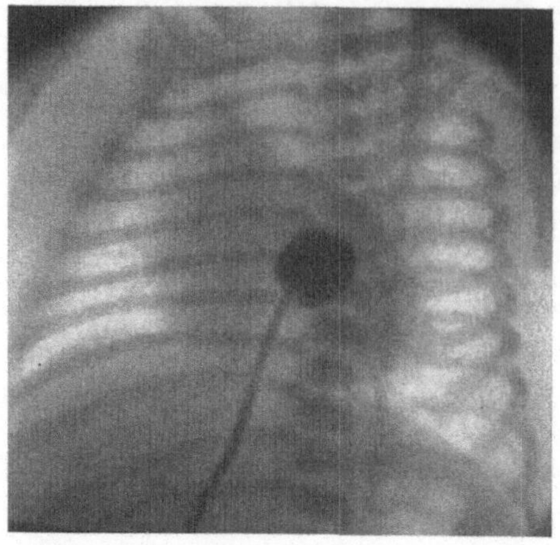

a

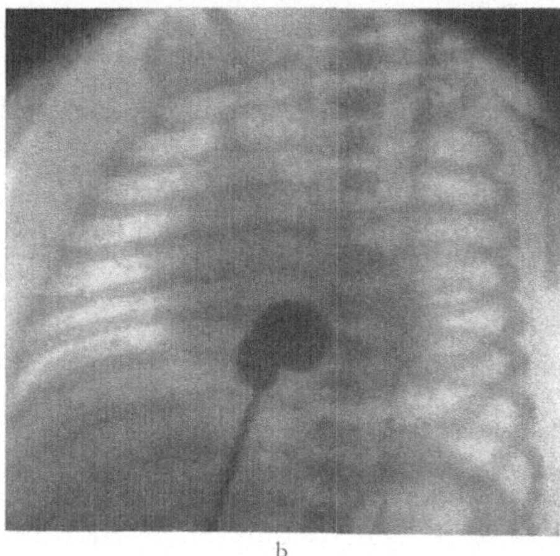

b

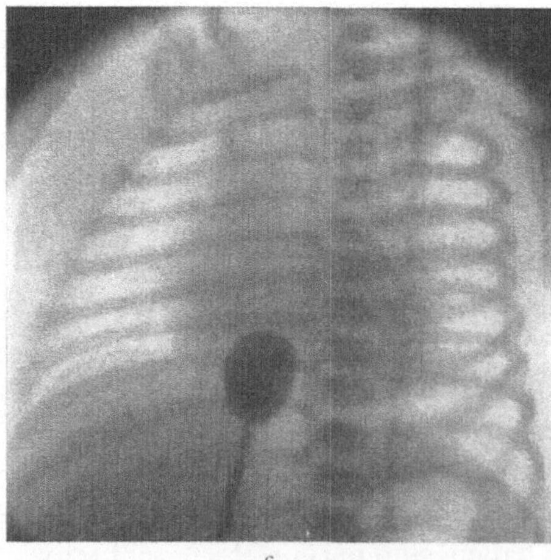

c

kranken Kindern, die keine Operationsbelastung ertragen, zu vertreten. Die instrumentelle, transatriale Sprengung des Foramens, wie es Toole [276] angibt, geht schnell. Wir haben sie bei sehr schlechten Verhältnissen selbst angewendet (Fall 63). Der Effekt ist weit geringer als beim beschriebenen Vorgehen der ASD-Schaffung.

Die Sprengung des Foramen ovale mit einem Ballon-Herzkatheter ohne Thoraxeröffnung ist von Rashkind mit Erfolg ausgeführt worden [218]. Faszinierend ist der Zugang, man umgeht die Thoracotomie (Abb. 20). Eine gleichzeitige Beeinflussung des Lungenflows — durch Bändelung oder aortopulmonales Fenster — ist aber nicht möglich. Wie bei der instrumentellen Foramensprengung (Toole) entsteht ein zentrales Loch mit geringerer bidirektioneller Shuntwirkung als bei der randständigen Öffnung. Es wird nur der Blutstrom aus der V. cava inferior zum linken Vorhof — entsprechend dem fetalen Kreislauf — nicht aber die Kreuzung des gesättigten Blutes aus den Lungen zum rechten Vorhof begünstigt. Für die Totalkorrektur nach Senning ist der große, zentral im Vorhofseptum gelegene Defekt überdies ungünstig.

Diese Methode hat ihren Platz bei ausgewählten Säuglingen (Transposi-

Abb. 20a—c. *Transposition der großen Gefäße* (Fall 58, Tab. 8). *Sprengung des Foramen ovale mit dem Rashkind-Katheter.* a) Rashkind-Katheter nach Passage des offenen Foramen ovale mit Ballon im linken Vorhof (Ballon gefüllt mit 2,5 cm³). b) Rashkindballon auf Höhe des Foramen ovale im Moment des Durchreißens. c) Ballon im rechten Vorhof nach Sprengung des Foramen ovale

tion mit Foramen ovale oder kleinem Vorhofseptumdefekt) in sehr schlechtem Zustande. Das reine Überleben wird dann allen anderen Forderungen vorangestellt. Wenn sich der Säugling erholt hat, kann die Operation von BLALOCK-HANLON bei Notwendigkeit in einem günstigeren Zeitpunkt angeschlossen werden. Wir haben mit gutem Ergebnis den *Rashkind-Katheter* verwendet:

Fall 58 (Tab. 8): Der Knabe fällt wenige Stunden nach der Geburt durch starke Cyanose, Dyspnoe und leichte Ödeme auf. Trotz Cedilanid Zunahme der Herzdekompensation und Vertiefung der Cyanose (Ödeme, Tachypnoe). Bei der Einweisung am dritten Lebenstag tiefe Cyanose, periorale Blässe, Ödeme, periodische Atmung, auffallend starke Bradykardie mit Rückbildungsstörung im EKG. Da in diesem fast terminalen Stadium weder eine diagnostische Katheterisierung noch eine Operation möglich ist, entschließt man sich für den Rashkind-Katheter (Abb. 20). Die Sprengung des Foramen ovale gelingt gut via Nabelvene. Unmittelbar nachher scheint die Cyanose geringer, die Bradykardie verschwindet. Das Kind bleibt einige Tage am Engström beatmet, benötigt mehrmals Adrenalin und Natriumbicarbonat und erholt sich dann. Nach zwei Monaten atmet es frei ohne Sauerstoff, trinkt gierig und nimmt an Gewicht zu. Die Cyanose ist wechselnd, aber deutlich.

IV. Tricuspidalatresie (TrA)

Das Fehlen einer Verbindung zwischen dem rechten Vorhof und dem rechten Ventrikel, einem Rechts-Links-Shunt auf Vorhofsebene, Durchmischung des Shuntblutes mit dem pulmonalen, venösen Blut im linken Vorhof, gehören zum Bild der Tricuspidalatresie.

Der Herzfehler ist selten, er gehört aber zur Differentialdiagnose jedes Patienten mit kongenitalem, cyanotischem Vitium (Tab. 21, S. 140).

Tabelle 13. *Häufigkeit der Tricuspidalatresie in autoptischer und klinischer Sicht*

Sammelstatistik KEITH [157]	Anzahl der Fälle	davon % Tricuspidalatresie
5 Autoren	2127 Autopsien	3,1
3 Autoren	3328 klinische Fälle	2,8

EDWARDS hat auf Grund anatomischer Verschiedenheit eine *Klassierung mit 4 Typen* vorgeschlagen [89]:

1. *Tricuspidalatresie ohne Transposition der großen Gefäße* (70%).

a) ohne VSD, rechter Ventrikel nicht — kaum vorhanden mit Pulmonalatresie, mit offenem Ductus Botalli, der allein die Lungen füllt (ca. 12%).

b) mit VSD, kleinem rechtem Ventrikel mit mehr oder weniger ausgeprägter Pulmonalstenose (Großteil aller Tricuspidalatresien, 1 b enthält auch unsere 3 Vertreter).

2. *Tricuspidalatresie mit Transposition* (30%).

a) mit VSD mit Pulmonalstenose ($^2/_5$ davon).

b) mit VSD ohne Pulmonalstenose ($^3/_5$ davon).

Die Unterscheidung und Klassierung der Typen wird durch die Angiokardiographie möglich (Abb. 21b und c).

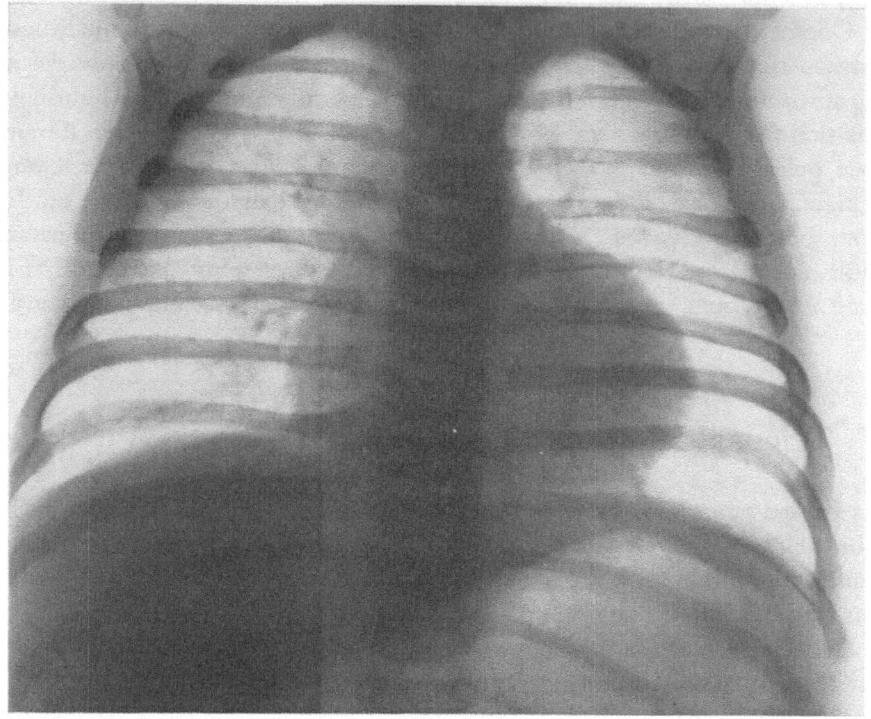

Abb. 21 a—c*. *Tricuspidalatresie mit Ventrikelseptumdefekt und Pulmonalstenose* (Fall 51, Tab. 15). a) Großer rechter Vorhof und große linke Herzhöhlen, verminderte Lungengefäßzeichnung

Im Röntgenleerbild fallen die verminderte Lungengefäßzeichnung, der Herzschatten mit der auffallend geraden rechtsseitigen Begrenzung, die tiefe Herzbucht (konkaves Pulmonalissegment im ap-Bild) und die Hypertrophie des linken Ventrikels (stark gerundeter Kammerbogen) auf (Abb. 21a). Im schräglinken Bild weisen die schmale Schattenbrücke am Zwerchfell und der tiefe Zwickel, dort wo normalerweise der rechte Ventrikel liegt, auf die Tricuspidalatresie hin [61, 243]. Die Sauerstoffsättigung ist im linken Vorhof, linken und rechten Ventrikel, in Aorta und Pulmonalis gleich. Das EKG mit der linksventriculären Hypertrophie und dem P pulmonale hauptsächlich

* Mit freundlicher Genehmigung des Röntgendiagnostischen Zentralinstituts der Universität Zürich

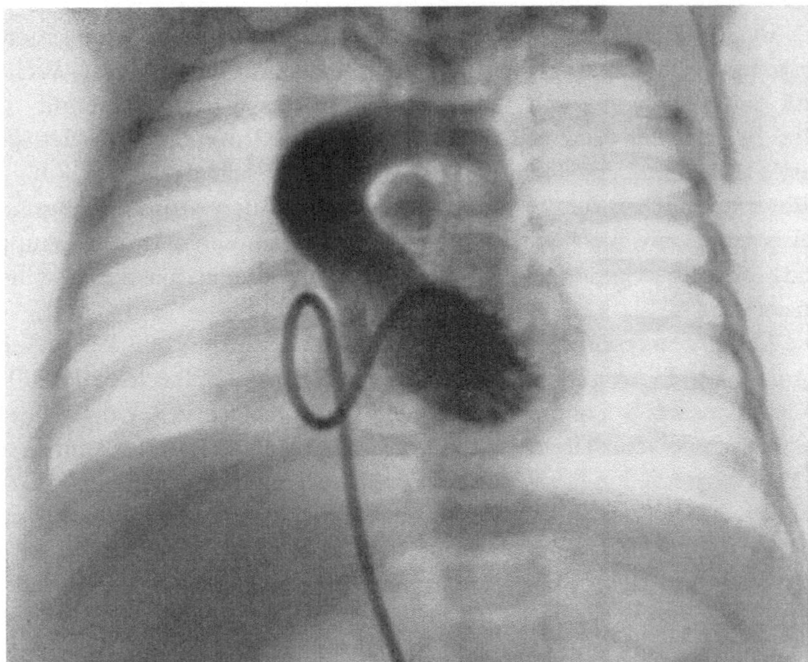

Abb. 21 b. Kontrastmittelinjektion in den linken Ventrikel in schräglinker Position (Boxer): Ventrikelseptumdefekt und kleine schlitzförmige rechte Kammer, große Aorta, kleine A. pulmonalis

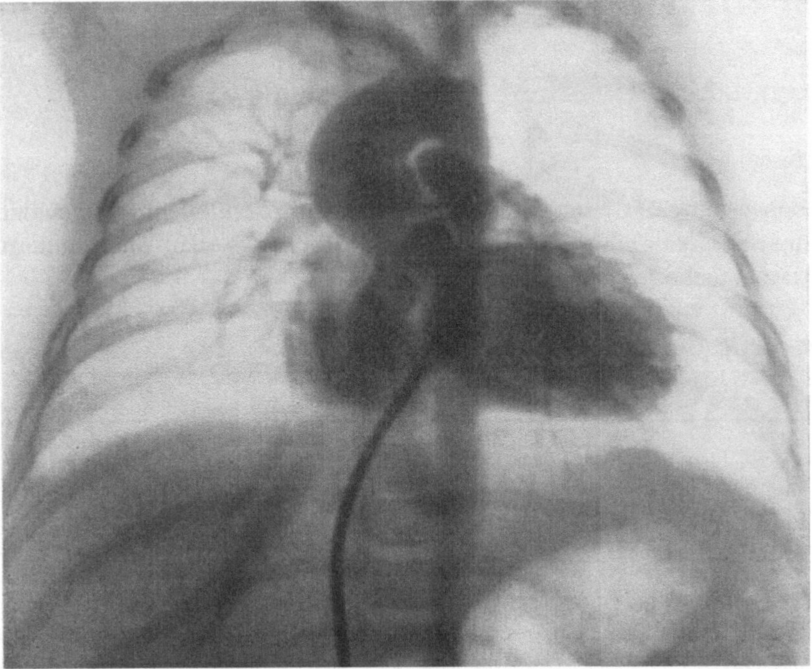

Abb. 21 c. Injektion in den linken Vorhof: Aussparung im Bereiche des rechten Ventrikels, Füllung von Pulmonalis und Aorta nach Füllung des großen linken und hypoplastischen rechten. Ventrikels, große Aorta und kleine A. pulmonalis

in V 2 ist zusammen mit der Cyanose ab Geburt pathognomonisch für die Tricuspidalatresie. Deutlich gestaute Halsvenen mit sichtbarer A-Welle weisen auf eine relativ zu kleine Querverbindung auf Vorhofsebene hin.

Der Beginn der Cyanose ist das wichtigste Prognosticum. Ist sie von Geburt auf da, sind die Überlebenschancen ganz schlecht. Über 80% dieser Säuglinge sterben vor dem 6. Lebensmonat. Die Untersättigung hängt ab von der Blutmenge, die durch die Lungen strömt. Die Vertreter der Gruppe 1a, 2a und die ungünstigen der Gruppe 1b sind die Kinder mit dieser schlechten Lebensaussicht.

Die Chancen werden etwas besser, wenn die Cyanose nach dem 1. Lebensmonat auftritt. Einzelne Patienten können mehrere Jahre leben [200]. Die Fälle des allgemein bekannten Typus der Tricuspidalatresie (Gruppe 1b) haben eine durchschnittliche Überlebenszeit von 11 Monaten. Eine Sammelstatistik von 111 Autopsiefällen [157] zeigt, daß bei Zusammenfassung aller 4 Gruppen (1a, 1b, 2a, 2b) 50% weniger als 6 Monate, 66% weniger als 1 Jahr alt werden, nur 10% das 10. Lebensjahr überschreiten [154].

Der Säugling, der vom Herzchirurgen gesehen wird, ist tief cyanotisch, unterernährt, dyspnoeisch und hat anoxische cerebrale Episoden. Eine solche ist meist eines Tages die Todesursache [200]. *In dieser klinischen Situation ist daher weiteres Zuwarten mit der Operation nicht gerechtfertigt.* Zeichen von Herzdekompensation sind beim Säugling selten (in der Gruppe 2b) oder nur terminal zu finden [157].

Chirurgische Behandlung der Tricuspidalatresie

a) Allgemeines

Die Behandlung der Tricuspidalatresie ist chirurgisch. Die intern-medizinische Therapie der Säuglingsanoxie kann den klinischen Verlauf nicht ändern. Das Operationsrisiko ist hoch!

Tabelle 14. *Allgemeine Operationsmortalität bei Tricuspidalatresie*

Autor	Operationsmortalität in %		
KEITH [157]	Im 1. Jahr	70%	Im 2. Jahr 66,6%
BOPP [44]	Im 1. Jahr	35%	3 Patienten über 1 Jahr 0%
SUBRAMANIAN [267]	Bis 4 kg Körpergew.	100%	4—6 kg Körpergew. 25%
NADAS [200]	30—35%		
FELL [99]	über 30%		
BAKULEV [24]	28%		
MATHEY [178]	33%		

Mortalität, Grad der Besserung und Anzahl der guten Ergebnisse werden mit zunehmendem Operationsalter günstig. Die Palliation ist daher vor dem 2. Altersjahr nicht angezeigt, wenn nicht Spells eintreten und die Lungen nicht extrem leer sind, ebensowenig, wenn eine pulmonale Pletora beim Typ 2b ohne Cyanose nicht excessiv ist und nicht zu wiederholten Lungenaffektionen und Herzdekompensation führt. Die Mortalitätszahlen im Spontanverlauf zeigen aber, daß die Operationsindikation häufig ins Säuglingsalter fallen muß.

Eine korrektive Operation ist heute nicht möglich. Der palliative Eingriff hat entweder die Vermehrung des Lungenblutstromes (1a, 1b, 2a) oder die Drosselung der Lungenüberflutung (2b) und die Verbesserung der intrakardialen Shunts zum Ziele. Bei der wenig cyanotischen Tricuspidalatresie mit Transposition und fehlender Pulmonalstenose wandelt eine Bändelung der Pulmonalarterie (s. Operation bei verstärktem Lungenblutstrom) den Herzfehler mit anatomisch ungünstigen Aussichten in einen solchen mit guter Prognose um. Bei allen anderen Säuglingen wenden wir die Operation nach GLENN an. Sie bringt als einfachster Eingriff

1. einen vermehrten Lungenblutstrom,
2. eine Entlastung des linken Ventrikels und
3. eine relative Shuntverbesserung zustande.

Glennsche Operation: Nach dreijähriger experimenteller Vorarbeit und Verwertung der Tierexperimente von CARLON et al. [62] hat GLENN [117, 118] die erste cavopulmonale Anastomose zwischen der V. azygos und der rechten A. pulmonalis bei einem 7jährigen Knaben ausgeführt. Der durchschlagende Erfolg hat zur Verbreitung der Operation geholfen. Stauung in der oberen Körperhälfte mit Hirnödem intra- und postoperativ sind bei GLENN selbst in 25% von 20 operierten Patienten vorgekommen. Noch häufiger ist dieses Syndrom der oberen Hohlvene bei der nach ROBICSEK [227] in eine End-zu-End-Anastomose abgewandelten Glennschen Operation [24, 81, 92, 229, 239, 266].

Wir geben heute der cavopulmonalen End-zu-Seit-Anastomose nach dem Originalvorschlag GLENNs den Vorzug, wählen aber zur Anastomose nicht die V. azygos, sondern die V. cava superior selbst unmittelbar herzwärts davon. Die V. azygos bleibt offen bis Operationsende und wird ligiert, wenn der Druck in der V. cava superior nicht zu stark steigt.

b) Chirurgische Technik

Totale Seitenlage links, antero-laterale Thoracotomie rechts, subcostal 4. Rippe. (Thoraxeröffnung Seite 6).

Nach Längsspalten des Perikards vor dem N. phrenicus wird die V. cava superior vom rechten Vorhof bis cranial vom Abgang der V. azygos ringsherum freipräpariert. Die allseitige Loslösung der rechten A. pulmonalis ist bis fast zum Abgang aus dem Pulmonalarterienhauptstamm notwendig. Nach-

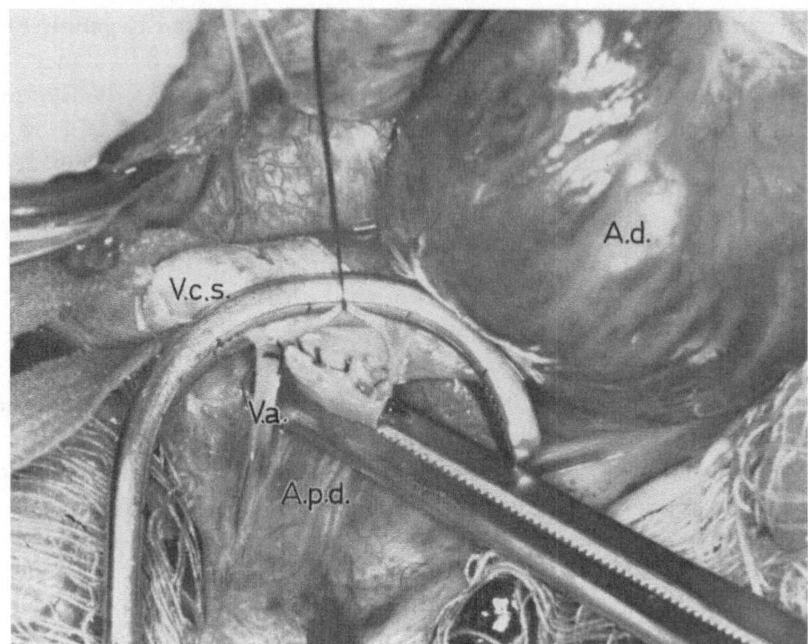

Abb. 22a—d. *Tricuspidalatresie. Operation nach* Glenn. a) Gefäßklemme tangential an der V. cava superior (V.c.s.), hintere Nahtreihe zwischen V. cava superior und A. pulmonalis dextra (A.p.d.) beendigt, *V.a.* = Vena azygos, *A.d.* = Atrium dexter

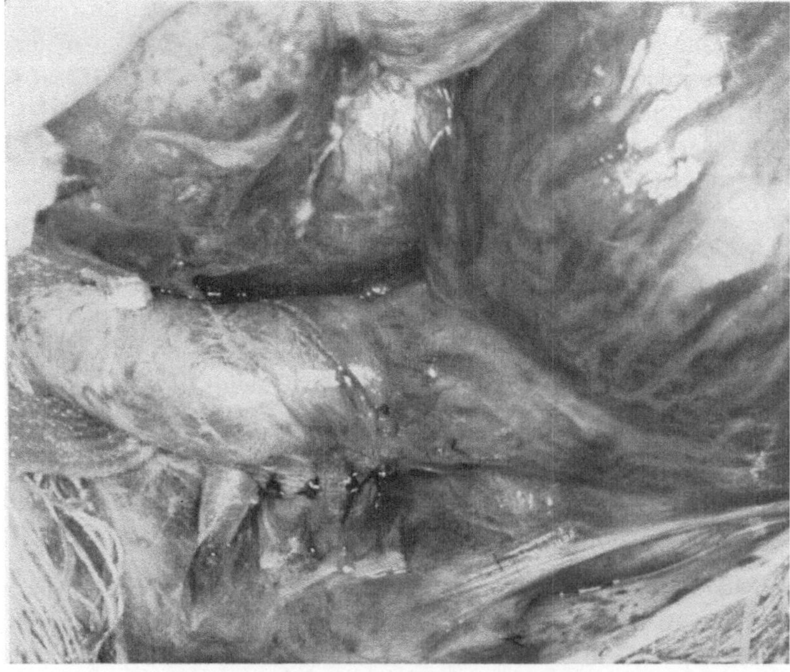

Abb. 22b. Cavo-pulmonale Anastomose beendigt

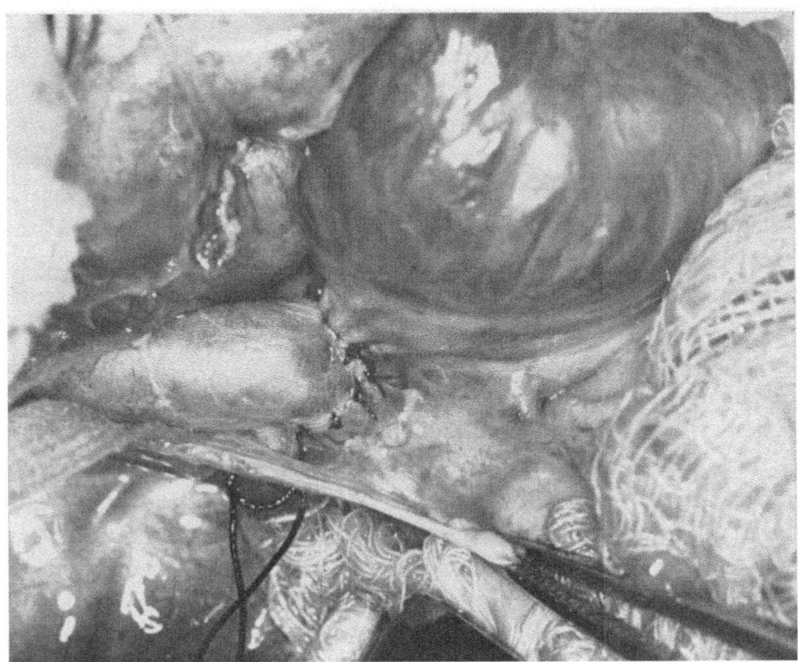

Abb. 22c. Verschluß der V. cava an der Mündung in den rechten Vorhof, lockere Seiden-fadenschlinge um die V. azygos

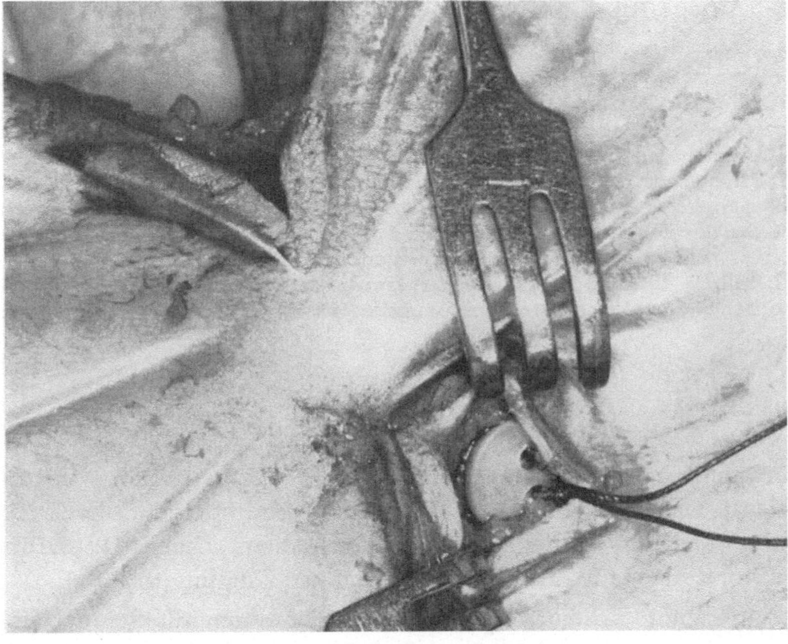

Abb. 22d. Azygos-Schlinge paravertebral herausgeleitet über einem subcutanen Knopf locker geknotet

dem die quere Durchtrennung der rechten A. pulmonalis zwischen Gefäßklemmen soweit hinter der Aorta wie möglich gemacht ist, folgt der Verschluß des zentralen Stumpfes mit fortlaufender atraumatischer 5—0 Seidennaht. Der distale Stumpf wird hinter der V. cava superior hervorgezogen, zur Erweiterung des Lumens und zur zwanglosen Anpassung in die Seite der V. cava superior schräg zurechtgeschnitten. Die tangential sehr knapp fassende Gefäßklemme kommt unmittelbar herzwärts vom Abgang der V. azygos an die V. cava superior (Abb. 22a). Die Ausdehnung der Längsincision in der V. cava superior muß dem Querschnitt der präparierten A. pulmonalis entsprechen. Zur Anastomosennaht mit Einzelknopfnähten verwenden wir 5—oder 6—0 atraumatische Seide (Abb. 22b) Mit dem Abnehmen der Klemmen — zuerst an der A. pulmonalis, dann an der V. cava superior — werden die V. cava superior mit einem 2—0 Seidenfaden unmittelbar an der Mündung in den rechten Vorhof ligiert (Abb. 22c) und das Fußende des Tisches stark gesenkt. Wenn sich nach einigem Zuwarten keine wesentliche Stauung in der oberen Körperhälfte zeigt, ligieren wir so spät im Operationsverlauf wie möglich, sehr gerne erst nach Blutstillung, Perikardadaptation, Einlegen eines siliconisierten Thoraxschlauches, Abblähen der Atelektasen, evtl. sogar erst nach Vorlegen der Rippennähte oder erst nach Tagen (Abb. 22d) die V. azygos. Der übliche schichtweise Wundverschluß beendigt die Operation.

c) Klinik-Material (Chirurgische Universitätsklinik A, Zürich)
Tabelle 15, Seite 101

Wir haben bei 3 Patienten mit Tricuspidalatresie Typ 1b (EDWARDS) eine cavopulmonale Anastomose im Alter von 1—15 Monaten nach der beschriebenen Methode angelegt. Beim Fall 50 (1 Mon. altes Mädchen) ist die Anomalie eher als Typ 1a zu bezeichnen. Es hat seine Lungen wegen Pulmonalstenose und extrem hypoplastischen Pulmonalarterien fast ausschließlich durch den Ductus Botalli gefüllt. 14 Tage postoperativ ist das Kind nach anfänglich erfreulichem postoperativem Verlauf in zunehmender Vertiefung der Cyanose, Trinkschwierigkeiten, stoßender Atmung und Stauungszeichen gestorben. Die Sektion hat einen frischen thrombotischen Verschluß der Anastomose und Reste des mit Pleura-Drainage behandelten beidseitigen Chylothorax ergeben. Die beiden größeren Kinder (Fall 51, 6 Mon.; Fall 52, 15 Mon. mit korrigierter Transposition) haben sich prächtig erholt, die Cyanose ist nur noch bei Anstrengung angedeutet und die Kinder gedeihen unauffällig.

Diskussion

Die aortopulmonalen Shuntoperationen (Blalock-Taussig, Potts, aortopulmonales Fenster nach SENNING oder WATERSTON) sind rasch auf die Tricuspidalatresien ausgedehnt worden. FELL et al. berichten schon 1949 darüber und warnen vor zu langem Zuwarten beim kranken Säugling [99, 186].

Voraussetzung für einen günstigen Effekt durch direkte und indirekte *aortopulmonale* Shunts sind genügend weite, interatriale Querverbindungen. Bei Druckgradient zwischen den beiden Vorhöfen sollten diese Shunts nur im

Tabelle 15. *Cavopulmonale Anastomose bei Tricuspidalatresie*

Fall	Name Geschlecht	Alter (Mon.) Gewicht bei Op. (kg)	Diagnose TrA DB groß	Typ (EDWARDS) 1 b (bis 1 a)	Operation	V. azygos Ligatur	Beobachtungszeit in Mon.	Verlauf Bemerkungen
50	L. S. ♀	1 3,2	TrA DB groß	1 b (bis 1 a)	Cavopulmonale Anastomose (GLENN)	Lig. sofort	—	Lungenfüllung praktisch nur durch offenen D.B. Zuerst gut, nach 14 Tagen tiefe Cyanose, stoßende Atmung, Exitus. Sektion: Frische Thrombose der Anastomose, Chylothorax beidseits
51	F. S. ♀	5 4,7	TrA	1 b	Cavopulmonale Anastomose (GLENN)	Lig. sofort	26	gut, Cyanose in Ruhe nicht sichtbar
52	B. R. ♂	15 10,6	TrA Korr. TrG	1 b	Cavopulmonale Anastomose (GLENN)	Lig. sofort	28	gut; bei Anstrengung Cyanose

Zusammenhang mit einer Erweiterung des ASD ausgeführt werden [20,194, 200]. Ein zu großes aortopulmonales Shuntvolumen kann überdies den Druck im linken Vorhof erhöhen und den lebensnotwendigen Shunt auf Vorhofebene einschränken [157].

Mit dem *cavopulmonalen Kurzschluß* umgeht das venöse Systemblut der oberen Körperhälfte das Herz ganz. GLENN nimmt an, daß 30—40% venöser Rückfluß durch die Lungen geleitet werden. Mit der Absicht, dieses Shuntvolumen zu vergrößern, hat er auch die V. cava inferior zur rechten A. pulmonalis geleitet. Das Ausbleiben des erwarteten Erfolges und der Nachteil einer beträchtlichen Venenstase im Splanchnicusgebiet mit Ascites haben dieses Vorgehen untauglich werden lassen.

GLENN verlangt für seine Operation eine A. pulmonalis und V. cava superior von guter Größe und einen normalen oder verminderten Lungengefäßwiderstand. Es ist erstaunlich, in welchem Maße das *rechte Herz als Pumpe ausgeschaltet* werden kann. Die experimentellen Ergebnisse von SANGER [240] und die klinische Erfahrung zeigen, daß tatsächlich der Blutstrom der oberen Hohlvene vom rechten Herzen kurz geschlossen werden kann, und daß der venöse Druck allein genügt, um das Blut durch den Lungenkreislauf zu befördern. CANENT et al. [60] haben in der rechten A. pulmonalis 18—30 Monate nach Glennscher Operation erhöhte Mitteldrucke zwischen 10 und 15 mm Hg gemessen. Der Druckgradient zwischen oberer Hohlvene und rechter Pulmonalarterie beträgt 0—2 mm Hg. Ein Patient mit nachgewiesener Anastomosenstriktur bildet die Ausnahme mit einem Gradienten von 7,5 mm Hg. Die Kreislaufzeiten, bestimmt durch Zeit-Konzentrationskurven mit Isotopen, sind erwartungsgemäß verlängert:

Durchschnittliche Durchflußzeit rechte Lunge 9,3 sec bei Spontanatmung und intermittierender Überdruckbeatmung.

Durchschnittliche Durchflußzeit rechte Lunge 18,4 sec während Apnoe.

Durchschnittliche Durchflußzeit rechte Lunge 22,2 sec während intrathoracalem Dauerüberdruck.

Für Kontrollpersonen gelten in den verschiedenen Respirationsphasen Lungendurchflußzeiten von 10,5 bis maximal 13,5 sec.

Der *Vorteil der Glennschen Operation* gegenüber den aortopulmonalen Shunts ist mehrfach:

1. Es wird kein Mischblut, sondern nur rein venöses Blut zur Lunge geführt.

2. Die Ventrikelarbeit wird entlastet, weil kein Shuntblut mit zusätzlichem oxygeniertem Rezirkulationsvolumen durch die Lunge befördert werden muß.

3. Die Anastomose kann maximal groß gewählt werden, da der linke Ventrikel dadurch keine Belastung erfährt.

4. Die Verminderung des rechtsseitigen Vorhofvolumens durch Kurzschließen des oberen Hohlvenenblutes bedeutet eine relative Vergrößerung des ASD, eine Verbesserung der Shuntverhältnisse.

Der postoperativen Lagerung messen wir große Bedeutung bei. Der Oberkörper soll in einem Winkel von 45° zur Horizontalen liegen. Der Sitzkorb erfüllt diese Bedingung sehr wohl, hat aber den Nachteil der Kompression des Abdomens mit Hochdrängen des Zwerchfells durch dauernde Hüftflexion. Ausgezeichnet sind die Kinder gelagert nach der Methode von GRAHAM (Hospital of Sick Children, London, England). Heftpflasterstreifen vom Rücken des Säuglings an die kopfseitige Bettkante hindern das Kind am Abrutschen. Die Beinchen hängen und die Pflege ist einfacher als im Sitzkorb.

Durch die *Ligatur der V. cava superior* am rechten Vorhof steigt der Druck in der oberen Hohlvene auf durchschnittlich 20 cm Wassersäule. Mit dem Verschluß der V. azygos kommt noch eine Druckerhöhung von 2,5—10 cm Wassersäule dazu [92]. Damit kann eine fürs Cerebrum gefährliche Druckhöhe erreicht werden. GLENN selbst, EDWARDS et al., HARDI [92, 117] haben die Drainage zur Azygos angiographisch gezeigt. Auf Grund der Beobachtung, daß der hohe Cavadruck in den ersten 24—48 Std durch Dilatation kollateraler Venen sinkt, schlägt EDWARDS eine Azygosligatur am 8. postoperativen Tag vor. Die Ligatur wird intra operationem vorgelegt, die Fadenenden subcutan versorgt, so daß die Ligatur in Lokalanaesthesie leicht subcutan ausgeführt werden kann (Abb. 22c+d) [92]. Es ist möglich, daß dieser Weg gerade bei den schmalen Anastomosen der Säuglinge eine Verbesserung der Resultate bringt. Wenn möglich, führen wir die Azygosligaturen spät im Operationsablauf durch und schenken der steilen Lagerung mit möglichst großem Höhenunterschied zwischen Kopf und Herz postoperativ besonderes Augenmerk. Die späte Azygosligatur — also am 8. postoperativen Tag — bleibt reserviert für ungünstige Anastomosenbedingungen.

Die *Entstehung des Chylothorax* wird immer wieder beobachtet [92]. EDWARDS ligiert daher routinemäßig den Ductus thoracicus nach Sichtbarmachung durch Vitalfärbung. Wir sind der Ansicht, daß Punktion und Drainage zum Ziele führt, da es sich ja nicht um eine Ductusverletzung, sondern um Effusionen nach Cavaligatur handelt (Fall 50). Böse Folgen bleiben aus, wenn man den Chylothorax aktiv sucht, diagnostiziert und behandelt. Die Verwechslung des Ergusses mit einer Herzvergrößerung oder einer Atelektase liegt beim Säugling nahe!

Einen anspornenden Ausblick aus der Säuglingschirurgie heraus in die Richtung der *Totalkorrektur der Tricuspidalatresie* eröffnen BROCK u. a. [44, 48, 266]. Auf die Palliation als lebensrettender Eingriff im Kleinkindesalter kann nicht verzichtet werden. In den späteren Jahren, wenn sich der Zustand des Kindes wieder verschlechtert, ist eine neue Abklärung mit Katheter und Angiographie gerechtfertigt. Vielleicht kann eine Infundibulectomie, eine Valvulotomie und eine Vergrößerung des VSD, kurz die Eröffnung des Lungenzuganges aus dem rechten Ventrikel, evtl. gar die Eröffnung oder der prothetische Ersatz der Tricuspidalatresie ganz neue Hoffnung bringen! In diesem Zusammenhang ist beim Typ 1b und 2a die Brocksche Operation schon bei der ersten Palliation zu diskutieren.

V. Anomaler pulmonaler venöser Rückfluß, Vorhofseptumdefekt vom Secundumtyp

(Total anomaler venöser Rückfluß = TAVR/Partiell anomaler venöser Rückfluß = PAVR).

A. Total falsch mündende Lungenvenen (TAVR)

Die Verbindung aller Lungenvenen mit dem rechten Herzen ist eine viel seltenere cardiovasculäre Anomalie als die Fehlmündung einzelner Lungenvenen. MAUDE ABBOTT hat in ihrem Atlas nur 4 bei 1000 autopsierten angeborenen Herzfehlern angegeben. Meist wird aber mit 2% aller autopsierten kongenitalen Anomalien gerechnet [86, 157, 244] (Tab. 21, S. 140).

Obschon der Herzfehler vor über 150 Jahren [53, 57] beobachtet worden ist, ist zunehmendes Interesse erst mit der klassischen Zusammenstellung von 38 Fällen durch BRODY [53] 1942 gewachsen. Die ausgezeichnete anatomische Studie von DARLING u. Mitarb. [86] 1957 hat zur *Einteilung in 4 Typen* entsprechend der Höhe der anomalen Lungenvenenmündung geführt:

Typ I, *suprakardial:* Ein Lungenvenenstamm mündet in die linke oder rechte obere Hohlvene (Abb. 23).

Typ II, *kardial:* Die Lungenvenen münden einzeln oder gemeinsam in den rechten Vorhof oder in den Sinus coronarius.

Typ III, *infrakardial:* Ein Lungenvenenstamm mündet in die V. portae, den Ductus venosus oder die untere Hohlvene.

Typ IV, *gemischt:* Die Mischung liegt in verschiedener Höhe, Mischung der Typen I—III.

Tabelle 16. *Häufigkeit der total falsch mündenden Lungenvenen nach der Einteilung von* DARLING

	DARLING [86]		KEITH [157]		COOLEY [73]	
	Pat.	%	Pat.	%	Pat.	%
I. suprakardial (ALBERS-SNELLEN-TAUSSIG)	44	55	57	55	35	57
II. kardial	25	30	31	30	20	32
III. infrakardial	10	13	12	12	3	5
IV. gemischt	1		3	3	4	6

Alle 80 autopsierten Fälle mit isoliertem TAVR von DARLING haben intra-atriale Verbindungen, ein offenes Foramen ovale, ein ASD oder beides. TAVR in Kombination mit einem anderen schweren Herzfehler scheint etwa halb so oft vorzukommen [86] wie in reiner Form (Typ I—IV). Es sind die verschiedensten Kombinationen beschrieben worden: TAVR mit Transposition, Cor biloculare, Single Ventricle, Truncus arteriosus communis, VSD, Anomalien der großen Körpervenen [157, 190].

Im Gegensatz zum partiell anomalen venösen Rückfluß ist der total anomale venöse Rückfluß ein Herzfehler mit sehr schlechter Prognose. Ist die falsche Venenmündung durch eine wesentliche andere intrakardiale Anomalie kompliziert, ist ein Ausgang im Säuglingsalter niemals abzuschätzen. Immerhin kann die Säuglingsperiode dann überlebt werden, wenn die falsche Venenmündung als teilweise natürliche Korrektur wirkt [157, 231]. Die große Zahl der Patienten erkranken vor Ende des zweiten Lebensjahres [157, 200]. Die Leidenszeit beginnt mit Tachypnoe ohne Cyanose schon in der Neugeborenenperiode. Über die nachfolgenden Wochen und Monate nimmt das Kind nicht an Gewicht zu trotz häufigem Nahrungswechsel, wird dyspnoeisch und zunehmend cyanotisch. Es entsteht schließlich das volle Krankheitsbild des herzdekompensierten Säuglings mit Rechtshypertrophie und Herzdilatation mit auffallender, ausgesprochener Dystrophie. Die Hälfte der Kinder stirbt in den ersten drei Lebensmonaten, zwei Drittel bis zum 6. Monat und über 80% vor dem zweiten Lebensjahr [86, 157, 200, 249]. Die geringsten Hoffnungen für ein Überleben der ersten Monate hat der Typ III (infrakardial), weil meist nur ein offenes Foramen ovale — kein genügend großer ASD — den Blutstrom nach links zusätzlich behindert. Der Vorhofsdruck bei den schwer kranken Kleinkindern steigt bis über 15 mm Hg, der Ventrikeldruck rechts kann Systemdruckhöhe erreichen. Während der Systemflow mehr oder weniger normal ist, variiert der Lungenflow gewaltig. Bei hohem, pulmonalem, vasculärem Widerstand kommt der Lungenflow dem Systemflow nahe, kann aber bei Fehlen des erhöhten Gefäßwiderstandes ein Vielfaches des Systemflows betragen. Ersterer Zustand wird bei den moribunden Säuglingen mit ausgesprochen insuffizienter körperlicher Entwicklung und Cyanose gefunden, das Gegenteil bei den eher symptomärmeren, etwas älteren Patienten mit Vorherrschen der pulmonalen Infektionen und Herzdekompensation. Dieser Zustand gleicht bis zu einem gewissen Grade dem ASD vom Secundumtyp mit großem Shunt.

Das Vorliegen einer Behinderung des Lungenvenen-Rückflusses zum linken Vorhof entscheidet weit mehr über die Schwere des Krankheitsbildes als der Ort der falschen Venenmündung [57, 96, 140, 155, 200]. Der *venöse, pulmonale Hochdruck* kann bei großem Flow und geringer Obstruktion (hyperkinetische Herzaktion) vorliegen, die Cyanose ist dabei gering (Abb. 23). Demgegenüber ist die Cyanose kräftig bei maximaler Obstruktion mit niedrigem Flow. In diesem Fall ist die Herzbelastung nicht Volumenarbeit, sondern Druckarbeit gegen den pulmonalen, venösen Widerstand. Der *arterielle, pul-*

monale Hochdruck ist also Folge der pulmonal-venösen Rückstauung. Die schwerkranken Vertreter des infrakardialen Types erleben fast ausnahmslos dieses Schicksal. In der Zusammenstellung von DARLING sind alle vor dem 6. Monat tot. Die Obstruktion kann den Lungenflow überall vom Vorhofseptum an rückwärts behindern, sei es durch innere Stenosierung, äußere Kompression oder Interposition eines Organes (kleines FO; kleiner ASD; an der falschen Mündungsstelle im rechten Vorhof, V. cava, V. anonyma;

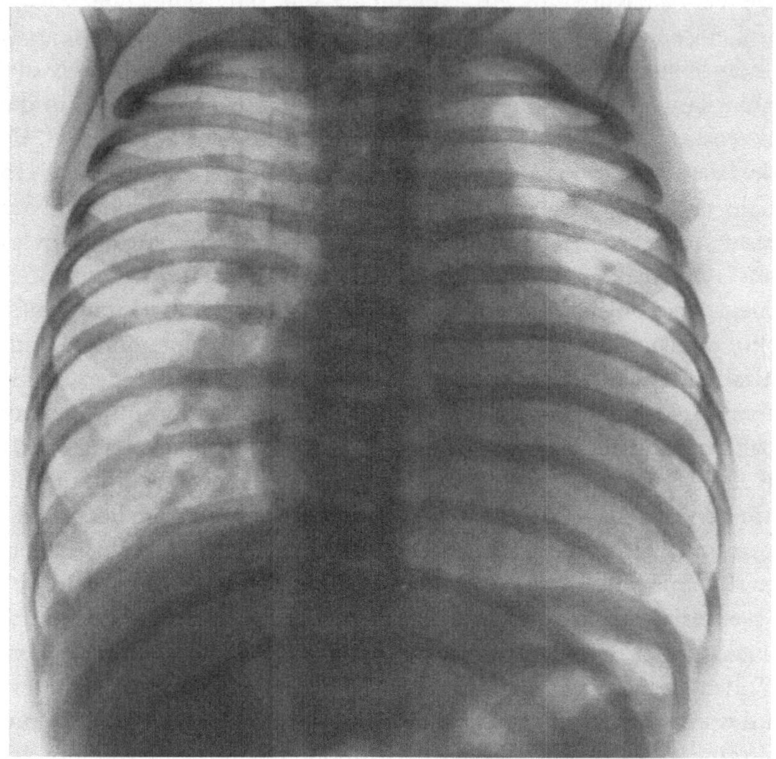

Abb. 23a—c. *Total anomaler, venöser Rückfluß* (suprakardialer Typ), (Fall 45, Tab. 17). a) Großes Herz mit großem rechtem Vorhof, vermehrte Lungengefäßzeichnung

langer, enger, venöser Kanal ohne lokalisierte Stenose; Beziehung zu A. pulmonalis und Bronchus; portaler Weg, wo das venöse Lungenblut vor Erreichen des Herzens die Leber passieren muß). Das klinische Hauptsymptom der venösen Obstruktion mit niedrigem Minutenvolumen, Zeichen der Lungenstauung, rechtsventrikulärer Hypertrophie und dem Phänomen der peripheren Vasoconstriktion, ist die ausgesprochen schlechte, körperliche Entwicklung besonders in Verbindung mit Tachypnoe.

Ob bei freiem venösen Rückfluß eine normale Lungengefäßentwicklung trotz hohem Lungenflow und hohem rechtsventriculären Druck möglich ist,

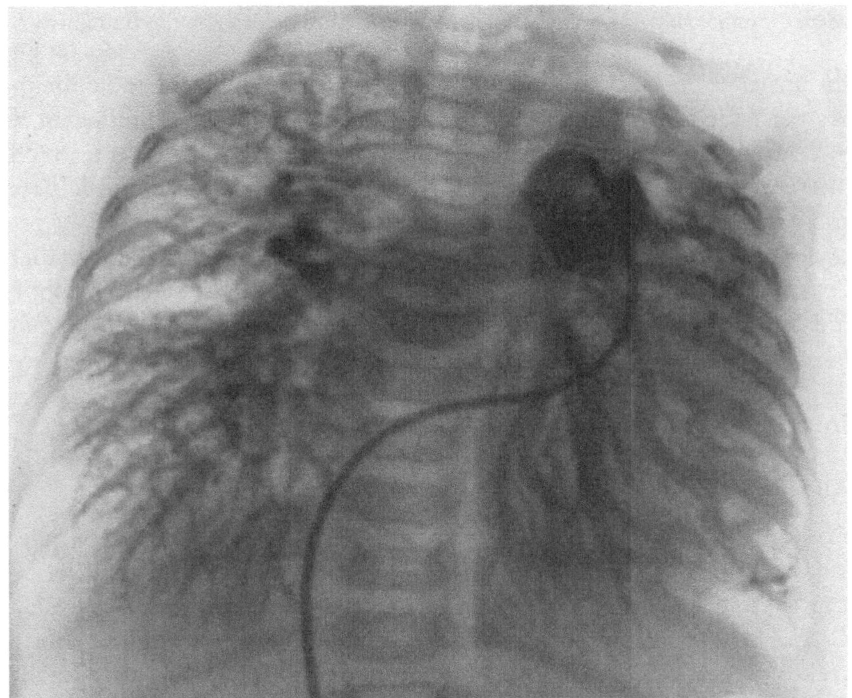

Abb. 23 b. Kontrastmittelinjektion in die A. pulmonalis, überfüllte, geschlängelte Lungengefäße

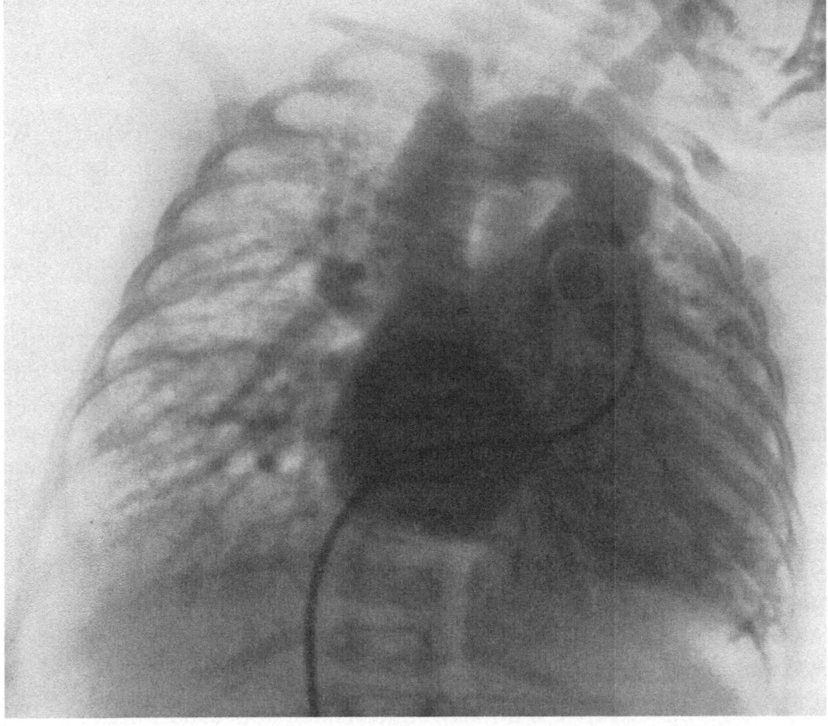

Abb. 23 c. Mündung der Lungenvenen im gemeinsamen retrokardialen Stamm, der in die persistierende linke obere Hohlvene mündet. Diese zieht medial um die A. pulmonalis. Großer rechter Vorhof

bleibt unsicher [165]. Jene Patienten, die trotz Überladung des Lungengefäß-bettes bei fehlender venöser Obstruktion keinen erhöhten pulmonalen, arteriellen Widerstand besitzen, sprechen dafür [73]. Die Prognose ist um so schlechter, je schwerer die Obstruktion, je geringer der Lungenflow und je tiefer die Cyanose sind [200].

Medikamentöse Behandlung ist meist nur von kurzer Wirkungsdauer und die einzige Überlebenschance kann durch chirurgische Intervention erfaßt werden. *Besonders zwingend ist die Operation bei den Säuglingen mit venöser Obstruktion.*

Chirurgische Behandlung des total anomalen venösen Rückflusses

a) Allgemeines

Die erste erfolgreiche partielle Korrektur ist 1951 von MULLER [191], die erste Totalkorrektur bei einem 10 Jahre alten Knaben im Oktober 1956 durch SENNING [250] geleistet worden. Diese Operation wird in Hypothermie ohne ECC durchgeführt, sie läßt sich auch beim Säugling anwenden. Die totale Korrektur bei einem 6 Monate alten Säugling mit ECC durch den linken Vorhof ist 1957 von COOLEY und OCHSNER [75] angegeben worden. Ungeachtet des Alters berichten die meisten Autoren über Operationen mit der Herzlungenmaschine. Von COOLEY et al. [73] liegt der Bericht über eine größere Zahl von operierten Kleinkindern vor:

    35 Patienten 1—12 Monate alt   19 (54%) tot
     5 Patienten 12—24 Monate alt   2 (40%) tot

Ähnliche Ergebnisse sind von MUSTARD et al. [193] zu vernehmen. Weitere Nachrichten über operierte Säuglinge mit wechselndem Erfolg sind selten [210, 271, 286, 288]. Die Operationsaussichten sind gut bei mäßig erhöhtem pulmonalem, arteriellem Druck älterer Kinder. Bei Säuglingen jedoch — die ohnehin nur zur Operation kommen, wenn sie sehr krank sind — ist die Mortalität hoch.

Zu welchem Teil diese hohe Mortalität dem Herzfehler selbst und dem extracorporealen Kreislauf zugeschrieben werden muß, ist nicht zu entscheiden. Der cyanotische Säugling erträgt die Herzlungenmaschine jedenfalls schlecht (S. 8). Im Bestreben, diese zusätzliche Belastung auszuschalten, operieren wir alle Kleinkinder mit anomalem venösen Rückfluß, sei es nun total oder partiell, in Oberflächenhypothermie. Die Körpertemperatur wird bei Bedarf bis auf 26° C gesenkt.

b) Chirurgische Technik

1. *Suprakardialer Typ* [250] (Abb. 23):

Halbseitenlage links, totale Thoracotomie rechts, subcostal 5. Rippe (Thorax-eröffnung S. 16). Hypothermie bis 28—29° C.

Operationsplan:

1. Anastomose zwischen gemeinsamem Venenstamm und linkem Vorhof.
2. Ligatur der persistierenden linken oberen Kardinalvene.
3. Verschluß der interatrialen Verbindung.

Da die V. bracheo-cephalica am Schluß bis zur Mündung des Lungenvenenstammes verfolgt werden muß, wird die 5. Rippe am Sternum luxiert. Der erste Schritt ist die Erkennung und Präparation des gemeinsamen Lungen-

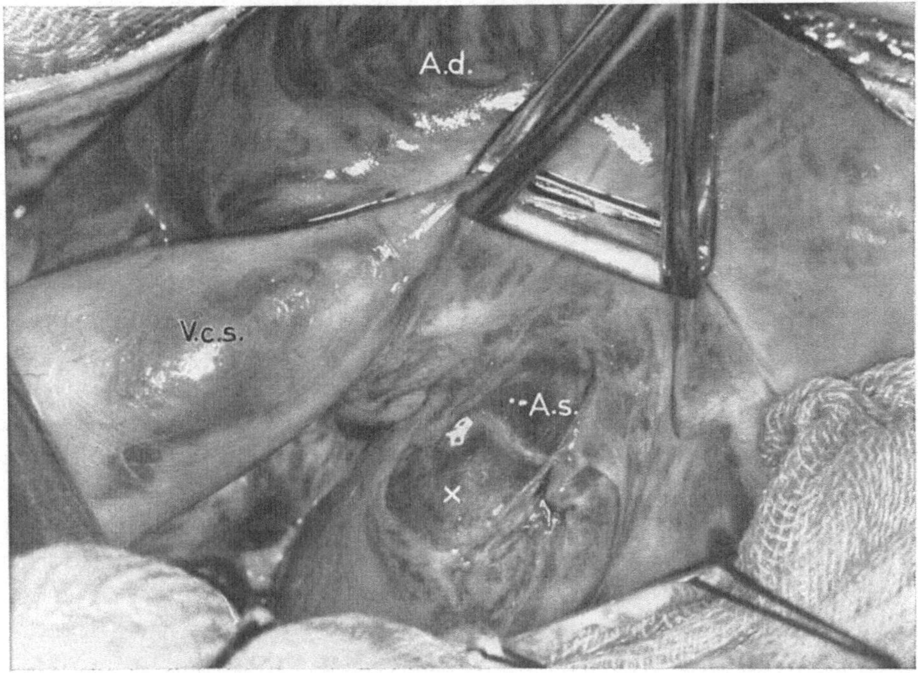

Abb. 24. *Total anomaler, venöser Rückfluß* (suprakardialer Typ, Fall 45, Tab. 17). *Anastomosenoperation zwischen gemeinsamem Lungenvenenstamm (x) und linkem Vorhof (A.s.) in Hypothermie* (nach SENNING). *V.c.s.* = Vena cava superior, *A.d.* = Atrium dexter

venenstammes (Abb. 24) nach ausgedehnter Längsincision des Perikard vor dem N. phrenicus und leichtem Aufdrehen des Herzens nach links. Je eine Gefäßklemme kommt jetzt einander gegenüberliegend tangential an den Lungenvenenstamm und an den linken Vorhof. Sorgfältig muß eine Klemmenstellung gesucht werden, die die Herzfunktion möglichst wenig beeinträchtigt. Will sich eine Bradykardie einstellen, werden die Systolen kraftlos, darf mit Adrenalin nicht gezögert werden. Die Incisionen im linken Vorhof und Venenstamm über den liegenden Klemmen müssen so lang wie nur möglich gewählt werden (1,5—2 cm)! Es soll eine für großen Flow sicher stenosefreie Anastomose entstehen. Die Verbindung ist dann einwandfrei, wenn die Druckmessung keinen Gradienten zwischen Lungenvenenstamm und linkem Vorhof ergibt. Wir legen die Naht fortlaufend und verwenden 4- oder 5-0 atraumatische Seide. Das Einsetzen von zwei Gefäßklemmen in der relativ schmalen Spalte hinter dem linken Vorhof mag das Nähen der Anastomose erschweren. Der gemeinsame Venenstamm kann dann durch Umschlingen mit dicken Seidenfäden von der Zirkulation ausgeschlossen werden [250]. Der erste Faden drosselt den Venenstamm so weit links, daß das linksseitige Lungenvenenblut ungehindert zur linken oberen Hohlvene abfließen kann. Die rechten Lungenvenen werden extrapericardial umschlungen. Selbstverständlich muß dabei die rechte A. pulmonalis abgeklemmt werden. Bei diesem Vorgehen ist nur noch die eine Klemme für den linken Vorhof nötig.

Die Verfolgung der V. brachea-cephalica führt zum zweiten Schritt der Totalkorrektur, zur Ligatur der linken oberen Hohlvene, also dem vertikalen anomalen Verbindungsstück des gemeinsamen Lungenvenenstammes mit der V. bracheocephalica. Dazu eignet sich ein dicker Seidenfaden. Wenn es bei den älteren Kindern bisweilen notwendig wird, das Sternum quer zu spalten, weil die Verdrängung des Herzens Schwierigkeiten mit sich bringt, ist dies beim Säugling wohl kaum notwendig.

Der dritte Schritt der Totalkorrektur ist der Verschluß des Vorhofseptumdefekts. Bei hohem Vorhofsdruck links wird die intraatriale Verbindung als Ventil belassen. Entschließt man sich zum Verschluß der Öffnung in der gleichen Sitzung, wird der rechte Vorhof senkrecht zur Cava-Achse über einer Satinskyklemme eröffnet. Nach Drosselung der vorher mit Nabelbändchen angeschlungenen Gefäße in der Reihenfolge V. cava inferior, V. cava superior rechts, (persistierende linke Kardinalvene ist ligiert), Aorta und A. pulmonalis, folgen Abnahme der Satinsky-Klemme und alleiniges Aussaugen des rechten Vorhofes. Der Verschluß des offenen Foramen ovale oder des ASD geht schnell mit doppelt geführter, fortlaufender 4-0 atraumatischer Seidennaht. Es ist von Vorteil, vor der Naht via rechtes Herzohr das Foramen ovale zu tasten. Ist das Septum secundum lang genug, wird es sich funktionell schließen, sobald im linken Vorhof Lungenvenendruck herrscht. Die Eröffnung des rechten Vorhofes und die Naht des Foramen ovale erübrigen sich dann.

Nach Adaptation des Perikards mit feinem Catgut, Blutstillung und Einlegen eines Thoraxschlauches, erfolgt auf übliche Art der schichtweise Wundverschluß.

2. *Atrioseptopexie beim kardialen Typ:*

Halbseitenlage links, antero-laterale Thoracotomie rechts, subcostal 5. Rippe. (Thoraxeröffnung S. 16). Hypothermie 26—28°C.

Der Zugang wird gleich gewählt wie für einen ASD-Verschluß in Hypothermie (Abb. 25): Luxation der 5. Rippe am Sternum. Mit Längsincision im Perikard vor dem N. phrenicus und Ausspannen desselben mit Haltefäden, kann das Herz ohne Hinderung des Kreislaufes aus der Tiefe in eine angenehmere Position hervorgezogen werden. Je ein Nabelbändchen kommt jetzt an V. cava superior, V. cava inferior, rechtsseitige Lungenvenen und durch den Sinus transversus pericardii um Aorta und A. pulmonalis gemeinsam. Der Anfang und das Ende der Vorhofsincision werden je mit einem Haltefaden markiert. Der eine liegt am rechten Vorhof vorn gegen den Sulcus atrioventricularis, der andere hinten nahe dem Sulcus interatrialis (Abb. 25a). Durch Vorziehen der zwei Haltefäden stellt sich in der Vorhofwand eine Falte auf. Diese senkrecht zur Cava-Achse stehende Falte wird mit der Satinskyklemme gefaßt und über liegender Klemme in ganzer Ausdehnung eröffnet (Abb. 25b). Vor Abnahme der Klemme muß vollständige Muskelrelaxation sicher sein, da bei einem Atemzug Luft via ASD ins linke Herz eindringen könnte. Dem Abklemmen der vorher umschlungenen Gefäße in der Reihenfolge V. cava inferior, V. cava superior, rechtsseitige Lungenvenen, Aorta und Pulmonalis folgt die Entfernung der Satinskyklemme unmittelbar. Nach Ausspannen der Vorhofsschnittränder muß das Blut so gut aus dem rechten Vorhof abgesaugt werden, daß ASD, Lungenvenenmündungen und Sinus coronarius mit Sicherheit zu identifizieren sind (Abb. 25c).

a) Die Öffnung im Vorhofseptum wird mit der Schere entsprechend dem Sitz der anomalen Lungenvenen, die einzeln oder gemeinsam im rechten Vorhof münden, möglichst dorsal erweitert. Das Septum ist dadurch gut beweglich geworden und läßt sich genügend weit nach rechts ziehen, um die falsch liegenden Venenmündungen mit dem linken Vorhof in Verbindung zu bringen. Zur Ausführung dieser Atrioseptopexie verwenden wir eine doppelt geführte, fortlaufende 4-0 Seidennaht. Vor dem Zuziehen des letzten Stiches der ersten Nahtreihe bläht der Anästhesist die Lungen mit dem Beutel. Das dadurch aus den Lungen gepreßte Blut bringt in den linken Vorhof eingedrungene Luft zum Entweichen. Besondere Beachtung verlangen die Hohlvenenmündungen, die durch die Naht nicht eingeengt werden dürfen. Der Sinus coronarius muß nach Versetzen des Vorhofseptums im Bereiche des rechten Vorhofes bleiben. Die Verschiebung des Vorhofseptums nach rechts bringt eine erwünschte Vergrößerung des unterentwickelten linken Vorhofes mit sich.

b) Wenn sich der anomale Lungenvenenstamm in den Sinus coronarius ergießt, ist das Vorgehen im Prinzip gleich. Die Erweiterung des Vorhofloches aber zielt auf den großen, breiten Sinus hin. Der Sinus muß selbst nach dorsalcranial incidiert werden, um eine breite Verbindung mit dem linken Vorhof zu erhalten. Das durch Incision beweglich gewordene Septum muß weit nach rechts gezogen und so an die rechte Vorhofswand genäht werden, daß es dem gesamten Blut aus dem Sinus coronarius den Weg zum linken Vorhof weist. Besondere Beachtung verlangt die Naht jetzt im Bereiche des Av-Bündels anterior und inferior zur Sinusöffnung. Zu tief und zu weit nach vorn in der vulnerellen Zone gesetzte Nähte führen zum Av-Block.

Durch Anziehen der zwei Haltefäden wird die Vorhofsincision wieder schlitzförmig und bereit zur Anlage der Satinskyklemme. Zuerst fällt die

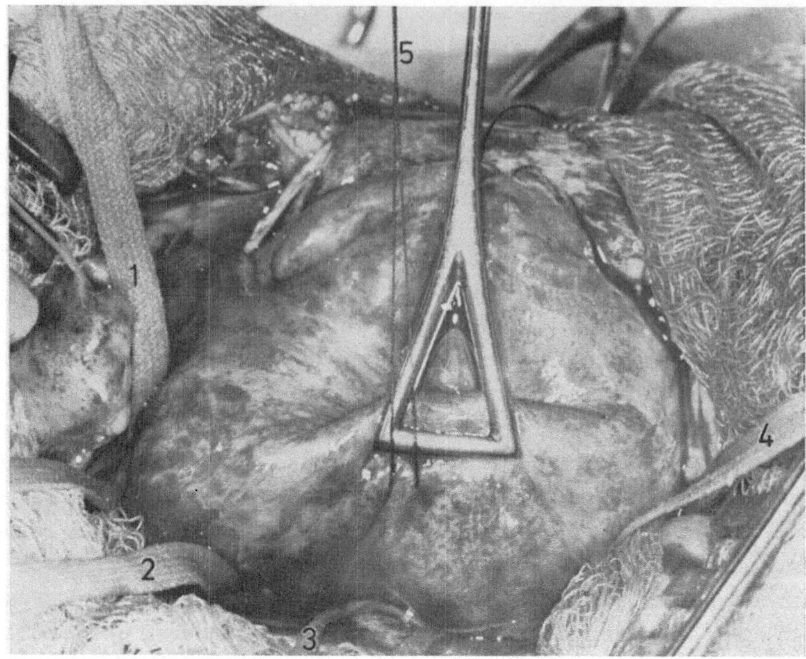

Abb. 25a—d. *Vorhofseptumdefekt* (und Ventrikelseptumdefekt, Fall 14, Tab. 4 und 17). *Verschluß des Vorhofseptumdefektes in Hypothermie und Inflowocclusion.* a) *1* Nabelbändchen um Aorta und A. pulmonalis gemeinsam, *2* Nabelbändchen um obere Hohlvene, *3* Nabelbändchen um rechtsseitige Lungenvenen, *4* Nabelbändchen um untere Hohlvene, *5* erster Haltefaden am rechten Vorhof

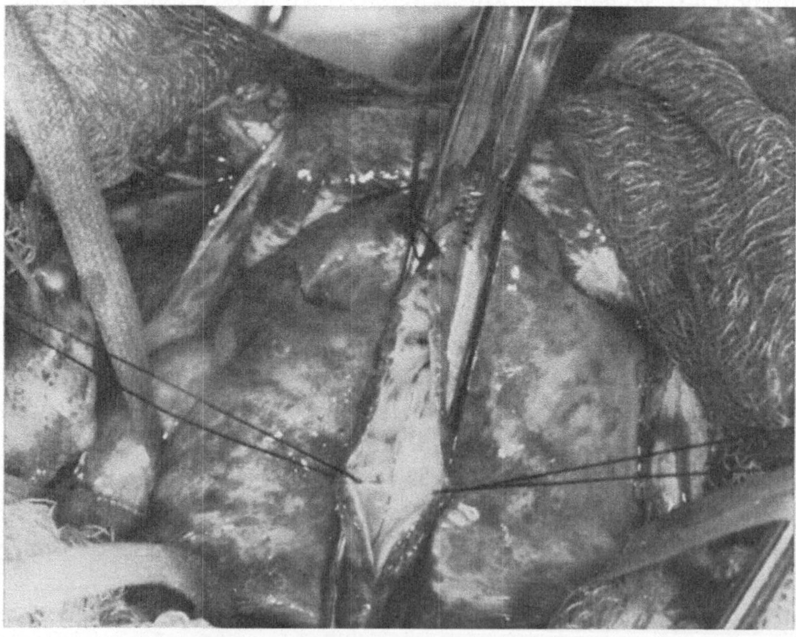

Abb. 25b. Eröffnung des rechten Vorhofes senkrecht zur Cava-Achse über einer Gefäßklemme

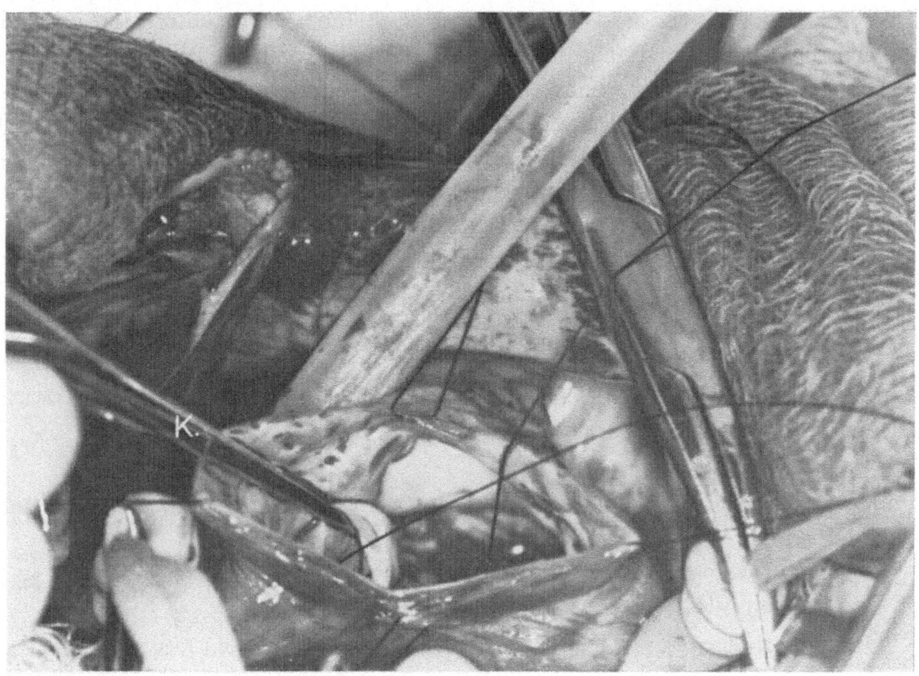

Abb. 25 c. Abnahme der Gefäßklemme am Vorhof und Aussaugen des rechten Vorhofes nach Drosselung aller zu- und abführenden Gefäße, Klemme (*K*) im Vorhofseptumdefekt

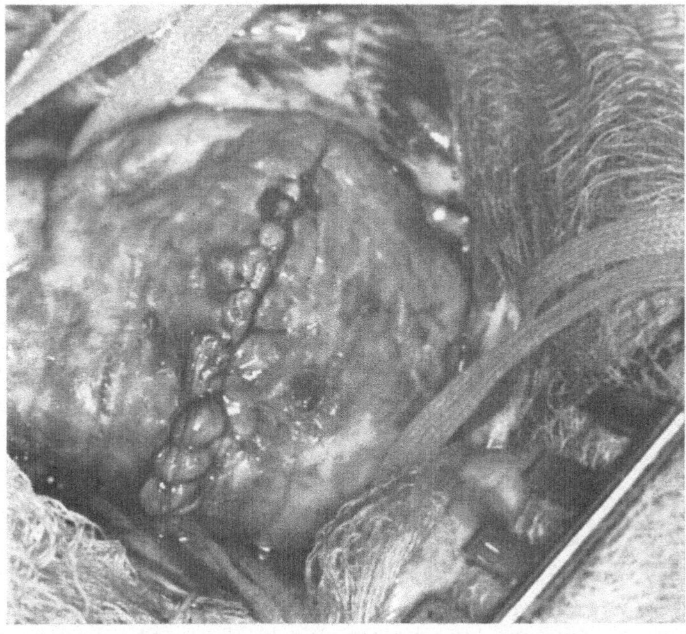

Abb. 25 d. Verschluß der Vorhofincision durch doppelt geführte, fortlaufende Seidennaht

Drosselung an Aorta und Pulmonalis, dann jene der rechten Lungenvene (soweit dies nicht schon nach Beendigung der Septumnaht geschehen ist), dann die an der oberen Hohlvene. Bei noch leicht geöffneter Satinskyklemme entweicht durch das einströmende Cavablut die Luft aus dem rechten Vorhof. Erst wenn Blut nachfließt, wird die Klemme ganz geschlossen und auch die untere Hohlvenenschlinge geöffnet. Zum Verschluß der Vorhofsincision über liegender Klemme eignet sich eine fortlaufende 5-0 atraumatische Seidennaht gut (Abb. 25d). Nach Adaptation des Perikards mit feinem Catgut, Blutstillung und Einlegen eines Thoraxschlauches folgt der schichtweise Wundverschluß.

3. *Infrakardialer Typ:*

Halbseitenlage links, totale Thorakotomie rechts, subcostal 5. Rippe. (Thoraxeröffnung S. 16). Hypothermie bis 29°C.

Operationsplan:

1. Anastomose zwischen dem gemeinsamen, horizontalen Lungenvenenstamm und dem linken Vorhof.

2. Ligatur des descendierenden Venenkanals.

3. Verschluß der interatrialen Verbindung.

Der Zugang ist gleich wie beim suprakardialen Typ. Die Lungenvenen mit dem großen vertikal hinter dem Herzen zum Zwerchfell ziehenden Kanal können beim Aufdrehen des Herzens nach links präpariert werden. Es muß die gleiche Anastomose zwischen dem linken Vorhof und dem *transversal* dahinter verlaufenden gemeinsamen Lungenvenenstamm entstehen wie beim suprakardialen Typ. Um jede venöse Rückstauung zu vermeiden, kann die Anastomose auch hier kaum je zu groß werden. Die Anastomose soll nicht zwischen dem linken Vorhof und dem gemeinsamen descendierenden Lungenvenenstamm gemacht werden, da dieser zu englumig ist. Die Druckmessung vor und nach Drosselung des absteigenden Venenstammes orientiert über die freie Passage durch die Anastomose (Druckgradient). Die endgültige Ligatur des vertikalen descendierenden Venenstammes und der Verschluß der Öffnung im Vorhofseptum sind analog dem suprakardialen Typ zu lösen. Bei sehr kleinen dekompensierten Säuglingen mit hohem Vorhofsdruck nach der Anastomosierung ist es vorsichtig, den ASD offen zu lassen, evtl. sogar den Venenstamm nicht in der gleichen Sitzung zu ligieren.

4. *Gemischter Typ:*

Zugang und Eingriff richten sich nach der Anatomie des Fehlers.

c) Klinik-Material (Chirurgische Universitätsklinik A, Zürich)

Tabelle 17, Seite 116

Unsere 5 Kinder mit total anomalem venösen Rückfluß verteilen sich auf 2 suprakardiale, 2 kardiale und 1 kombinierten kardialen Typ. Ein 13 Monate altes, stark cyanotisches und nur 5,6 kg wiegendes Mädchen mit dem kardialen Typ hat sich bei 26,6° C sehr gut in

8 min 30 sec durch Atrioseptopexie total korrigieren lassen (Fall 47). Zum Herzfehler haben ein kongenitaler Knotenrhythmus und eine Endokardfibrose gehört. Wie weit diese zusätzliche Belastung verantwortlich gemacht werden kann, daß sich die präoperativ vorhandene Herzinsuffizienz nicht erholt hat, ist unklar. Sicher hat sich der pulmonale Hochdruck (rechter Ventrikel systolisch 60 mm Hg, bei Systemdruck systolisch 80 mm Hg) ungünstig ausgewirkt. Das Kind ist postoperativ wegen drohendem Lungenödem und blutigem Bronchialsekret mit einem Überdruck von + 4 cm Wassersäule am Engström beatmet worden. Zunehmende Herzinsuffizienz mit terminalem Kammerflimmern am 1. postoperativen Tag haben sich auf keine Weise aufhalten lassen.

Die drei anderen Kinder mit einem Operationsalter von $4^1/_2$, 8, 8 Monaten leben nach 2 Monaten (Fall 45), 3 Jahren (Fall 19) bzw. 1 Jahr und 11 Monaten (Fall 46) absolut unauffällig. Der rechtsventrikuläre Druck hat präoperativ bei allen 60 mm Hg überschritten!

Die kombinierte Mißbildung (Fall 98) ist S. 81 (Transposition mit Single ventricle) besprochen.

Diskussion

Wenn ein Säugling mit TAVR dekompensiert, an Dystrophie, Dyspnoe und Cyanose leidet, so braucht er chirurgische Behandlung. Die Kinder sind also ausnahmslos bei der Operation schwerkrank. Die Operationsmortalität ist hoch, bei den meisten Autoren über 50% [73, 193, 210, 271, 286, 288].

MUSTARD [193] hat eine *zweizeitige Operation* mit Umleitung des Venenstammes in den linken Vorhof in der ersten, Verschluß der vorhandenen Querverbindung in einer zweiten Sitzung evtl. erst nach Jahren vorgeschlagen. Dieses Vorgehen scheint sinnvoll bei sehr kleinen Kindern mit dem supra- oder infrakardialen Typ [288]. Eine venöse Obstruktion (langer Venenstamm, kleines Foramen ovale), ein kleiner Rechts-Links-Shunt und daher unterentwickelte linke Herzhöhlen sind bei diesen Typen häufig. Nach der ersten Operation hat der linke Ventrikel Gelegenheit, sich nach und nach anzupassen, die Disproportion zwischen den beiden Herzkammern zu verringern. Bei primärer Totalkorrektur fällt das Sicherheitsventil für den plötzlich stark mehrbelasteten linken Ventrikel weg.

Diese hämodynamischen Schwierigkeiten gelten nicht im selben Maß wie bei der Fallot-Situation. Hier bewältigt der linke Ventrikel schon präoperativ ein zum Leben genügendes Systemminutenvolumen! Bei der Tetrade aber übernimmt der rechte Ventrikel je nach Schweregrad einen bestimmten Teil dieser Arbeit. Mit der Totalkorrektur erhält der linke Ventrikel beim Fallot eine stark vermehrte Volumenbelastung, der linke Ventrikel des total anomalen venösen Rückflusses nur eine geringgradige. Es scheint daher, daß der limitierende Faktor eher in den Lungen als am Herzen selbst zu suchen ist. Die Entscheidung für die zweizeitige, stufenweise Operation kann daher nicht allgemein gefaßt werden. Sie muß den hämodynamischen und anatomischen Befunden jedes Säuglings einzeln angepaßt sein.

Die *Sprengung des Foramen ovale nach* RASHKIND (Abb. 20) hat dann eine Berechtigung, wenn die zu kleine Öffnung im Vorhofseptum Ort der venösen

Anomaler, pulmonaler, venöser Rückfluß; Vorhofseptumdefekt vom Secundumtyp

Tabelle 17. *Operationen bei falsch mündenden Lungenvenen und ASD II°*

Fall	Name Geschl.	Alter (Mon.) Gew.(kg) bei Op.	Lungen-durch-blutung	Zeichen — Symptome Herz im Rö.-bild	Herz-insuf-fizienz	Tachy-Dyspnoe	Katheterbefunde O_2-Sätt. %	Druck-werte
45	O. G. ♀	$4^1/_2$ 4,5	stark haupts. links ver-mehrt	groß	+	ausge-sprochen	RA 78 LA 75 RV 80 FA 77	12 7 60/7 —
19	B. R. ♂	8 6,3	sehr stark vermehrt	groß	+	ab Geburt zeitw. bedrohlich	RV —	syst. 75
46	R. R. ♀	8 7,2	sehr stark vermehrt	groß	rasch zu-nehmend	ab 2. Woche	RV —	75/10
47	G. C. ♂	13 5,6	leicht vermehrt	beidseits sehr groß mehr rechts	+	ab 3. Monat	RA 85 LA — RV 76 FA 73	13 5 60/12 80/60
98	T. M. ♂	4 5,1	ver-mindert	groß beids.	+ +	Mäßig wech-selnde Cyanose	RA 37 LA — RV 32 FA 36	11 — 100/10 85/40
24	T. M. ♀	$9^1/_2$ 5,6	stark vermehrt	groß rechts	—	Leicht, wech-selnde Cyanose	RA 56 RV 77 LV —	7 60/15 105/15
48	B. G. ♀	7 4,9	stark vermehrt	deutl. zu-nehmend	(+)	mäßig	—	rechte Herz-höhlen sehr hoch
25	S. E. ♀	6 Tg. 2,8	normal	kaum ver-größert	+	stark stoßend	—	—
14	W. R. ♂	6 6,1	stark vermehrt	groß	+	ausge-sprochen	PA 83	60/15

Stase (S. 106) ist. Dieser Eingriff ist bei jenen Kleinkindern angezeigt, die Thorakotomie und Anastomose zwischen Lungenvenenstamm und linkem Vorhof nicht überstehen. Eine Besserung ist dann am Rückgang der Tachypnoe und Cyanose und an der beginnenden Trinklust zu sehen. Beim infrakardialen Typ und bei der Mündung der Lungenvenen in den Sinus coronarius kann von der Foramensprengung jedoch kaum ein Erfolg erwartet werden, da die venöse Stase nur in letzter Linie durch das Vorhofseptum verursacht ist.

Diagnose	Operation Kreislauf-stopp (min)	Op.-Temp. °C	Beobach-tungszeit. in Mon.	Verlauf Bemerkungen
TAVR, suprakardial F.O.	Anastomose Lungen-venenstamm linker Vorhof, Lig. VCS links —	29°	2	gut; intraop. Asystolie für etwa 12 min ohne Folgen
TAVR, suprakardial, F.O., VSD	Anastomose Lungen-venenstamm linker Vorhof, Lig. VCS links, (NB) —	32,5°	36	gut
TAVR, kardial, Dextro-kardie, F.O., D.B., Fehlende VCJ	Atrioseptopexie 8	26,5°	23	gut; auffallender Rückgang der Herzgröße
TAVR, kardial, F.O., Endokardfibrose rechts, Kong. Knotenrhythm.	Atrioseptopexie $8^{1}/_{2}$	26,6°	—	Reop. wegen Blutung unbe-kannter Ursache; Dauer-beatmung, Lungenblutung, 1. postop. Tag Asystolie
TAVR, kardial, TrG, Single Ventricle, Pulmonalklappenatresie, F.O., D.B., Systemvenenanomalie	Aortopulmonales Fenster (rechts) —	33°	—	Postop. Lungenödem, daher Reop. und Verkleinerung der Anastomose, bald nachher Asystolie
PAVR (ganze rechte Lunge). Canalis avc, Dextroversio cordis, Systemvenenanomalien	Atrioseptopexie subtotaler Verschluß des ASD I° (NB) $13^{1}/_{2}$	26°	—	1. postop. Tag sehr gut; star-ker Blutverlust mit Elektro-lytentgleisung, mehrmals Asystolie am 2. postop. Tag
PAVR (OL rechts), MS, F.O. (Lutembacher)	Mitralstenosen-sprengung durch F.O. 2	28°	—	Über Bradykardie zu Asystolie am Operationstag; ante op. Hemiparese rechts
PAVR (OL rechts), Truncus a.c. (II—III), VSD, F.O.	—	—	—	Ohne Katheter als Notfall zur Operation; Av-Block seit Angioversuch, Asystolie bei Präparation der Aorta
ASD II° VSD, Fibroelastose	ASD-Verschluß NB 65 — 45 6	27°	1	gut

B. Partiell falsch mündende Lungenvenen und Vorhofseptumdefekt vom Secundumtyp (PAVR und ASD II⁰)

Die inkomplette Transposition von Lungenvenen ist kein seltener Herzfehler. Es ist fast ausnahmslos nur eine Lunge von diesem Fehler befallen, die rechte Lunge über doppelt so oft wie die linke [189, 200]. Die falsche Mündung der rechten Lungenvenen liegt bei mehr als 50% in der V. cava superior, in zweiter

Linie im rechten Vorhof und schließlich in der V. cava inferior. Bei transponierten rechtsseitigen Oberlappen- und Mittellappenvenen befindet sich die Mündung vorzugsweise in der Nähe vom Ostium der V. cava superior, entweder in der Hohlvene selbst oder unmittelbar daneben im rechten Vorhof. Oft ist diese falsche Mündung kombiniert mit einem Sinus-venosus-Defekt. Der Vorhofseptumdefekt vom Secundumtyp (ASD II°) ist in 15% mit falsch mündenden Lungenvenen kombiniert. Bei befallenen linken Lungenvenen erhält in über 85% die linke persistierende obere Kardinalvene ohne Verbindung zum Sinus coronarius das Lungenblut. Die verschiedenen Kombinationen mit anderen intrakardialen Anomalien sind der Häufigkeit folgend:
Partiell falsch mündende Lungenvenen mit Vorhofseptumdefekt (ASD II°), mit großem Abstand folgen die Verbindung mit Tetralogie, mit Tricuspidalatresie, mit Single Ventricle und selten mit Ventrikelseptumdefekt oder offenem Ductus Botalli [54, 86, 157, 189, 200, 280].

Die physiologischen Konsequenzen dieser Anlageanomalie entsprechen weitgehend jenen des Vorhofseptumdefektes (Tab. 21, S. 114). Sie bereiten im Säuglingsalter nur ausnahmsweise Sorgen [7]. Bislang ist uns selbst in der Altersgruppe der Säuglinge weder beim unkomplizierten ASD II° noch bei partiell falsch mündenden Lungenvenen ein gefährlicher Zustand begegnet. Münden nur ein oder zwei Lungenvenen rechts, ist die Anomalie bedeutungslos [231]. Die Ausnahmen, bei denen schon im *Säuglingsalter eine Operationsindikation* vorliegen kann, lassen sich in zwei Gruppen gliedern:

1. Es geht mehr als 50% des Lungenvenenblutes ins rechte Herz, womit eine Herzdekompensation möglich wird [53, 69, 150, 157, 189].

2. Eine andere kombinierte Anomalie entscheidet über den klinischen Verlauf.

Chirurgische Behandlung des partiell anomalen venösen Rückflusses und des Vorhofseptumdefektes vom Secundumtyp

a) Allgemeines

Gruppe 1 (mehr als 50% Shuntvolumen im Lungenkreislauf)

Es gelten die *gleichen indikatorischen und technischen Prinzipien für partiell anomal mündende Lungenvenen und für den Vorhofseptumdefekt vom Secundumtyp.* Nur wenn Anstrengungsdyspnoe, erhöhte Ermüdbarkeit ausgesprochen sind, eine nicht beherrschbare Herzvergrößerung und Herzinsuffizienz auftreten, kommt die Operation in Frage. Besonders ernsthaft sind Anzeichen von pulmonalem Hochdruck, was bei Dekompensation nur bei den falsch mündenden Lungenvenen, nicht aber beim reinen ASD II° vorkommt!

Bei der *Gruppe 2* ist es *die zusätzliche Anomalie,* die Indikation und technisches Vorgehen in der chirurgischen Behandlung des Säuglings bestimmt.

b) Chirurgische Technik

Die Operationsmethode ist bestimmt durch die vorliegende Form der Anomalie. Das Verschieben des Vorhofseptums nach rechts, so daß die rechtsliegende Venenmündung mit dem linken Vorhof in Verbindung kommt, ist beim Säugling wohl der häufigste Eingriff [94]. Er wird in Oberflächenhypothermie durch rechtsseitige antero-laterale Thorakotomie durchgeführt. Die Technik ist gleich wie beim kardialen Typ des total anomalen venösen Rückflusses (S. 110, Abb. 25).

c) Klinik-Material (Chirurgische Universitätsklinik A, Zürich)

Tabelle 17, Seite 116

Die Gruppe 1 fehlt in unserem Krankengut vollständig.

Wir haben nur 2 Säuglinge operiert, bei denen partiell transponierte Lungenvenen mit entscheidenden anderen Herzfehlern kombiniert gewesen sind (Gruppe 2). Bei 1 Säugling ist der ASD sec. im Zusammenhang mit der Bändelung wegen großem VSD verschlossen worden (Abb. 25).

Ein cyanotisches, dystrophisches, 7 Monate altes Mädchen (Fall 48, 4,9 kg) mit in den Sinus coronarius mündender rechter Oberlappenvene, offenem Foramen ovale und Mitralstenose, bei dem unter mehrmonatiger Spitalbehandlung Herzgröße und Lungenüberflutung deutlich zugenommen haben, ist am 1. postoperativen Tag gestorben. Die transponierte Lungenvene hat den Links-Rechts-Shunt des Lutembacher-Syndroms verstärkt, wäre aber ohne diese unglückliche Kombination unwirksam geblieben. Lutembacher plus partiell anomal mündende Lungenvenen sind eine seltene, aber doch beobachtete Kombination [172, 177]. In Hypothermie von 28°C sind die Mitralstenose via offenem Foramen ovale gesprengt, das Foramen ovale verschlossen und die transponierte rechte Oberlappenvene belassen worden. Nach sehr guten ersten postoperativen zwölf Stunden ist das Kind im Laufe der späten Nacht an rasch auftretender Herzinsuffizienz gestorben.

Das zweite, 9 Monate alte Mädchen (Fall 24) ist nicht cyanotisch, aber deutlich dystrophisch (5,6 kg) und dyspnoeisch. Es hat eine ausgesprochen hyperkinetische Herzaktion, eine Leber- und Lungenstauung und in den letzten Wochen immer wiederkehrende pulmonale Infekte durchgemacht. Die Angiographie muß zweimal wiederholt werden, bis die komplizierte Situation operationsreif geklärt ist (Tab. 4). Wir gehen in Oberflächenhypothermie von 26° C subcostal 5. Rippe links ein, da eine Dextroversio cordis vorliegt. Nach Ausspannen des Perikards isolieren und umschlingen wir V. cava superior — die durch den Sinus transversus pericardii ganz rechts oben zu finden ist —, die in den rechten Vorhof mündenden, rechtsseitigen und die links mündenden, linksseitigen Lungenvenen. Weiter werden die links mündende, linke obere Hohlvene und die stark erweiterte Hemiazygos sowie Aorta und Pulmonalis gemeinsam angeschlungen. Der linke Vorhof liegt nicht hinten wie üblich, sondern links (Dextroversio). Wir eröffnen ihn in inflow occlusion, lokalisieren nochmals alle Gefäßmündungen von innen und stellen zusätzlich zur klinischen Diagnose einen Canalis atrioventricularis communis fest. Wir erweitern das Ostium primum nach hinten oben und nähen das jetzt verschiebbare Vorhofseptum soweit nach rechts, daß die rechten Lungenvenen in den linken Vorhof münden (Atrioseptopexie). Ganz caudal wird der freie Rand des Ostium primum durch Naht an die linke Vorhofswand hinübergezogen, um die Lebervenen in den rechten Vorhof zu weisen. Durch direkte, fortlaufende Naht kann das Ostium primum bis auf einen Schlitz über der Herzbasis verschlossen werden. Dort dürfen in Hypothermie mit beschränkter Operationszeit keine Nähte gelegt werden, weil es sich um die gefährliche Stelle des Av-Bündelverlaufes handelt. Nach 13¹/² min ist der linke Vorhof wieder verschlossen und das Herz ist in Asystolie. Mit Massage und Adrenalin kommt nach einem Blockbild wieder Sinusrhythmus mit gutem Systemdruck. Am ersten postoperativen Tag ist das Kind wach, hat unauffällige Reaktionen, keine cerebralen Anfälle. In der zweiten Nacht kommt ohne Prodromalzeichen eine Asystolie. Herzmassage, Adrenalin, Natriumbicarbonat, Dauerbeatmung bringen gute Erholung. Im Laufe des nächsten Tages wiederholt sich diese Situation zweimal, zuletzt ohne Behandlungserfolg. Es ist möglich, daß dieses Herz versagt hat, weil wir zu viel Blut- und Flüssigkeitsersatz getrieben haben.

Fall 25: PAVR, Truncus a.c., F.O., Besprechung S. 28 und Tab. 4.

Fall 14: ASD vom Sekundumtyp, VSD mit pulmonaler, Hypertension, Fibroelastose re Vorhof. Mit der klinischen Diagnose eines kardialen Typs von TAVR und kleinem, wenig wirksamem VSD wird eine Atrioseptopexie (s. S. 110) geplant. Intraoperativ aber werden ein stark vergrößerter rechter Vorhof, ein großer ASD ohne falsche Lungenvenenmündung und ein großer VSD mit Druckausgleich in beiden Ventrikeln gefunden. Diese unerwartete Anomalie verlangt einen ASD-Verschluß (6 min Kreislaufstillstand bei 27° C, Abb. 25) und die Bändelung der A. pulmonalis (Tab. 4). Das Herz ist kleiner geworden, das Kind hat sich gut entwickelt.

VI. Anomaler Abgang der linken Coronararterie (Bland-White-Garland)

Der Ursprung der linken Coronararterie aus der A. pulmonalis ist ein seltener Herzfehler. In MAUDE ABBOTTs bekannter Serie von 1000 Herzfehlern [1] kommt er zehnmal vor.

Verschiedene Studien weisen darauf hin, daß durch diese anatomische Situation ein Links-Rechts-Shunt zustande kommen kann [38, 64, 65, 77, 90, 156, 167, 232, 268]. Mit der Entwicklung von genügend intercoronaren Anastomosen fließt das Blut entsprechend dem Druckgefäße von der rechten Coronarie durch das Kollateralnetz in die linke Coronarie und steigt retrograd zur A. pulmonalis mit niedrigem Druck auf. Es kommt eine arteriovenöse Fistel zwischen Aorta und A. pulmonalis zustande. Bei den wenigen Erwachsenen ist dieser Shunt meist nachgewiesen worden [65, 77, 90, 167], teils gar mit kontinuierlichem oder diastolischem Geräusch. Infarktzeichen im EKG fehlen. *Diesem „adulten Typ" wird der „infantile Typ" gegenübergestellt.* Der Träger des infantilen Typs bekommt schon in den ersten 6 Monaten Myokardinfarkte und Myokardfibrose wegen fehlender oder ungenügender Kollateralen und stirbt im 1. Lebensjahr [17, 156, 157, 200, 201, 235]. KEITH errechnet 85% aller Patienten mit dem Bland-White-Garland-Syndrom, die im 1. Lebensjahr Symptome bekommen. Von 41 Kranken, die im 1. Jahr sterben, sind 33 schon in den ersten 6 Monaten tot, die meisten im 3. und 4. Lebensmonat. Die 15%, die auswachsen, leben durchschnittlich bis zum 35. Jahr.

Das neugeborene Kind bringt mit dem physiologisch hohen pulmonalen, vasculären Widerstand einen hohen Perfusionsdruck für die anomale linke Coronararterie mit auf die Welt. Es ist daher asymptomatisch. *Die postnatale Entwicklung kann mehrere Wege gehen:*

1. Wenn sich die Kollateralen nicht entwickeln, werden mit Abnahme des Pulmonalisdruckes schwere Störungen auftreten. Das Myokard des linken

Ventrikels bleibt auf die Blutzufuhr aus der A. pulmonalis angewiesen. Die anomale linke Coronarie führt ihm schlecht oxygeniertes Blut mit tiefem Perfusionsdruck zu. Das Resultat, der anterolaterale Myokardinfarkt, kann nicht ausbleiben. Die Erkennung dieser Situation muß durch den Nachweis des Fehlens jeglichen Links-Rechts-Shunts mit dem Kathetrismus (Sauerstoffsättigung, Wasserstoff- und Farbstoffkurven, Cinéangiographie) möglich sein.

2. Kommt ein genügendes Kollateralnetz zum linken Ventrikel zur Ausbildung, ist die Ischämiegefahr kleiner. Ein Infarkt kann trotzdem entstehen, wird aber entsprechend dem Ausbildungsgrad der Kollateralen nicht das schwere klinische Bild erzeugen wie bei alleiniger Versorgung durch die anomale linke Coronarie.

3. Die guten intercoronaren Anastomosen schließlich führen zur arteriovenösen Fistel. Die Blutversorgung des linken Ventrikels ist dadurch aber keineswegs garantiert, weil ein großer Anteil des oxygenierten Shuntblutes dem linksseitigen Myokard verlustig geht. Aus der normal entspringenden rechten Coronararterie fließt es durch Kollateralen unter Umgehung des Capillarbettes des linken Ventrikels dem niedrigen Druck folgend retrograd durch die linke Coronararterie direkt zur A. pulmonalis ab (Abb. 27).

4. Der Säugling kann auch einen kleinen Infarkt überstehen, dann erst eine ausgedehnte Kollateralzirkulation mit Links-Rechts-Shunt entwickeln und bis in die späte Kindheit leben [235, 268].

Das klinische Bild ist von ABRIKOSSOFF [4] 1911 anatomisch und von BLAND, WHITE und GARLAND [37] 1933 erstmals klinisch beschrieben worden. Die Symptome beginnen zwischen dem 2. und 6. Monat sehr häufig mit Trinkschwierigkeiten (ähnlich wie bei den Aortenbogenanomalien). Später kommen Episoden mit gequältem Gesichtsausdruck, großen, ängstlichen Augen als Zeichen des krampfartigen Schmerzes, Blässe, Tachypnoe, Husten, Tachykardie (160—200 Schläge pro min) und Schweißausbrüche dazu [111, 200, 231]. Die Zeichen werden hauptsächlich bei der Nahrungsaufnahme deutlich und dauern einige Minuten. Sie ähneln sehr den coronaren Attacken der Erwachsenen. In der Zwischenzeit sind die Kinder mit Ausnahme häufigen Keuchens weitgehend unauffällig. Eine Lebervergrößerung gehört zum Rechtsherzversagen und ist wie die Cyanose nur terminal vorhanden.

Zum ausgesprochen großen Herzen kann ein aneurysmatischer Buckel des linken Ventrikels gehören. Ein charakteristisches Herzgeräusch fehlt. Das EKG ist pathognomonisch, wenn zu den üblichen Indizien der Myokardkrankheit, Low-Voltage, T-Inversion in allen Standardableitungen, antero-laterale Nekrosezeichen links hinzukommen [200].

Die zwei einander oft gegenübergestellten Typen (S. 120) umfassen zwei klinische Verlaufsformen, die allein auf dem Grad der Entwicklung intercoronarer Anastomosen basieren. *Es handelt sich bei der infantilen und adulten Form nicht um zwei verschiedene anomale Einheiten, sondern nur um die zwei Extreme eines ganzen Spektrums.*

Die eigene Beobachtung, die weder zum infantilen noch zum adulten Typ paßt, soll dies illustrieren.

Fall 49: 4 Monate altes dystrophisches (4,5 kg) Mädchen, das zwei Wochen nach Termin normal geboren ist. Mit zwei Monaten deutliche Atemnot beim

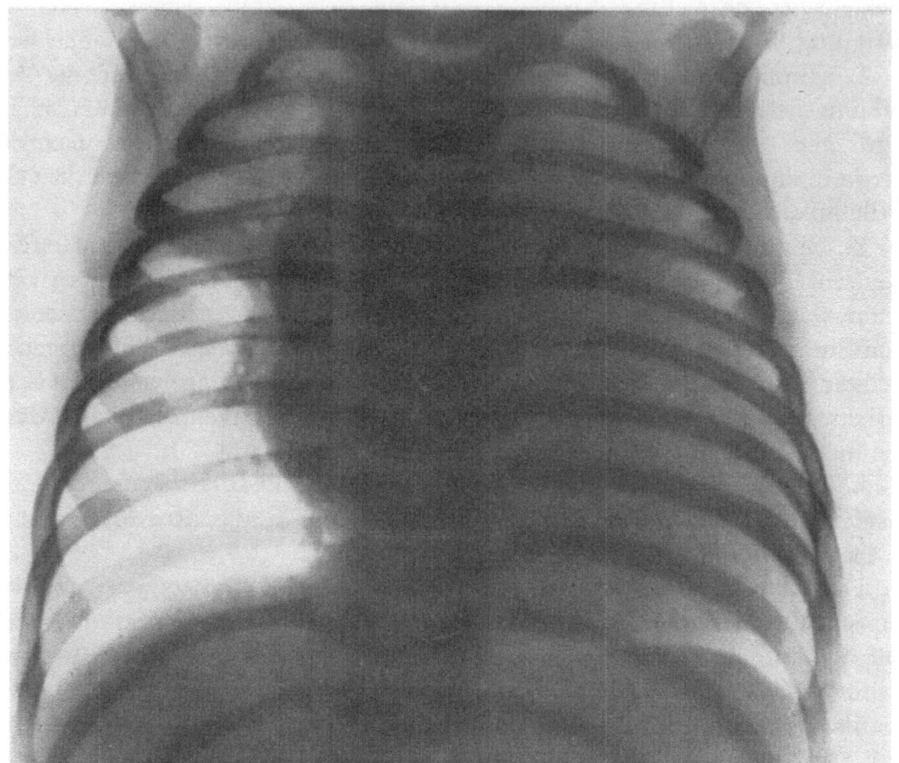

Abb. 26*. *Abgang der linken Coronararterie aus der A. pulmonalis* (Fall 49). Starke Herzvergrößerung mit Aneurysmabildung im linken Ventrikel. Atelektase im rechten Oberfeld und Überblähung der übrigen rechtsseitigen Lungenanteile

Trinken. Wird mit $2^1/_2$ Monaten wegen fraglicher Lungenerkrankung in ein Kinderspital eingewiesen. Mit vier Monaten auffallend blaß bei fehlender Anämie, Leber leicht vergrößert, keine Ödeme, häufig Schweißausbrüche.

Femoral- und Radialispulse gleich kräftig. Herzspitzenstoß nicht palpabel, kein Schwirren, Herztöne kräftig, leises systolisches Geräusch, Diastole frei.

Dyspnoe und wechselnd auftretende Tachypnoe bis 90 Atemzüge pro min, Tachykardie um 150 Schläge pro min.

Röntgenbild (Abb. 26): Riesiges Herz, das die linke Thoraxhälfte fast ganz ausfüllt. Kleiner Buckel an der antero-lateralen Ventrikelwand links wahrscheinlich.

EKG: Linksventriculäre Hypertrophie mit Bild des antero-lateralen Infarktes.

* Mit freundlicher Genehmigung des Röntgendiagnostischen Zentralinstituts der Universität Zürich

Cinéangiographie (Abb. 27): Durch aortale, supravalvuläre Kontrastmittelinjektion stellt sich nur die rechte, auffallend weite Coronararterie dar. Gleich zu Beginn der Injektion füllt sich aus der rechten Coronarie über einen Conusast ein Gefäßring, der zum Anfangsbereich der linken Coronarie zieht. Über weitere intercoronare Anastomosen kommt von rechts her der Ramus anterior descendens der linken Coronarie, der sich retrograd in die A. pulmonalis entleert, zur Darstellung.

Durch Rechtskatheter (Druck in A. pulmonalis 42/9 mm Hg) gelingt die Sondierung der linken anomalen Coronarie aus der A. pulmonalis. Bei systolodiastolischer Injektion [245] erkennt man die Füllung des Anfangsteils der linken Coronarie während Diastole und die Ausschwemmung des Kontrastmittels durch den Links-Rechts-Shunt während Systole!

Nach den Sauerstoffwerten läßt sich der Shunt nicht sicher nachweisen.

Verlauf: Nach guter Erholung von der Kathetrisierung tritt in der Nacht vor der geplanten Arterienligatur plötzlich unbehebbares Kammerflimmern auf.

Sektion: anomaler Ursprung der Coronaria sinistra aus dem Truncus pulmonalis. Stark ausgebildete, ringförmige Anastomose zwischen den beiden Ursprungsstellen der Coronararterien. Starke Hypertrophie der linken Kammerwand. Narbiger Infarkt mit aneurysmatischer Ausweitung auf der Vorderfläche der linken Kammer.

Chirurgische Behandlung des Syndroms von Bland-White-Garland

Die Digitalisierung bringt als alleinige Behandlung keine endgültige Hilfe. Sie mag allenfalls zur Operationsvorbereitung dienen.

Die präoperative Katheteruntersuchung ist absolut unerläßlich zur Klärung der Shunt-Situation und zur Abgrenzung anderer Coronaranomalien [122]. *Der Operationsplan* wird dann der pathophysiologischen Situation des Einzelfalles angepaßt:

1. Wenn der Links-Rechts-Shunt bewiesen ist, kann im Säuglingsalter mit der Ligatur der linken Coronararterie eine Besserung erwartet werden. Sie wird zu einem ausgezeichneten Resultat führen, wenn trotz gesichertem Links-Rechts-Shunt Ischämiezeichen und Ischämiefolgen vorhanden sind. Die erwartete Besserung kommt durch Erhöhung des Perfusionsdruckes und Verhinderung des Shuntverlustes zustande.

2. Bei fehlendem Links-Rechts-Shunt ist der linke Ventrikel auf die Blutzufuhr aus der A. pulmonalis angewiesen. Die Ligatur der linken Coronarie führt beim Säugling zur Katastrophe.

3. Zeigen die Katheteruntersuchungen einen geringen oder wechselnd starken Links-Rechts-Shunt, kann erst intra operationem über das weitere Vorgehen entschieden werden. Eine cyanotisch durchschimmernde linke

Coronararterie mit ungesättigtem Blut weist auf schlechte Anastomosen hin. Im gleichen Sinne sprechen das Auftreten von akuten Ischämiezeichen im EKG nach provisorisch ligierter Coronararterie und die fehlende Rückstauung von Blut distal dieser Ligatur. Unter diesen Umständen ist die definitive Ligatur ein Fehler [64, 201, 235].

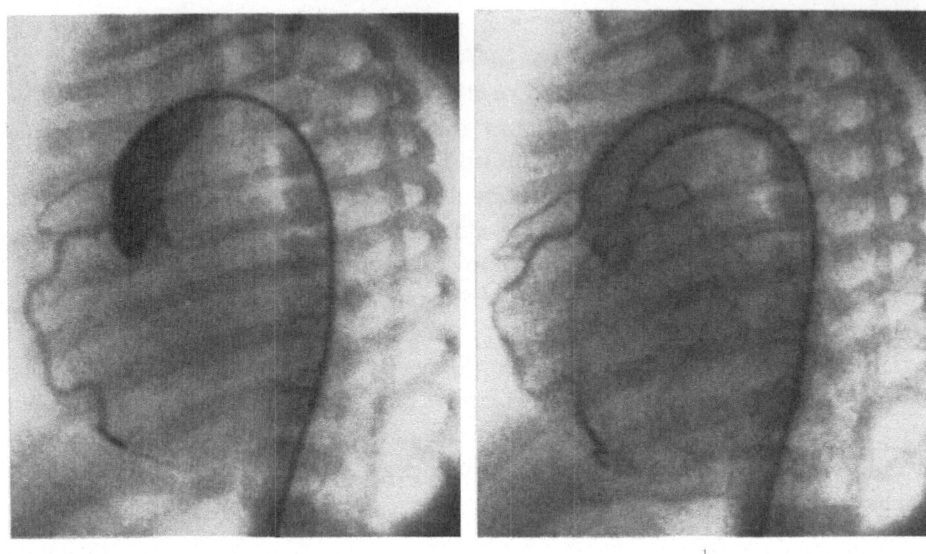

Abb. 27a—d*. *Abgang der linken Coronararterie aus der A. pulmonalis* (Fall 49, S. 122). Systolodiastolische Kontrastmittelinjektion in die Aorta: a) Erweiterte und vermehrt geschlängelte rechte Coronararterie, linker Sinus valsalvae hypoplastisch und ohne Coronarabgang. b) Anastomosennetz aus der rechten Coronararterie mit retrograder Füllung des Ramus anterior descendens, Gefäßring an der Herzbasis im Bereiche der A. pulmonalis

Diskussion

Verschiedene Wege sind in der *chirurgischen Behandlung* des Syndroms von Bland-White-Garland eingeschlagen worden:

1. Die Ligatur der anomalen linken Coronarie durch eine linksseitige Thoracotomie behält ihre sichere Indikation bei eindeutigem Links-Rechts-Shunt.

2. Bei Fehlen einer arteriovenösen Fistel und beim intraoperativen Beweis der Notwendigkeit des Blutstromes aus der linken Coronararterie ist die Ligatur kontraindiziert.

3. Zu den direkten Methoden zählen die Anastomose der linken Coronararterie mit einer Systemarterie [14] oder mit der Aorta [135, 195]. Diese definitive Korrektur ist der ideale Weg für Kinder über 2 Jahren [72].

* Mit freundlicher Genehmigung des Röntgendiagnostischen Zentralinstituts der Universität Zürich

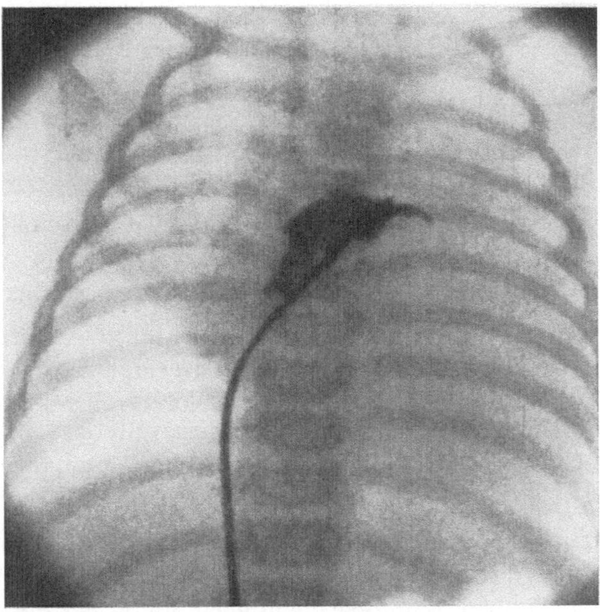

Abb. 27 c u. d. Diastolische Injektion [245] in die linke Coronararterie aus der A. pulmonalis. c) Selektive Darstellung des Anfangsteils der linken Coronararterie aus der A. pulmonalis

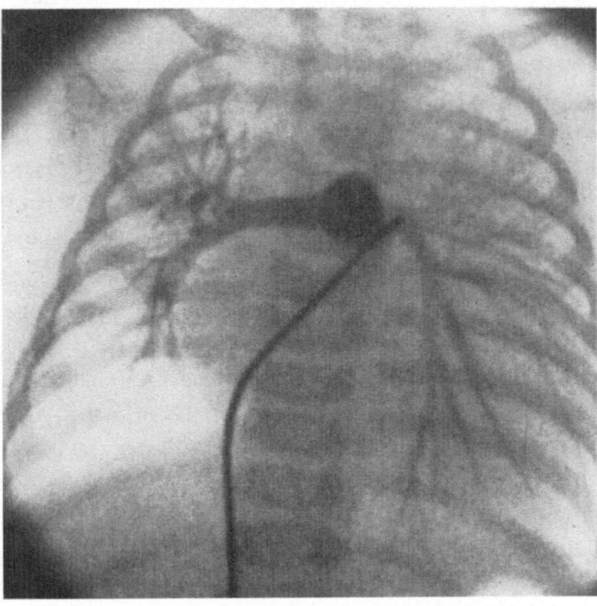

Abb. 27 d) Kontrastmittel wird in Systole aus der linken Coronarie in die A. pulmonalis
ausgewaschen. Nur in Diastole geht die Stromrichtung aus der A. pulmonalis in die
linke Coronararterie

Die Verhältnisse sind bei den Säuglingen zu klein, um eine V. saphena zwischen Aorta und linke anomale Coronarie einzuschalten. Wenn die Bedingungen von Punkt 1 nicht sicher erfüllt sind, gilt es also, den Säugling bis ins Alter der definitiven Korrektur hinüberzuretten. Welche Methode hierfür die geeignete ist, hängt allein vom einzelnen Säugling ab:

a) Die einfachste Methode ist die *medikamentöse Beherrschung* der Herzdekompensation mit Einschluß von Coronardilatantien und evtl. Anticoagulation.

b) Eine *aortopulmonale Anastomose* [111] macht eine höhere O_2-Sättigung in der A. pulmonalis. Dieser Shunt gibt aber dem linken Ventrikel, der schon in einer Notlage ist, eine zusätzliche Bürde. Es ist fraglich, ob tatsächlich Blut mit höherer O_2-Sättigung in die anomale linke Coronararterie fließt. Die Durchmischung des Shuntblutes mit dem venösen Blut des rechten Ventrikels erfolgt entsprechend der Strömungsrichtung in der A. pulmonalis weiter distal.

c) Die *Erhöhung des Perfusionsdruckes* in der anomalen linken Coronararterie müßte theoretisch von einer Besserung der Myokarddurchblutung gefolgt sein [161]. Es wäre dies die Errichtung der Situation der neonatalen und postnatalen Phase mit hohem pulmonalem Widerstand, in der die Säuglinge symptomlos sind. Eine operativ erzeugte, pulmonale Widerstandssteigerung belastet nur den rechten Ventrikel, der gut durchblutet ist. Es ist anzunehmen, daß der tiefe Perfusionsdruck eine weit wichtigere Rolle als die niedrige Sauerstoffsättigung dieses anomalen Coronarblutes bei der Entstehung so schwerer Myokardveränderungen spielt. Bei vielen Fällen von Morbus ceruleus mit geringerer Sauerstoffsättigung fehlen Infarktereignisse ganz! Theoretisch wäre daher *eine Bändelung*, evtl. kombiniert mit der Anlage eines ASD der richtige Weg. Es würde dann dem Myokard des linken Ventrikels besser gesättigtes Blut mit höherem Perfusionsdruck ohne Belastung des linken Herzens angeboten. Aus der künstlichen Pulmonalstenose und dem ASD erwachsen für die definitive Korrektur in einigen Jahren keine Probleme.

Für weniger geeignet erachten wir die *Deepikardialisation* und Puderverklebung von Herz und Perikard entsprechend dem Vorgehen von BECK bei den erwachsenen Coronarpatienten. Einzelne Berichte über Erfolge beim Säugling liegen allerdings vor [212, 238]. Diese Operation braucht zur wirksamen Gefäßeinsprossung Wochen. Wenn der Säugling im Moment des Eingriffs einige Wochen auf den Erfolg warten kann, ist der Zeitpunkt der Operation nicht richtig gewählt worden. Wenn er die Operationsbelastung übersteht, ist anzunehmen, daß er ohne den Eingriff, der ja unmittelbar postoperativ gar keinen Vorteil bietet, ebensogut oder besser gelebt hätte. Wahrscheinlich sind das Kleinkinder gewesen, die mit medikamentöser Behandlung zur Totalkorrektur nach dem 2. Lebensjahr hätten geführt werden können.

Die *Vinebergsche Operation* scheint uns beim Säugling zum Scheitern verurteilt. Die Gefäße sind zu klein und der antero-laterale Bezirk, der den Myo-

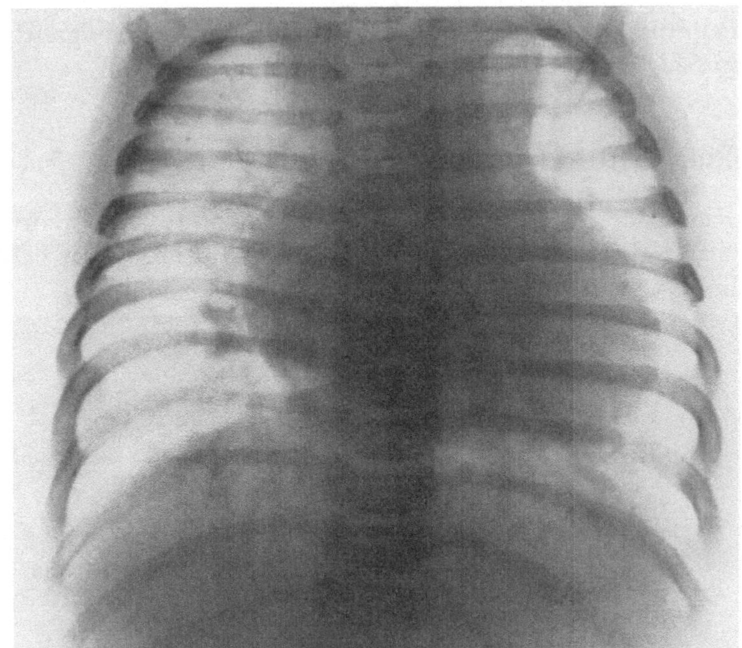

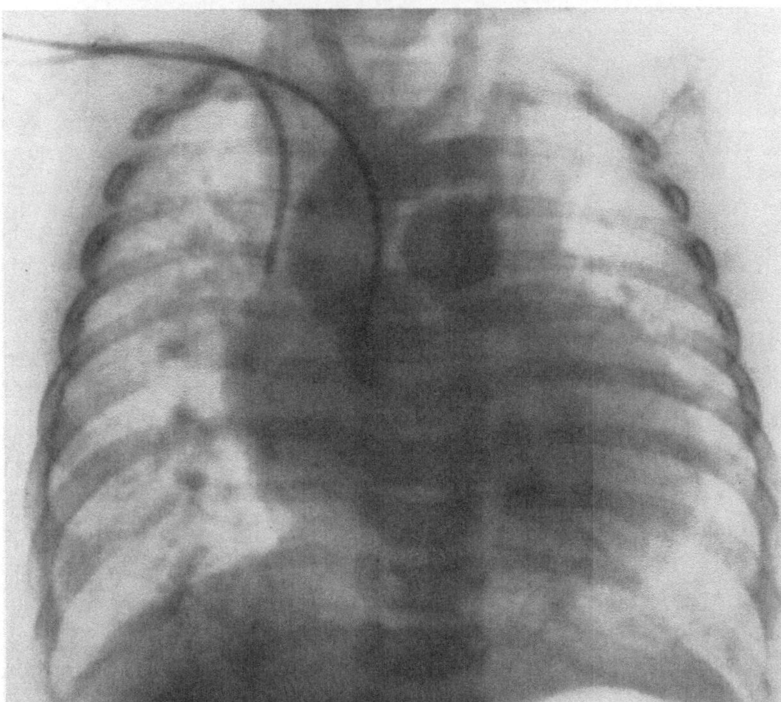

Abb. 28a u. b. *Postductale Coarctatio aortae mit kurzem Isthmus* (Fall 54, Tab. 19). a) Stark vergrößertes, aortal konfiguriertes Herz ohne sichtbares Pulmonalissegment, Lungenüberflutung. b) Kontrastmittelinjektion in die Aorta, supravalvulär; zum Ductus Botalli verzogener, kurzer, enger Isthmusbereich

kardtunnel erhalten soll, ist fibrotisch verändert. Über erfolgreiche Operationen im Säuglingsalter ist bisher nicht berichtet worden.

VII. Coarctatio aortae

Die Coarctation der Aorta ist ein häufiger Herzfehler. Er steht an dritter Stelle aller kongenitaler Herzfehler bei Abbott und Ober [1, 207], an siebenter bei Keith und Nadas [157, 200].

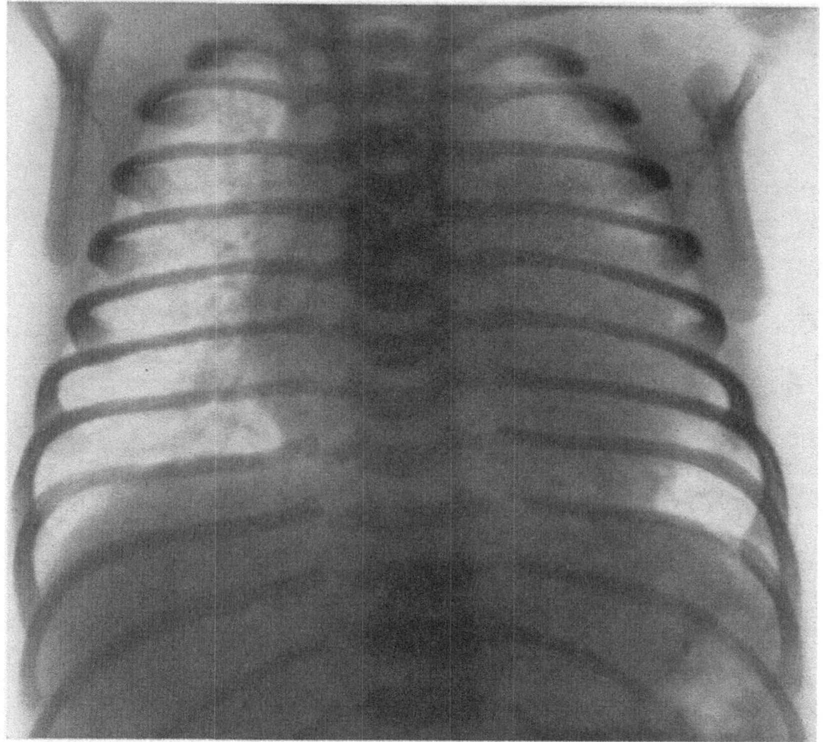

Abb. 29a—c*. *Coarctatio aortae mit langem hypoplastischem Isthmus* (plus Vorhofseptumdefekt und Transposition der rechten oberen Lungenvene) (Fall 53, Tab. 19). a) Starke Herzvergrößerung, Lungenüberflutung

Die weitaus größte Zahl der Coarctationen liegt im Isthmusbereich der Aorta. Je nach der Beziehung zum offenen Ductus Botalli oder zum Ligamentum Botalli kann zwischen der postductalen und der präductalen Coarctation unter schieden werden.

Bei der *postductalen Form* liegt die Lumenenge in der Aorta distal vom meist kleinen, sich physiologischerweise verschließenden Ductus. Die Stenosierung ist kurz (Abb. 28), teils diaphragmaartig und schon beim Säugling können

---

* Mit freundlicher Genehmigung des Röntgendiagnostischen Zentralinstituts der Universität Zürich

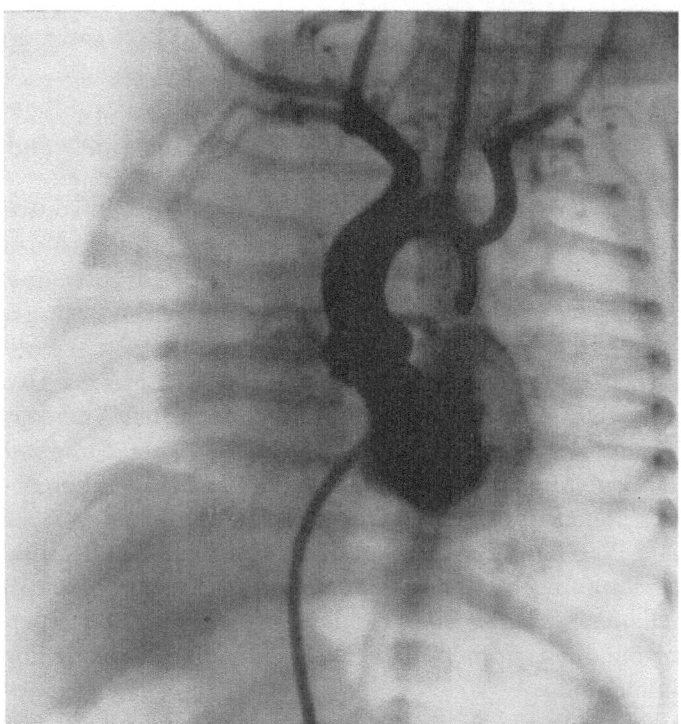

Abb. 29 b u. c. Kontrastmittelinjektion in den linken Ventrikel: b) Langer hypoplastischer Isthmus aortae

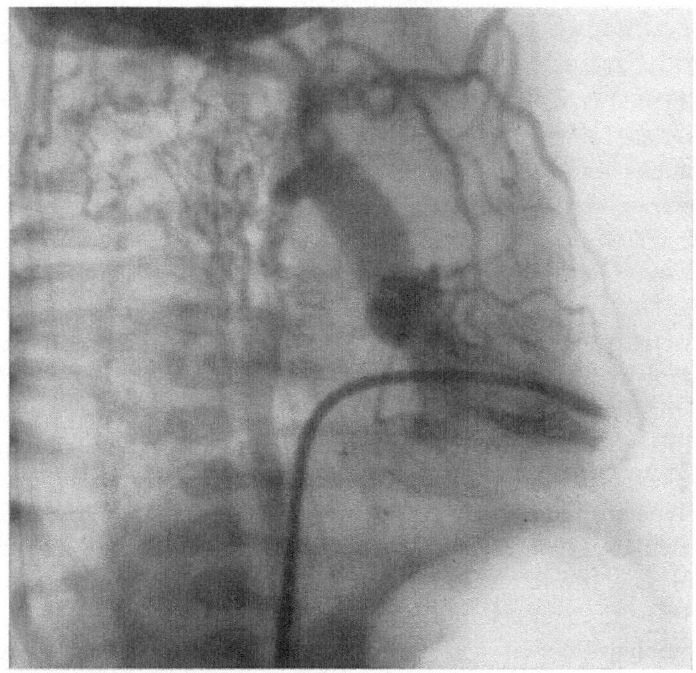

Abb. 29 c. Schon mit 2 Monaten stark entwickelter Kollateralkreislauf

wirksame Kollateralen vorliegen [22]. Die postductale Coarctation ist häufig in reiner Form vorhanden. Sie verursacht im Säuglingsalter in kaum 10% Symptome [57, 200] und wird daher auch als adulte Form bezeichnet. Zur Diagnose kommt es meist zwischen dem 2. und 15. Jahr anläßlich einer Routineuntersuchung beim weitgehend gesunden Kind.

Die Eigenart der *präductalen Coarctation* ist der Kurzschluß durch den großen offenen Ductus Botalli distal der Aortenstenosierung. Die Aorta descendens wird mit Blut aus der A. pulmonalis durchströmt. Die Einengung ist in der Mehrzahl der Fälle nicht umschrieben, sondern sie dehnt sich gegen den Abgang der A. subclavia hin aus und setzt sich bei 20% in den mehr oder weniger hypoplastischen Aortenbogen hinein fort (Abb. 29). Mit der Übernahme der Blutversorgung distal der Stenose durch den rechten Ventrikel sind beide Kammern postnatal Systemventrikel geworden. Ansätze für ein Kollateralsystem zur Umgebung des Blockes fehlen beim Neugeborenen ganz. Die Kombination mit einem weiteren Herzfehler wird in über 50% gefunden [115, 157, 200, 203, 205, 231]. Es werden besonders Aorten- und Mitralklappenfehler, Ventrikelseptumdefekte, Endokardkissendefekte und Transpositionen der großen Gefäße angetroffen. Die präductale Coarctation ist relativ selten jenseits der Säuglingsperiode, weshalb sie auch die Bezeichnung infantile Form bekommen hat.

Mehr als die Hälfte aller Coarctationen machen Zeichen und Symptome im 1. Lebensjahr [157, 187]. Die Symptomatik unterscheidet sich beim Säugling kaum zwischen dem prä- und postductalen Typ. Die Cyanose allerdings, insbesondere am linken Arm und der unteren Körperhälfte, wird bei der präductalen Form beobachtet. Sie gehört nur im terminalen Stadium zum postductalen Typ [157, 200]. Bei jedem Säugling mit Dyspnoe, Ernährungsschwierigkeiten, einem Herzgeräusch mit oder ohne Cyanose, mit Herzdekompensation kann eine Coarctation vorliegen! Ganz besonders verdächtig ist eine Herzdekompensation in den ersten drei Lebensmonaten. *Die Coarctation ist die zweithäufigste Ursache für eine Herzdekompensation im Säuglingsalter überhaupt.* Die Femoralpulse sind verspätet oder schwach, fehlen aber selten ganz. Der systolische Druck ist an den Armen höher als an den Beinen. Beim präductalen Typ in Kombination mit großem Ventrikelseptumdefekt oder einer zweiten proximalen Stenosierung (Mitralstenose, Aortenklappenstenose) fehlt der Druckgradient zwischen Armen und Beinen und die Femoralpulse sind deutlich [105, 200, 203]. Im EKG trifft man alle Übergänge von unauffälligen Kurven, linksventriculärer Hypertrophie, rechtsventriculärer Hypertrophie und globaler Hypertrophie an [291]. Wenn jenseits des 6. Lebensmonates eine rechtsventriculäre Hypertrophie nachweisbar ist, steigt der Verdacht für die präductale Coarctation gewaltig. Er wird fast zur Sicherheit, wenn die übliche Herzvergrößerung hauptsächlich die rechten Herzhöhlen betrifft.

Die Kombination zwischen der Coarctation und einem Links-Rechts-Shunt (Ventrikelseptumdefekt, offener Ductus Botalli) führt zu einem ähnlichen klinischen Bild wie beim pulmonalen Hochdruck ohne Coarctation. Die zusätzliche Widerstandsbelastung links erschwert die Situation aber schon für den Säugling. Die weitere Entwicklung zum zunehmenden pulmonalen, vasculären Widerstand kann nicht vorausgesehen werden.

Rippenusuren treten mit wenigen Ausnahmen erst nach dem 6. bis 8. Lebensjahr auf.

60% der Säuglinge sterben im 1. Jahr [115, 157, 187, 205], über die Hälfte davon gar im 1. Monat. Ungemein schlechter ist die Prognose bei der präductalen Form, wo ohne Behandlung 90% in den ersten Tagen und Wochen sterben [115, 157, 200, 205]. Es ist möglich, daß beim postductalen Typ die bessere Anpassung des linken Ventrikels an die pathologische Situation während des fetalen Lebens und die leichtere Umstellung beim Ductusverschluß postnatal den günstigeren Verlauf ermöglicht. Vielleicht ist es aber einfach die schwerere Form mit den gehäuften Zusatzanomalien, die den präductalen Typ zum viel ernsteren Leiden macht [22, 105, 157, 200, 292].

Durch frühe Behandlung kann die Herzdekompensation gebessert und in vielen Fällen das Leben gerettet werden, *mit dem Versagen der medikamentösen Herzbehandlung kommt die chirurgische Therapie.*

Chirurgische Behandlung der Coarctatio aortae

a) Allgemeines

BLALOCK [35] will die Stenose zuerst auf anastomotischem oder plastischem Wege umgehen, kommt aber so nicht zum Ziel. CRAFOORD hat am Hundeexperiment schon 1935 gelernt, daß alle Organe mit Ausnahme des Gehirns längere Zeit ohne Blutstrom funktionstüchtig bleiben. Beim Verschluß schwieriger aortaler Ductusstümpfe hat er bis 27 min die Aorta abgeklemmt und keinen Schaden entdeckt. Mit diesen Erfahrungen hat er als erster im Oktober 1944 bei einem 12jährigen Knaben und einem 27jährigen Mann mit den klassischen Zeichen der Coarctation die Stenose reseziert und die Aorta End-zu-End wieder vernäht. Beide Patienten sind klinisch und physikalisch vollständig geheilt [78, 79].

Die Experimente von R. E. GROSS [129] gehen auf 1938 zurück. Er sammelt zuerst Erfahrung über die Toleranz der Aortenverschlußzeit und das Verhalten der Aortennaht nach End-zu-End-Vereinigung. Scheinbar unabhängig von CRAFOORD wagt er sich im Juni 1945 an seine ersten Patienten. Er verliert den 6jährigen Knaben allerdings nach Abnahme der Aortenklemme an Herzvergrößerung und Kammerflimmern bei ausgezeichneter Anastomose. Das 12jährige Mädchen vom 6. Juli 1945 ist vollständig geheilt. GROSS hat die Klemme hier im Laufe von 10 min ganz langsam gelockert [125, 129].

Die ersten Berichte über Säuglingsoperationen stammen aus den 50iger Jahren [115, 158] und sind bis heute nicht allzu zahlreich. NOUAILLE ist es 1966 gelungen, aus Berichten der Weltliteratur 262 wegen Coarctation operierte Säuglinge zu sammeln [205].

Das Operationsrisiko ist beim dekompensierten Kleinkind mit Coarctation groß. Der schwerkranke Säugling mit präductaler Coarctation und zusätzlicher Anomalie ist ein besonders ungünstiger Kandidat.

Tabelle 18. *Allgemeine Operationsmortalität bei Coarctatio aortae (Säuglinge)*

Autoren	Anzahl operierte Pat.	Mortalität in %		
		total	Altersgruppen	Coarctatioform
GLASS [115]	34	41	1. Monat 70 2.—12. Monat 29	präductal 54 postductal 10
KEITH [157]	23	35	1. Monat 41 2.—12. Monat 29	präductal 50 postductal 12
MATHEY [178]	14	35	—	—
NOUAILLE [205] (Sammelstatistik)	262	37	—	—

Nach überstandener Operation geht die Herzdekompensation prompt weg. Der Gewichtsrückstand wird aufgeholt und der gute Gesundheitszustand stellt sich bald ein. Über den weiteren Verlauf entscheidet dann die kombinierte Anomalie, die bei der lebensrettenden Operation im Säuglingsalter oft nicht oder nur palliativ berücksichtigt werden kann.

Die direkten operativen Komplikationen sind beim Säugling selten. Die hohe Operationsmortalität ist fast ausschließlich der Herzdekompensation, in seltenen Fällen einer Lungenkomplikation zuzuschreiben.

Postoperative Blutungen verlangen rasche Rethoracotomie, da beim Kleinkind mit dem niedrigen Blutvolumen auch ein relativ geringer Blutverlust ein großer prozentualer Anteil ist.

Störungen des Rückenmarks sind bei langem Abklemmen der Aorta und schlechten Kollateralen zu erwarten. Die Säuglinge mit ihren fehlenden oder nur gering entwickelten Umgehungskreisläufen sind besonders gefährdet. Wir operieren sie daher in Hypothermie zwischen 32 und 28° C.

Ein Hirnschaden — evtl. im Zusammenhang mit Hochdruck beim Aortenabklemmen [200] — soll beim Kleinkind zum Tode führen. Bisher sind wir von dieser Komplikation verschont geblieben.

b) Chirurgische Technik

Totale Seitenlage rechts, latero-dorsale Thoracotomie links, subcostal 5. Rippe. Eventuell Hypothermie (Thoraxeröffnung S. 16).

Wir geben der latero-dorsalen Incision den Vorzug gegenüber dem antero-lateralen Zugang, weil die Aortenklemmen besser von hinten angelegt und rotiert werden können. Dies erleichtert die Naht dorsal- und mediastinalwärts.

Nach Abschieben der Lunge (caudal-ventral) muß die Aorta durch Längs-incision der Pleura exponiert werden. Die Pleuraspaltung reicht aus dem zentralen Subclaciadrittel bis hinunter auf Höhe des 3. bis 4. Intercostalarterien-paares an der Aorta descendens. Sie liegt deutlich hinter dem N. vagus. Die Präparation soll hart an der Aorta geschehen und wird erleichtert, sobald eine Schlinge proximal vom Ductus um die Aorta angebracht ist. Bisweilen ist die Einengung des Gefäßes beim Säugling von außen gering (Abb. 30a). Das Lumen aber ist durch lokale Wandverdickung und Segelbildung trotzdem fast ver-schlossen. Bei tiefer Einkerbung und kräftiger, spitzwinklig gegen den Duc-tus Botalli auslaufender Verziehung der Aorta ist die Stenosierung von außen deutlich. Die Präparation dieser engsten Stelle kann schwieriger sein, weil sie von derben Bindegewebssträngen hauptsächlich medial hinten umscheidet ist. Die Präparation der ersten 2 oder 3 Intercostalarterienpaare ist beim Säug-ling ungefährlich, weil die Gefäßwände nicht papierdünn sind wie beim Erwach-senen. Der Ductus Botalli — beim Säugling ist er praktisch immer offen — wird zusammen mit der Coarctation angegangen. Je eine Potts- oder Cooley-klemme kommt zentral und distal vom Ductus Botalli von dorsal her an die Aorta. Der kleine Ductus Botalli wird pulmonalwärts durchstochen, der große mit einer dritten Klemme eng an der Arteria pulmonalis gefaßt. Mit der Resektion der Coarctation wird auch der Ductus durchtrennt. Das Absetzen der Stenose muß so geschehen, daß die Anastomose im Lumen weiter wird als der distale Aortenbogen. Durch entsprechendes Längsspalten der Stümpfe so, daß die beiden entstandenen Lappen wechselseitig in die Incision des ande-ren Stumpfes passen, kann der enge Isthmusteil erweitert werden. Zur Ana-stomosennaht eignen sich Einzelknopfnähte mit 5—0 atraumatischer Seide. Der Ductusverschluß an der A. pulmonalis wird fortlaufend mit 5— oder 6—0 atraumatischer Seide ausgeführt (Abb. 30b).

Manchmal reicht die Längsincision über die Stenose und quere Naht der Aorta zur genügenden Lumenerweiterung. Je nach Enge der Stenose und Maß der Auszipfelung kann diese Längsincision nur aus der Ductusmündung heraus (Fall 17, Tab. 19) oder aber zusätzlich vis-a-vis davon ein zweites Mal gemacht werden (Fall 21, Tab. 19). Bei diesem Vorgehen muß ein ins Lumen reichendes Segel an der Stenosestelle herausgeschnitten werden.

Nach Abnahme der Klemmen und kurzer Kompression mit Gaze ist die Anastomose meist dicht. Die Pleura wird wie nach der Ductusdurchtrennung im caudalsten Teil über der Aorta descendens nicht verschlossen. Hier soll Sekret Abfluß aus dem Operationsgebiet in die mit siliconisiertem Schlauch drainierte linke Thoraxhöhle finden. Lungenblähung und Thoraxverschluß beendigen in üblicher Weise den Eingriff.

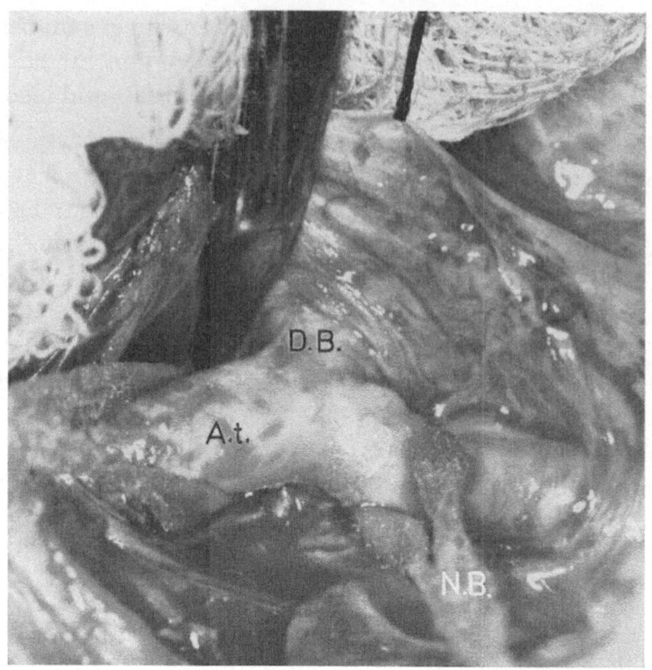

Abb. 30a u. b. *Coarctatio aortae mit offenem Ductus Botalli. Resektion der Isthmusstenose und Verschluß des Ductus Botalli, End-zu-End-Anastomose der Aorta.* a) Operationssitus, Nabelbändchen (*N.B.*) um Isthmus aortae, *D.B.* = Ductus Botalli, *A.t.* = Aorta thoracica

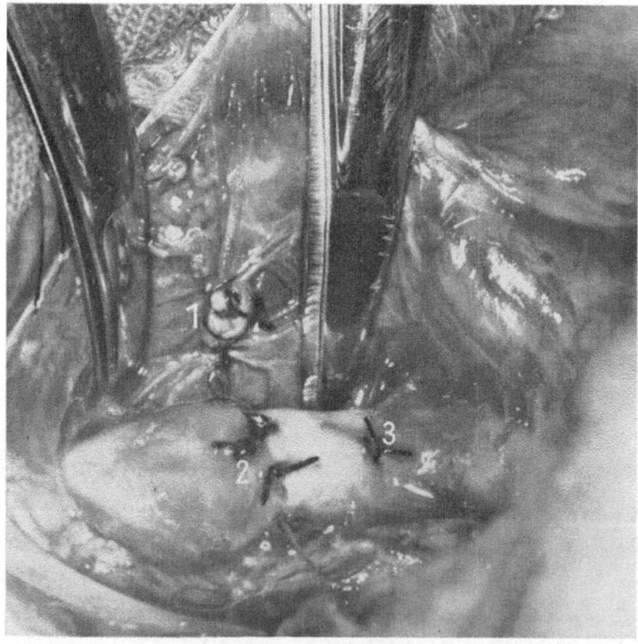

Abb. 30b. Verschluß des pulmonalen Ductusstumpfes (*1*) und End-zu-End-Vereinigung der Aorta (*2*) nach Stenosenresektion, (*3*) Punktionsstelle zur Druckmessung

Tabelle 19. *Operationen bei Coarctatio aortae*

Fall	Name Ge-schlecht	Alter (Mon.) Gewicht (kg) bei Op.	Zeichen — Symptome				Diagnose		Operation		Beobach-tungszt. in Mon.	Verlauf Bemerkungen
			EKG	Herz im Rö.-bild	Femoral-pulse	Cyanose der Extremit.						
54	H. I. ♂	4¹/₂ 4,8	BVH mehr RVH	groß mehr rechts	sehr schwach	—	Coarc. post-ductal	+DB (groß) A. pulm. 85/45	Resektion DT End-zu-End-Naht		15	Sehr gut; ante op. erhöhter pulm. Wider-stand
17	D. P. ♀	10 6,7	mehr RVH als LVH	bds. groß	tastbar	—	Coarc. postduc-tal	+VSD +DB (groß) A. pulm. 95/30	Längsinci-sion und quere Naht	EP DT	24	Sehr gut; ante op. erhöhter pulm. Widerstand
53	R. R. ♂	3 4,5	RVH	groß mehr rechts	nicht palpabel	—	Coarc. para-prä-ductal	+DB (klein) +ASD +PAVR (OL rechts) A. pulm. 60/—	Resektion DT End-zu-End-Naht mit Plastik		27	Gut; deutliche Lungenüberflu-tung. (Atriosep-topexie folgt)
21	K. C. ♀	5 4	BVH	sehr groß mehr links	kaum palpabel	—	Coarc. para-prä-ductal	+DB (groß) +Single ventr. +FO A. pulm. 90/20	Längsinci-sion und quere Naht NB	DT	—	Präoperativ Glo-balinsuffizienz, 2 Std postop. Herzinsuff. zu-nehmend. Exitus
18	D. M. ♀	1¹/₂ 3,5	RVH	sehr groß	sehr deutlich	Füße und Hände	Coarc. prä-ductal	+DB (Re-Li-Sh) +VSD (Li-Re-Sh) +hypoplast. Aortenbogen A. pulm. 70/35	Streckt sich nach DT noch (Gradient 10 mm Hg)	DT NB	30	Gut, schwache Femoralpulse

135

c) Klinik-Material (Chirurgische Universitätsklinik A, Zürich)
Tabelle 19, Seite 135

Der Ductus Botalli ist bei allen 5 operierten Coarctationen offen gewesen. Die 2 parapräductalen Typen (Fälle 53/21) sind einmal mit einem Single ventricle, einmal mit einem großen Vorhofseptumdefekt und PAVR kombiniert gewesen. Der Verschluß des Vorhofseptumdefektes mit Atrioseptopexie wird auf später verschoben. Die Einengung der A. pulmonalis ist beim Fall 21 nötig gewesen.

Fall 18 mit allen klinischen Zeichen der präductalen Isthmusstenose und proximalem Shunt hat seine erste Dekompensation in der zweiten Lebenswoche und wird in der fünften nach Digitalisierung mit wechselnder Besserung zur Operation geschickt. Wegen des schlechten Zustandes zielen wir auf eine möglichst kleine Operation hin. Nach lockerer Bändelung der A. pulmonalis und Durchtrennung des großen offenen Ductus streckt sich die zipfelförmig ausgezogene Aorta. Die Druckmessung ergibt nur einen Gradienten von 10 mm Hg über den Isthmusanteil. Die gute Erholung postoperativ hat die Richtigkeit der Entscheidung, sich mit der Ductusdurchtrennung zu begnügen, bestätigt.

Die beiden Kinder mit postductaler Isthmusstenose (Fälle 17 und 54, einmal kombiniert mit Ventrikelseptumdefekt) haben sich nach der Operation sehr rasch und dauernd erholt.

Das dystrophische Mädchen (Fall 21) mit paraductaler Coarctation, offenem Ductus Botalli, Single Ventricle und pulmonaler Hypertension hat die Operation nicht überstanden. Das Herz des Säuglings hat eine kombinierte Hypertrophie mit Erregungsrückbildungsstörung und schwerer Dekompensation vor der Operation aufgewiesen.

Diskussion

Das große Operationsrisiko einerseits, das häufige Versagen der medikamentösen Behandlung und das gute Gedeihen der Säuglinge nach erfolgreicher Operation anderseits weisen den Weg zum *Behandlungsschema:*

1. Die Behandlung des symptomatischen Säuglings *beginnt immer internistisch* (Digitalis, Diuretica, Sauerstoff, Sedativa, Antibiotica). Wenn möglich wird die Operation so ins Kleinkindesalter verschoben. Die Operationsmortalität ist dann niedriger [105, 126, 200, 205].

2. *Mit dem Fehlschlag der medikamentösen Behandlung kommt der chirurgische Eingriff* unter Berücksichtigung der hohen Operationsmortalität.

3. Wenn die Herzdekompensation vor allem dem zusätzlichen weit offenen Ductus zugeschrieben werden muß, ist die Operation dringend. Eventuell genügt sogar der Verschluß des offenen Ductus allein. Um das Operationsrisiko zu verkleinern, kann dann die Korrektur der Coarctation auf später verschoben werden [157, 200]. Dieses Vorgehen ist beim Fall 18 gewählt worden.

4. Die Vorschläge für *die Wartezeit* zwischen Beginn der Digitalisierung (Cedilanid, Digoxin) und der Operation variieren zwischen 12 Std und 5—7 Tagen [115, 157, 186, 199, 200, 219, 292]. Wir sind der Meinung, daß sich im 1. Lebensmonat bei der bekannten, ausgesprochen dunklen Spontanprognose (kombinierte, präductale Coarctationstypen) ein längerer medikamentöser Versuch nicht lohnt. Wenn die Digitalisierung nicht in 12—48 Std eine Besserung der Herzdekompensation bringt, kann weiteres Zuwarten den Operationserfolg nur verschlechtern. Bei den älteren Säuglingen aber darf die Beobach-

tungszeit auf einige Tage ausgedehnt werden, um nicht eine evtl. unnötig frühe Operation durchzuführen.

In der Zusammenstellung von 262 operierten Säuglingen von 18 Autoren findet NOUAILLE eine Mortalität von 37% [205]. Eine vergleichbare Zusammenstellung von 223 Patienten mit medikamentöser Behandlung allein aus Berichten von 3 Autoren ergibt eine Mortalität von 54% [205]. Bei beiden Kollektionen wird weder in die einzelnen Lebensabschnitte noch in einzelne Typen unterschieden. Auch heute ist die Operationsmortalität bei den dekompensierten Säuglingen hoch. Sie ist aber deutlich niedriger als bei der gleichen Kategorie der nicht operierten Kleinkinder. Die Operation ist oft allein lebensrettend und darf nicht aus Angst vor dem hohen Operationsrisiko und der Unsicherheit über das Wachstum der Anastomose abgelehnt werden [126, 141, 219].

Die Operation geht leicht bei relativ kurzem stenotischem Segment (Abb. 28). Die Säuglingsaorta läßt sich aber — hauptsächlich nach Durchtrennung des Ductus Botalli — so stark beweglich machen, daß *eine genügende Erweiterung der Aorta* möglich wird [199]. Dies kann je nach anatomischer Situation durch ausgedehnte Resektion, durch Längsincision und quere Naht oder durch Resektion und Bildung von Lappen (Abb. 29) erreicht werden. Zieht sich der hypoplastische Aortenanteil am Abgang der A. subclavia vorbei weit in den Bogen hinein fort, hilft auch eine Plastik mit der längs aufgeschnittenen, als Patch heruntergeschlagenen A. subclavia nicht [282], weshalb wir dieses Vorgehen nicht verwenden.

Im anliegenden Mediastinum bedürfen zwei Strukturen besonderer Schonung: Der N. vagus mit dem *N. recurrens und der Ductus thoracicus*.

Mit richtiger Pleuraincision wird der N. vagus ohnehin nach vorn aus dem Präparationsgebiet abgezogen. Der N. recurrens, der sich um den Ductus Botalli schlingt, ist beim Säugling relativ größer als bei den Erwachsenen und muß aktiv aufgesucht werden. Sobald man ihn wirklich sieht, wird er auch nicht verletzt (Abb. 6c).

Der Ductus thoracicus ist schwieriger zu identifizieren. Er wird verletzt, wenn sich das Dissectionsinstrument medial und posterior nicht dicht an die Aorta hält, sondern tiefer ins mediastinale Gewebe vordringt.

Tabelle 20. *Operative Behandlung der angeborenen Herzfehler beim Säugling und Kleinkind*

	Totalkorrektur		Palliativeingriff	
I. Abnorme intra- und extra-kardiale Querverbindungen	Verschluß:	D.B. Aortopulmonales Fenster ASD Trilogie (+Commissurotomie)	Shuntverminderung durch Pulmonalis-Bändelung:	VSD Single ventricle Truncus art. communis Typ I—III Endokardkissendefekt
	Verschluß + Umleitung:	ASD + partiell falsch mündende Lungenvenen ASD + total falsch mündende Lungenvenen		
	Umleitung:	partiell falsch mündende Lungenvenen		
II. Anomalien an Klappen, Aus-flußbahn und großen Gefäßen	Resektion (ev. Plastik):	Coarctation — hypopl. Aortenbogen		
	Commissurotomie:	PS valvulär (Pulmonal-klappenatresie) Trilogie (+ASD-Verschluß) AS (Aortenklappenatresie) MS (Mitralatresie)	Commissurotomie:	Fallot mit valv. PS
	Infundibulectomie:	PS infundibulär	Infundibulectomie: Shunt-Operationen — aortopulmonal:	Fallot mit infund. PS Fallot mit extrem hypo-plast. Ausflußbahn Pseudotruncus Truncus art. c. Typ IV
			— cavopulmonal:	Tricuspidalatresie Cor biloc. + PS (hypopl. Pulmonalis)

III. Transpositionen (TrG)

Vorhofsumkehr in tiefer Hypothermie oder im ECC:	TrG + F.O. (ASD) (Ausnahmen)	ASD-Bildung + Drosselung der Cava sup. (CSD):	TrG + F.O. (ASD) TrG + VSD TrG + D.B.
		ASD-Bildung + Pulmonalis-Bändelung + CSD:	TrG + VSD mit erhöhtem Pulmonalisdruck
		ASD-Bildung + aorto-pulmonaler Shunt + CSD:	TrG + VSD + PS oder hypopl. pulmonale Ausflußbahn
		Pulmonalis-Bändelung:	TrG + Single ventricle (SV)
		Cavopulmonaler Shunt:	TrG + SV + PS

Tabelle 21. *Einteilung der angeborenen Herzfehler nach Lokalisation und Lungendurchblutung (mit chirurgischer Bedeutung im Säuglingsalter)*

I. Abnorme intra- und extrakardiale Querverbindungen
II. Anomalien an Klappen, Ausflußbahn und großen Gefäßen
III. Transpositionen (TrG)

Lungengefäß-zeichnung im Röntgenbild	I Abnorme Querverbindung	II Anomalien von Ausflußbahnen	III Transpositionen
		A. Keine Cyanose	
vermindert	VSD + PS	PS	
± unverändert		Postductale Coarctation AS (AI) MS Abnormer Abgang der linken Coronar- arterie	
vermehrt	DB aortopulm. Fenster VSD ASD Part. falsch mündende Lungenvenen		
		B. Mit Cyanose	
vermindert	Fallot (Pseudotruncus) Single Ventricle + PS	Tricuspidalatresie Pulmonalatresie Ebstein Tr. arteriosus communis Typ IV	TrG + PS
± unverändert	Atrium commune		(TrG + F.O.)
vermehrt	Querverbindung mit pulmonaler, vasculärer Hypertension (Eisenmenger) Single Ventricle Canalis atrioventricularis communis (Endokard- kissendefekt) Tot. falsch mündende Lungenvenen	Tr. arteriosus communis Typ I—III Präductale Coarctation Aortenatresie Mitralatresie	TrG

Literatur

1. Abbott, M. E.: Atlas of congenital heart disease. New York: American Heart Association 1936.
2. Aberdeen, E.: Success "correction" of transposed great arteries by Mustard's operation. Lancet **1965 I**, 1233.
3. — I. Carr, and G. R. Graham: Transposition of the great vessels. Langenbecks Arch. klin. Chir. (1967) in press.
4. Abrikossoff, A.: Aneurysma des linken Herzventrikels mit abnormer Abgangsstelle der linken Koranararterie von der Pulmonalis bei einem fünfmonatigen Kinde. Virchows Arch. path. Anat. **203**, 413 (1911).
5. Adams, F. H.: Fetal and neonatal cardiovascular and pulmonary function. Ann. Rev. Physiol. **27**, 257 (1965).
6. Adams, P., F. H. Adams, R. L. Varco, J. F. Dammann, and W. H. Muller: Diagnosis and treatment of patent ductus arteriosus in infancy. Pediatrics **12**, 644 (1953).
7. Ainger, L. E., and J. W. Pate: Ostium secundum atrial septal defects and congestive heart failure in infancy. Amer. J. Cardiol. **15**, 380 (1965).
8. Albert, H. M.: Surgical correction of transposition of the great vessels. Surg. Forum **5**, 74 (1954).
9. — M. Atik, and R. Fowler: Production and release of pulmonary stenosis in dogs. Surgery **44**, 904 (1958).
10. — R. L. Fowler, C. C. Craighead, B. C. Glass, and M. Atik: Pulmonary artery banding: A treatment for infants with intractable failure due to interventricular septal defect. Circulation **23**, 16 (1961).
11. Anabtawi, J. N., R. G. Ellison, and L. T. Ellison: Natural history of pulmonary hypertension in surgically treated patent Ductus arteriosus. Circulation 31, Suppl. 1, 61, 1965.
12. Anderson, R. C., P. Adams, and R. L. Varco: Patent ductus arteriosus with reversal of flow. Pediatrics **18**, 410 (1956).
13. Apitz, J., u. A. J. Beuren: Angeborene Herzfehler im 1. Lebensjahr. Arch. Kreisl.-Forsch. **42**, 264 (1963).
14. Apley, J., R. E. Horton, and M. G. Wilson: The possible role of surgery in the treatment of anomalous left coronary artery. Thorax **12**, 28 (1957).
15. Arcilla, A. R., M. H. Agustsson, J. P. Bicoff, J. Lynfield, M. Weinberg, E. H. Fell, and B. M. Gasul: Further observations on the natural history of isolated ventricular septal defects in infancy an childhood. Circulation **28**, 560 (1963).
16. Astley, R., and C. Parsons: Complete transposition of great vessels. Brit. Heart J. **14**, 13 (1952).
17. Augustsson, M. H., B. M. Gasul, E. H. Fell, J. S. Graettinger, J. P. Bicoff, and D. F. W. Waterman: Anomalous origin of the left coronary artery from pulmonary artery. J. Amer. med. Ass. **180**, 15 (1962).
18. Baffes, T. G.: A new method for surgical correction of transposition of the aorta and pulmonary artery. Surg. Gynec. Obstet. **102**, 227 (1956).
19. — Surgery of newborn. In: Zimmerman, L. M., and R. Levine: Physiologic principles of surgery, chap. 10, p. 216. Philadelphia: W. B. Saunders Co. 1957.
20. — Zit. in: Morse, D. P.: Congenital heart disease, An international Symposium, p. 226. Philadelphia: F. A. Davis Co. 1962.
21. —, W. L. Riker, A. deBoer: Open-heart surgery for infants and small children. Mortality and morbidity. Arch. Surg. **88**, 675 (1964).

22. Bahn, R. C., J. E. Edwards, and J. W. du Shane: Coarctation of the aorta as a cause of death in early infancy. Pediatrics 8, 192 (1951).
23. Bahnson, H. T., and R. F. Ziegler: A consideration of the cases of death following operation for congenital heart disease of the cyanotic types. Surg. Gynec. Obstet. 90, 60 (1950).
24. Bakulev, A. N., and S. A. Kolesnikov: Anastomosis of SVC and Pulm. Art. in surgical treatment of certain congenital defects of the heart. J. thorac. Surg. 37, 693 (1959).
25. Baronofsky, J. D., A. J. Gordon, A. Grishman, L. Steinfield, and J. Kreel: Aortico-pulmonary septal defect. Amer. J. Cardiol. 5, 273 (1960).
26. Bell, H. E.: Neonates and chest surgery. Thorax 20, 1 (1965).
27. Bernhard, W. F., R. U. Navarro, H. Yagi, J. G. Carra, and L. Barandiaran: Cardiovascular surgery in infants performed under hyperbaric conditions. Vascular Dis. 3, 33 (1966).
28. — H. Schwarz, P. M. Leand, and J. G. Carr: Studies in balanced hypothermic perfusion. Surgery 50, 911 (1961).
29. — E. S. Tank, G. Frittelli, and R. E. Gross: The feasibility of hypothermic perfusion under hyperbaric conditions in the surgical management of infants with cyanotic congential heart disease. J. thorac. cardiovasc. Surg. 46, 651 (1963).
30. Björk, V. O., H. Lodin, and M. Michaelsson: Fallot's anomaly with peripheral pulmonary artery malformations. J. thorac. cardiovasc. Surg. 45, 764 (1963).
31. Blalock, A.: Surgical procedures employed and anatomical variations encountered in the treatment of congenital pulmonic stenosis. Surg. Gynec. Obstet. 87, 385 (1948).
32. — A consideration of some of the problems in cardiovasc. Surgery. J. thorac. Surg. 21, 543 (1951).
33. —, and C. R. Hanlon: Interatrial septal defect: Its experimental production under direkt vision without interruption of the circulation. Surg. Gynec. Obstet. 87, 183 (1948).
34. — — Surgical treatment of complete transposition of aorta and pulmonary artery. Surg. Gynec. Obstet. 90, 1 (1950).
35. —, and E. A. Park: The surgical treatment of experimental coarctation (Atresie) of the aorta. Ann. Surg. 119, 445 (1944).
36. —, and H. B. Taussig: The surgical treatment of malformations of the heart in which there is pulmonary stenosis or pulmonary atresia. J. Amer. med. Ass. 128, 189 (1945).
37. Bland, E. F., P. D. White, and J. Garland: Congenital anomalies of the coronary arteries: Report of unusual case associated with cardiac hypertrophy. Amer. Heart J. 8, 787 (1933).
38. Bloomfield, D. K.: Natural history of VSD in patients surviving infancy. Circulation 29, 914 (1964).
39. Boerema, I.: Life without blood. J. cardiovasc. Surg. 1, 133 (1960).
40. — An operating room with high atmospheric pressure. Surgery 49, 291 (1961).
41. — The value of hyperbaric oxygen in thoracic surgery. J. thorac. cardiovasc. Surg. 48, 177 (1964).
42. Boesen, L.: Complete transposition of the great vessels: Importance of septal defects and patent ductus arteriosus. Circulation 28, 885 (1963).
43. Boito, A.: Le trasposizioni dei grossi vasi. Minerva cardioangiol. 13, 545 (1965).
44. Bopp, R. K.: Surgical considerations for treatment of congenital tricuspid atresia and stenosis with particular reference to vena cavapulmonary artery anastomosis. J. thorac. cardiovasc. Surg. 43, 97 (1962).
45. Bosher, L. H., and C. Moore McCue: Diagnosis and surgical treatment of aorto-pulmonary fenestration. Circulation 25, 456 (1962).
46. Bricaud, H., P. Besse, J. Sagardiluz, H. Baylac et P. Broustet: Perspectives nouvelles de l'exploration endocavitaire chez le nourrisson. Arch. Mal. Cœur 59, 779 (1966).
47. Brock, R. C.: Pulmonary valvulotomy for relief of congenital pulmonary stenosis. Brit. med. J. 1948 I, 1121.
48. — Tricuspid atresia: A step toward corrective treatment. J. thorac. cardiovasc. Surg. 47, 17 (1964).

49. Brock, R. C.: The development of heart surgery in children. Arch. Dis. Childh. **40**, 123 (1965).
50. —, and M. Campbell: Valvulotomy for pulm. valv. stenosis. Brit. Heart J. **12**, 377 (1950).
51. — — Infundibular resection or dilatation for infundibular stenosis. Brit. Heart J. **12**, 403 (1950).
52. Brom, A. G., H. V. D. Schaar, and J. Nauta: The surgery of transposition of the great vessels. Arch. Dis. Childh. **40**, 128 (1965).
53. Brody, H.: Drainage of the pulmonary veins into the right side of the heart. Arch. Path. **33**, 221 (1942).
54. Burakovsky, V. I., and F. N. Romashov: Our experience with the diagnosis of anomalies of the pulmonary venous return and their surgical treatment. J. thorac. cardiovasc. Surg. **51**, 521 (1966).
55. Burchell, H. B.: Some hemodynamic problems in transposition of the great vessels. Circulation **33**, 181 (1966).
56. Burroughes, J. T., and J. E. Edwards: Review. Total anomalous pulmonary venous connection. Amer. Heart J. **59**, 913 (1960).
57. Calodney, M. M., and M. J. Carson: Coarctation of the aorta in early infancy. J. Pediat. **37**, 46 (1950).
58. Campbell, M.: Late results of operations for Fallots tetralogy. Brit. med. J. **1958** II, 1175.
59. —, and D. Deuchar: Results of the Blalock operation in 200 cases of morbus caeruleus. Brit. med. J. **1953 I**, 349.
60. Canent, R. V., M. S. Spach, and W. G. Young: Cardiopulmonary dynamics in patients with anastomosis of SVC to right pulm. Art. Circulation **30**, 47 (1964).
61. Carey, L., J. E. Edwards: Tricuspid atresia. Amer. J. Roentgenol. **91**, 321 (1964).
62. Carlon, C. A., P. G. Mondini, and R. deMarchi: Surgical treatment of some cardiovascular diseases. J. Int. Coll. Surg. **16**, 1 (1951).
63. Cartmill, T. B., J. W. duShane, D. C. McGoon, and J. W. Kirklin: Results of repair of ventricular septal defect. J. thorac. cardiovasc. Surg. **52**, 486 (1966).
64. Case, R. B., A. G. Morrow, W. Stainsby, and J. O. Nestor: Anomalous origin of the left coronary artery. Circulation **17**, 1062 (1958).
65. Castaneda, A. R., R. A. Indeglia, and R. L. Varco: Anomalous origin of the left coronary artery from the pulmonary artery: Certain therapeutic considerations. Circulation **33**, Suppl. 1, 52 (1966).
66. Cayler, G. G., P. A. McFall, E. A. Smeloff, T. Yamanchi, and R. S. Cartwright: Severe valvular pulmonary stenosis. Successful surgical treatment with hypothermia and inflow occlusion in the first week of life. Calif. Med. **101**, 44 (1964).
67. Civin, W. H., and J. E. Edwards: Pathology of pulmonary vascular tree. Comparison of intrapulmonary arteries in Eisenmengerkomplex and in stenosis of ostium infundibuli associated with biventricular origin of aorta. Circulation **2**, 545 (1950).
68. Collett, R., and J. E. Edwards: Persistent truncus arteriosus: A classification according to anatomic types. Surg. Clin. N. Amer. **29**, 1245 (1949).
69. Compere, D. E., and H. F. Forsyth: Anomalous pulmonary veins: report of case. J. thorac. Surg. **13**, 63 (1944).
70. Cooley, D. A., and G. L. Hallmann: Surgery during the first year of life for cardiovascular anomalies. A review of 500 consecutive operations. J. cardiovasc. Surg. **5**, 584 (1964).
71. — — Cardiovascular surgery during the first year of life. Amer. J.Surg. **107**, 474 (1964).
72. — —, and R. D. Bloodwell: Definitive surgical treatment of anomalous origin of left coronary artery from pulmonary artery: Indications and results. J. thorac. cardiovasc. Surg. **52**, 798 (1966).
73. — —, and R. D. Leachman: Total anomalous pulmonary venous drainage: Correction with the use of cardiopulmonary bypass in 62 cases. J. thorac cardiovasc. Surg. **51**, 88 (1966).
74. — D. G. McNamara, and J. R. Latson: Aorticopulmonary septal defect: Diagnosis and surgical treatment. Surgery **42**, 101 (1957).
75. —, and A. Ochsner: Correction of total anomalous venous drainage: technical considerations. Surgery **42**, 1014 (1957).

76. Cornell, W. P., R. E. Maxwell, J. A. Haller, and D. C. Sabiston: Results of the Blalock-Hanlon operation in 90 patients with transposition of the great vessels. J. thorac. cardiovasc. Surg. **52**, 525 (1966).

77. Corona, P., J. P. Binet, J. Langlois, A. Leiva, R. Lainée, H. Geschwind et J. Rochemvure: Coronaire gauche anormale chez l'adults. Arch. Mal. Cœur **59**, 273 (1966).

78. Crafoord, C.: The operation in coarctation of the aorta. Minerva cardioang. europ. I, N 3, 159 (359) 1955.

79. —, and G. Nylin: Congenital coarctation of the aorta and its surgical treatment. J. thorac. Surg. **14**, 347 (1945).

80. Craig, T. V., and H. D. Sirak: Pulmonary artery banding. J. thorac. cardiovasc. Surg. **45**, 599 (1963).

81. Cumming, G. R., C. C. Ferguson, J. N. Briggs, and E. G. Brownell: Tricuspid atresia. J. thorac. cardiovasc. Surg. **40**, 31 (1960).

82. Cutler, E. C., and C. S. Beck: Present status of surgical procedures in chronic valvular disease of heart (final report of all surgical cases). Arch. Surg. **18**, 403 (1929).

83. Dammann, J. F., J. P. Baker, and W. H. Muller: Pulmonary vascular changes induced by experimentally produced pulmonary arterial hypertension. Surg. Gynec. Obstet. **105**, 16 (1957).

84. —, and C. Ferencz: The significance of the pulmonary vascular bed in congenital heart disease. Amer. Heart J. **52**, 210 (1956).

85. — J. A. McEachen, W. M. Thompson, R. Smith, and W. H. Muller: The regression of pulmonary vascular disease after the creation of pulmonary stenosis. J. thorac. Surg. **42**, 722 (1961).

86. Darling, R. C., W. B. Rothney, and J. M. Craig: Total pulmonary venous drainage into the right side of the heart; report of 17 autopsied cases not associated with other major cardiovascular anomalies. Lab. Invest. **6**, 44 (1957).

87. deBoer, A., and W. J. Potts: Congenital atresia of the esophagus with tracheo-esophageal fistula. Surg. Gynec. Obstet. **104**, 475 (1957).

88. Dilley, R. B., W. P. Longmire, and J. V. Maloney: Treatment of isolated valvular pulmonic stenosis by the closed transventricular, hypothermic and cardiopulmonary bypass techniques. J. thorac. cardiovasc. Surg. **45**, 789 (1963).

89. Edwards, J. E., T. Dry, R. Parker, H. Burchell, E. Wood, and A. Bulbulian: An atlas of congenital anomalies of the heart and great vessels. Springfield, Ill. Charles C. Thomas 2nd ed. 1954.

90. — Anomalous coronary arteries with special reference to arteriovenous-like communications. Circulation **17**, 1001 (1958).

91. Edwards, W. S.: Ascending aorta to right pulmonary artery shunt for infants with tetralogy of Fallot. Surgery **59**, 316 (1966).

92. —, and L. M. Bargeron: The importance of the azygos vein in superior vena cava — pulmonary artery anastomosis. J. thorac. cardiovasc. Surg. **46**, 811 (1963).

93. Ehrenhaft, J. L., J. M. Fisher, and M. S. Lawrence: Evaluation of results after correction of tetralogy of Fallot. J. thorac. cardiovasc. Surg. **45**, 224 (1963).

94. —, E. O. Theilen, and M. S. Lawrence: The surgical treatment of partial and total anomalous pulmonary venous return. Ann. Surg. **148**, 249 (1958).

95. Elliot, L. P., K. Amplatz, and J. E. Edwards: Coronary arterial patterns in transposition complexes. Anatomic and angiocardiographic studies. Amer. J. Cardiol. **17**, 362 (1966).

96. —, and J. E. Edwards: The problem of pulmonary venous obstruction in total anomalous pulmonary venous connection to be left innominate vein. Circulation **25**, 913 (1962).

97. Eppinger, E. C., C. S. Burwell, and R. E. Gross: The effects of the patent Ductus arteriosus on the Circulation. J. clin. Invest. **20**, 127 (1941).

98. Fallot, A.: Contribution a l'anatomie pathologique de la maladie bleue (cyanose cardiaque). Marseille-méd. **25**, 77, 138, 207, 270, 341, 403 (1888).

99. Fell, E. H., B. M. Gasul, C. B. David, and R. Casas: Surgical treatment of tricuspid atresia. Arch. Surg. **59**, 445 (1949).

100. Ferencz, C.: Transposition of the great vessels: Pathophysiologic considerations based upon a study of the lungs. Circulation **33**, 232 (1966).

101. Fletcher, G., J. W. duShane, J. W. Kirklin, and E. H. Wood: Aortic-pulmonary septal defect: Report of a case with surgical division along with successful resuscitation from ventricular fibrillation. Proc. Staff Meet. Mayo Clin. **29**, 285 (1954).

102. Fontana, R. S., and J. E. Edwards: Congenital cardiac disease: A review of 357 cases studied pathologically. Phil.: W. B. Saunders Co. 1962.

103. Fowler, R. E., L. H. M. Albert, R. Novick, F. A. Puyan, and C. C. Craighead: Response of infants with large ventricular septal defects to banding of the pulmonary artery. Circulation **18**, 720 (1958).

104. Fowler, R. E. L., and N. K. Ordway: Circulatory dynamics in complete transposition of great vessels: physiologic considerations with report of 4 cases. Am. J. Dis. Child. **83**, 414 (1952).

105. Freundlich, E., M. A. Engle, and H. P. Goldberg: Analysis of a 10 year experience with medical management. Petiatrics **27**, 427 (1961).

106. Freysz, T., H. Schwarz u. G. Hossli: Ein neuartiges Gerät zur raschen Aufwärmung von Frischblutkonserven. Anaesthesist **13**, 174 (1964).

107. Gallaher, M. E., D. C. Fyler, and G. G. Lindesmith: Transposition with intact ventricular septum. Its diagnosis and management in the small infant. Amer. J. Dis. Child. **111**, 248 (1966).

108. Gammelgaard, A., G. Solem, F. Therkelsen, and I. Boesen: Late results of operation for patent ductus arteriosus in infants, especially those with pulmonary hypertension. J. cardiovasc. Surg. **6**, 54 (1965).

109. —, and I. Boesen: Zit. in [108]: Gammelgaard, A., G. Solem, and F. Therkelsen: J. cardiovasc. Surg. **6**, 54 (1965).

110. —, H. Engberg, and H. Pedersen: Zit. in [108]: Gammelgard, A., G. Solem, and F. Therkelsen: J. cardiovasc. Surg. **6**, 54 (1965).

111. Gasul, B. M., and E. Loeffler: Anomalous origin of the left coronary artery from the pulmonary artery (Bland-White-Garland-Syndrom): Report of 4 cases. Pediatrics **4**, 498 (1949).

112. Gerbode, F.: Experimental cardiac hypertrophie. Surgery **24**, 505 (1948).

113. — Surgical aspect of heart disease in infants under the age of two years. Amer. J. Surg. **108**, 224 (1964).

114. —, M. F. O'Brien, W. J. Kerth, and S. J. Robinson: The surgical aspects of heart disease under the age of two years. J. cardiovasc. Surg. **5**, 591 (1964).

115. Glass, J. H., W. J. Mustard, and J. D. Keith: Coarctation of the aorta in infancy (Twelve years experience). Pediatrics **26**, 109 (1960).

116. Glass, B. A., J. C. Geer, and H. M. Albert: Experimental studies on the reversibility of pulmonary hypertension. Ann. thorac. Surg. **1**, 159 (1965).

117. Glenn, W. W. L.: Circulatory by-pass of the right side of the heart. IV. Shunt between sup. vena cava on the right distal right pulm. artery. Report of clinical application. New Engl. J. Med. **259**, 117 (1958).

118. —, and J. F. Patino: Circulatory by-pass of the right heart. I. Preliminary observations on the direct delivery of vena caval blood into the pulmonary artery circulation. Azygos vein-pulmonary artery shunt. Yale J. Biol. Med. **27**, 147 (1954).

119. Glotzer, P., D. Young, and A. Bloomberg: Sequental banding and creation of atrial septal defect for transposition of the great vessels. J. thorac. cardiovasc. Surg. **46**, 104 (1963).

120. Goldberg, S. J., J. C. G. Low, W. G. Zane, and M. Kurrasch: The use of umbilical tape in the pulmonary banding. J. thorac. cardiovasc. Surg. **52**, 433 (1966).

121. Goldblatt, A., W. F. Bernhard, A. S. Nadas, and R. E. Gross: Pulmonary artery banding. Circulation **32**, 172 (1965).

122. Gonzalez-Angulo, A., H. A. Reyes, and S. A. Wallace: Anomalies of the origin of coronary arteries. Angiology **17**, 96 (1966).

123. Gotsman, M. S.: Creation of an atrial septal defect in transposition of the great vessels. Thorax **20**, 574 (1965).

124. GREGORATOS, G., C. R. JONES, and E. J. JAHNKE: Unilateral peripheral pulmonic stenosis complicating tetralogy of Fallot. J. thorac. cardiovasc. Surg. 50, 202 (1965).

125. GROSS, R. E.: Technical considerations in surgical therapy for coarctation of the aorta. Surgery 20, 1 (1946).

126. — Coarctation of the aorta. Circulation 7, 757 (1953).

127. — Surgical closure of an aortic septal defect. Circulation 5, 858 (1952).

128. — Thoracic surgery for infants. J. thorac. cardiovasc. Surg. 48, 152 (1964).

129. —, and C. A. HUFNAGEL: Coarctation of the aorta. New. Engl. J. Med. 233, 287 (1945).

130. —, and J. P. HUBBARD: Surgical ligation of a patent ductus arteriosus. J. Amer. med. Ass. 112, 729 (1939).

131. —, and L. A. LONGINO: The patent ductus arteriosus: Observations from 412 surgically treated cases. Circulation 3, 125 (1951).

132. HAHNLOSER, P. B., E. DOMANIG, E. LAMPHIER, and W. G. SCHENK: Hyperbaric oxygenation: Alterations in cardiac output and regional blood flow. J. thorac. cardiovasc. Surg. 52, 223 (1966).

133. HALLMAN, G. L., and D. A. COOLEY: Shunt procedures in tetralogy of Fallot. J. thorac. cardiovasc. Surg. 46, 419 (1963).

134. — —, and R. D. BLOODWELL: Two-stage surgical treatment of ventricular septal defect: Results of pulm. art. banding in infants and subsequent open-heart repair. J. thorac. cardiovasc. Surg. 52, 476 (1966).

135. — D. A. COOLEY, and D. B. SINGER: Congenital anomalies of the coronary arteries: Anatomy, pathology and surgical treatment. Surgery 59, 133 (1966).

136. HARA, M., W. T. DUNGAN, B. M. LINCOLN, and F. B. McCUTCHEON: Parent ductus arteriosus in infancy. Surgery 52, 396 (1962).

137. HARBERG, F. J., and E. GOLDBLATT: Management of coarctation during the first year of life. Circulation 20, 710 (1959).

138. HARRIS, L. E., and A. G. STEINBERG: Abnormalities observed during the first days of life in 8716 live-born infants. Pediatrics 14, 314 (1954).

139. HASTREITER, A. R., M. SERRATTO, F. AREVALO, and R. A. MILLER: Long-term hemodynamic studies in postoperative patients with transposition of the great vessels. Circulation 33, Suppl. 1, 34 (1966).

140. —, M. H. PAUL, M. E. MOLTHAN, and R. A. MILLER: Total anomalous pulmonary venous connection with severe pulmonary venous obstruction. A clinical entity. Circulation 25, 916 (1962).

141. HAXTON, H.: The late results of excision of aortic coarctations. J. cardiovasc. Surg. 6, 346 (1965).

142. HEATH, D., and J. E. EDWARDS: The pathology of hypertensive pulmonary vascular disease. Circulation 18, 533 (1958).

143. HEILBRUNN, A., C. F. KITTLE, and A. M. DIEHL: Pulmonary arterial banding in the treatment of truncus arteriosus. Circulation 29, Suppl. 7, 102 (1964).

144. HELMSWORTH, J. A., S. KAPLAN, A. M. KEIRLE, and D. V. JONES: Results of palliative and curative operations for transposition of aorta and pulmonary artery. Circulation 29, Suppl. 1, 114 (1964).

145. HIGHTOWER, B. M., W. H. WEIDMANN, and J. W. KIRKLIN: Open intracardiac repair for complete transposition of the great arteries. Circulation 33, Suppl. 1, 19 (1966).

146. HOLMAN, E.: Arteriovenous aneurysma, p. 169—178. New York: Macmillan Comp. 1937.

147. —, and C. S. BECK: The physiological response of the circulatory system to experimental alterations. III. The effect of aortic and pulmonary stenosis. J. clin. Invest. 3, 283 (1926).

148. HORIUCHI, T., K. KOYAMADA, I. MATANO, H. MOHRI, T. KOMATSU, T. HONDA, T. ABE, T. ISHYTOYA, Y. SAGAWA, K. MATSUZAWA, M. MATSUMARA, T. TSUDA, E. ISHIZAWA, S. ISHIKAWA, H. SUZUKI, and Y. SAITO: Radical operation for ventricular septal defect in infancy. J. thorac. cardiovasc. Surg. 46, 180 (1963).

149. HUFNAGEL, C. A., B. B. ROE, and A. C. BARGER: A technique for producing pulmonary artery stenosis. Surgery 29, 77 (1951).

150. HUGHES, C. W., and P. C. RUMORE: Anomalous pulmonary veins. Arch. Path. 37, 364 (1944).

151. IDRISS, F. S., and W. L. RIKER: Repair of tetralogy of Fallot with previous aortic-pulmonary anastomosis. Surgery 55, 85 (1964).

152. IKEDA, S., A. M. LESAGE, W. G. YOUNG, and W. C. SEALY: Tolerance of puppies to circulatory arrest during surface-induced hypothermia. J. thorac. cardiovasc. Surg. 52, 217 (1966).

153. ILLINGWORTH, C. F., G. SMITH, D. D. LAWSON, I. N. LEDINGHAM, G. R. SHARP, and J. C. GRIFFITHS: Surgical and physiological observations in an experimental pressure chambre. Brit. J. Surg. 49, 222 (1961).

154. JORDAN, J. C., and CH. A. SANDERS: Tricuspid atresia with prolonged survival (A report of two cases with a review of the world literature). Amer. J. cardiol. 18, 112 (1966).

155. KAUFFMAN, S. L., C. N. ORES, and D. H. ANDERSEN: Two cases of t.a.p.v.r. of supracardiac type with stenosis simulating infradiaphragmatic drainage. Circulation 25, 376 (1962).

156. KEITH, J. D.: The anomalous origin of the left coronary artery from the pulmonary artery. Brit. Heart. J. 21, 149 (1959).

157. — R. D. ROWE, and P. VLAD: Heart disease in infancy and childhood. New York: Macmillan Co. 1958.

158. KIRKLIN, J. W., H. B. BURCHELL, D. G. PUGH, E. C. BURKE, and S. D. MILLS: Surgical treatment of coarctation at the aorta in a ten week old infant: report of a case. Circulation 6, 411 (1952).

159. —, and J. W. DUSHANE: Repair of ventricular septal defect in infancy. Pediatrics 27, 961 (1961).

160. — H. F. ELLIS, D. C. McGOON, J. W. DUSHANE, and H. J. C. SWAN: Surgical treatment for the tetralogy of Fallot by open intracardiac repair. J. thorac. Surg. 37, 22 (1959).

161. KITTLE, C. F., A. M. DIEHL, and A. HEILBRUNN: Anomalous left coronary arising from the pulmonary artery. J. Pediat. 47, 198 (1955).

162. —, and P. W. SCHAFER: Gangrene of the forearme after subclavianaortostomy for coarctation of the aorta. Thorax 8, 319 (1953).

163. KOSSAKOWSKI, J.: Some remarks about the surgical treatment of cardiovascular anomalies in infants. J. cardiovasc. Surg. 5, 622 (1964).

164. LENKEI, S. C., H. J. C. SWAN, and J. W. DUSHANE: Transposition of great vessels with atrial septal defect: haemodynamic study in two cases. Circulation 20, 842 (1959).

165. LEVY, A. M., R. L. NAEYE, B. S. TABAKIN, and J. S. HANSON: Fard-advanced intimal proliferation and severe pulmonary hypertension secondary to total anomalous pulmonary venous drainage. Amer. J. cardiol. 16, 280 (1965).

166. LEVY, S. E., and A. BLALOCK: Experimental observations of the effects of connecting by suture the left pulmonary artery to the systemic circulation. J. thorac. Surg. 8, 525 (1939).

167. LIKAR, I., J. M. CRILEY, and K. B. LEWIS: Anomalous left coronary artery arising from the pulmonary artery in adult. (A review of the therapeutic problem.) Circulation 33, 727 (1966).

168. LILLEHEI, C. W., M. COHEN, H. E. WARDEN, and R. L. VARCO: The direct vision intracardiac correction of congenital anomalies by controlled cross circulation: Results in 32 patients with ventricular septal defects, tetralogy of Fallot and atrioventricularis communis defects. Surgery 38, 11 (1955).

169. — — — R. C. READ, J. B. AUST, R. A. DEWALL, and R. L. VARCO: Direct vision intracardiac surgical correction of the tetralogy of Fallot, pentalogy of Fallot and pulmonary atresia defects. Ann. Surg. 142, 418 (1955).

170. — M. J. LEVY, P. ADAMS, and R. C. ANDERSON: Corrective surgery for tetralogy of Fallot. Long-Term follow-up by postoperative Recatheterization in 69 cases and certain surgical considerations. J. thorac. cardiovasc. Surg. 48, 556 (1964).

171. LINDESMITH, G. G., B. W. MEYER, J. C. JONES, and M. GALLAHER: Palliative procedure for treatment of transposition of the great vessels. Circulation 31, Suppl. 1, 21 (1965).

172. MACKRELL, J. S., and R. IBANEZ: Atrial septal defects: A clinopathologic apraisal. Amer. J. Cardiol. 2, 665 (1958).

173. MacMahon, B., T. McKeown, and R. G. Record: The incidence and life expectation of children with congentital heart disease. Brit. Heart J. **15**, 121 (1953).

174. Malm, J. R., S. Blumenthal, F. O. Bowman, K. Ellis, A. G. Jameson, M. J. Jesse and C. B. Yech: Factors that modify hemodynamic results in total correction of tetralogy of Fallot. J. thorac. cardiovasc. Surg. **52**, 502 (1966).

175. Mannheimer, E.: Morbus caeruleus: an analysis of 14 cases of congenital heart disease with cyanosis. S. Eek. et al. (Bibliotheca cardiologica. Fasc. 4). Basel: Karger 1949.

176. Mannheimer, E., B. Landtmann, and T. Hedquist: Postop course in morbus coeruleus. Acta paediat. **41**, 518 (1952).

177. Marshall, R. J., and H. E. Warden: Mitral valve disease complicated by left-to-right shunt at atrial level. Circulation **29**, 432 (1964).

178. Mathey, J., J. Nouaille, M. Gautier, J. J. Galey, J. P. Binet et E. Hazan: 405 interventions cardio-vasculaires chez le nourrisson (Bilan et réflexions). Presse méd. **74**, 1465 (1966).

179. McCord, M. C., and S. G. Blount: Complications following infundibular resection in Fallots tetralogy. Circulation **11**, 754 (1955).

180. McGonigle, D., and W. Rosenau: Lesions of pulmonary vessels in tetralogy of Fallot. Arch. Path. **78**, 165 (1964).

181. McIntosh, R., K. K. Merritt, M. R. Richards, M. H. Samuels, and M. T. Bellows: The incidence of congenital malformations: a study of 5964 pregnancies. Pediatrics **14**, 505 (1954).

182. Mehrizi, A.: Congenital heart disease in the neonatal period. J. Pediat. **65**, 721 (1964).

183. Morgan, A. D., L. J. Krovetz, G. L. Schiebler, D. R. Shanklin, M. W. Wheat jr., and T. D. Bartley: Diagnosis and palliative surgery in complete transposition of the great vessels. Ann. Thor. Surg. **1**, 711 (1965).

184. Morrow, A. G., and N. S. Braunwald: Surgical treatment of ventricular septal defects in infancy: Technic and results of pulmonary artery constriction. Circulation **24**, 34 (1961).

185. — L. J. Greenfield, and E. Braunwald: Congenital aortopulmonary septal defect (clinic, haemodynamic, surgery, results). Circulation **25**, 463 (1962).

186. Morse, D. P.: Congenital heart disease. VII. Management of the cyanotic newborn. An international symposium. Philadelphia: F.A. Davis Co. 1962.

187. Mortensen, J. D., P. R. Cutler, W. R. Rumel, and L. G. Veasy: Management of coarctation of the aorta in infancy. J. thorac. Surg. **37**, 502 (1959).

188. Moss, A. J., J. V. Maloney, and F. H. Adams: Transposition of the great vessels: Surgical palliation during infancy. Ann. Surg. **153**, 183 (1961).

189. Muir, A. R.: Anomalous pulmonary venous drainage. Thorax **8**, 65 (1953).

190. Muir, C. S., and K. Prathap: Coexistent total anomalous pulmonary venous drainage into portal vein, drainage of left-sided inferior vena cava into left atrium, and splenic agenesis. Thorax **20**, 254 (1965).

191. Muller, W. H.: The surgical treatment of transposition of the pulmonary veins. Ann. Surg. **134**, 683 (1951).

192. —, and J. F. Dammann: The treatment of certain congenital malformations of the heart by the creation of pulmonic stenosis to reduce pulmonic hypertension and excessive pulmonary blood flow. Surg. Gynec. Obstet. **95**, 213 (1952).

193. Mustard, W. T., J. D. Keith, and G. A. Trusler: Two-stage correction for total anomalous pulm. venous drainage in childhood. J. thorac. cardiovasc. Surg. **44**, 477 (1962).

194. — Zit. in [186]: Morse, D. P.: Congenital heart disease. An international symposium, p. 226. Philadelphia: F. A. Davis Co. 1962.

195. — Anomalies of the coronary artery. Pediatric Surgery, Vol. 1, p. 434. Chicago: Year Book Med. Publ. Inc., 1962.

196. — Surgery for ventricular septal defects in infants and children. Amer. J. Surg. **107**, 480 (1964).

197. — J. D. Keith, G. A. Trusler, R. Fowler, and L. Kidd: Surgical management of Transposition of great vessels. J. thorac. cardiovasc. Surg. **48**, 953 (1964).

198. — F. N. Niguiduala, and G. A. Trusler: Endocardial cushion defects in infants and children. Ten years surgical experience. Brit. Heart. J. **27**, 768 (1965).

199. Mustard, W. D., R. D. Rowe, J. D. Keith, and A. Sirek: Coarctation of the aorta with special reference to the first year of life. Ann. Surg. **141**, 429 (1955).
200. Nadas, A. S.: Pediatric cardiology. Philadelphia-London: W. B. Saunders Co. 1963.
201. — R. Gamboa, and P. G. Hugenholtz: Anomalous left coronary artery originating from the pulmonary artery. Circulation **29**, 167 (1964).
202. — H. D. Rosenbaum, M. H. Wittenborg, and A. M. Rudolph: Tetralogy of Fallot with unilateral pulmonary atresia. A clinical diagnosable and surgically significant variation. Circulation **8**, 328 (1953).
203. Newcombe, C. P., P. A. Ongley, J. E. Edwards, and E. H. Wood: Clinical, pathologic and hemodynamic considerations in coarctation of the aorta associated with ventricular septal defect. Circulation **24**, 1356 (1961).
204. Noonan, J. A., A. S. Nadas, A. M. Rudolph, and G. B. C. Harris: Transposition of the great arteries. A correlation of clinical, physiologic and autopsy data. New Engl. J. med. **263**, 592—596, 637—642, 684—692, 739—744 (1960).
205. Nouaille, J., M. Gautier, P. Lucet et J. Mercier Lesure: La coarctation aortique du nourrisson. Arch. Mal. Cœur **59**, 35 (1966).
206. — — M. Thibert et Ph. Lucet: Résultats des interventions d'anastomose dans la tétralogie de Fallot du nourrisson. Arch. Mal. Cœur **58**, 1591 (1965).
207. Ober, W. B., and T. E. Moore: Congenital cardiac malformations in the neonatal period. New Engl. J. med. **253**, 271 (1955).
208. Ochsner, J. L., D. A. Cooley, L. C. Harris, and D. C. McNamara: Treatment of complete transposition of the great vessels with the Blalock-Hanlon operation. Circulation **24**, 51 (1961).
209. — — D. C. McNamara, and A. Kline: Surgical treatment of cardiovascular anomalies in 300 infants younger than one year of age. J. thorac. cardiovasc. Surg. **43**, 182 (1962).
210. Ongley, P. A., J. L. Titus, G. H. Khoury, S. H. Rahimtoola, H. J. Marshall, and J. E. Edwards: Anomalous connection of pulmonary veins to right atrium associated with anomalous inf. vena cava, situs inversus, multiple spleens: A developmental complex. Mayo Clin. Proc. **40**, 609 (1965).
211. Paul, M. H., K. A. Miller, and W. J. Potts: Long-term results of aortic-pulmonary anastomosis for tetralogy of Fallot: An analysis of the first 100 cases eleven to thirteen years after operation. Circulation **23**, 525 (1961).
212. Paul, R. N., and S. G. Robbins: A surgical treatment proposed for either endocardia fibroelastosis or anomalous left coronary artery. Pediatrics **16**, 147 (1955).
213. Phillips, C. E., J. A. deWeese, J. A. Manning, and E. B. Mahoney: Maturation of small pulmonary arteries in puppies. Circulation Reserach **8**, 1268 (1960).
214. Poots, W., and S. Smith: New Surgical procedures in certain cases of congenital pulmonary stenosis. Arch. Surg. **59**, 491 (1949).
215. Potts, W. J., S. Smith, and S. Gibson: Anastomosis of the aorta to a pulmonary artery. J. Amer. med. Ass. **132**, 627 (1946).
216. Pung, S., W. K. Gottstein, and E. F. Hirsch: Complete transposition of great vessels in male aged 18 years. Amer. J. Med. **18**, 155 (1955).
217. Rahimtoola, S. H., P. A. Ongley, and H. J. C. Swan: Percutaneous suprasternal puncture (Radner technique) of the pulmonary artery in transposition of the great vessels. Circulation **33**, 242 (1966).
218. Rashkind, W. J., and W. W. Miller: Creation of an atrial septal defect without thoracotomy. J. Amer. med. Ass. **196**, 991 (1966).
219. Rathi, L., and J. D. Keith: Postop. blood pressures in coarc. of aorta. Brit. Heart J. **26**, 671 (1964).
220. Redo, S. F.: Shunting procedures for cyanotic congenital cardiac defects. Amer. J. Surg. **107**, 469 (1964).
221. —, and R. R. Ecker: Intrapericardiac aortico-pulmonary art. shunt. Circulation **28**, 520 (1963).
222. — Selection of palliative operation for transposition of the great vessels. Circulation **31**, Suppl. 1, 25 (1965).
223. — R. M. Lauer, and A. M. Diehl: Staged correction of total transposition of the great vessels. Circulation **33**, Suppl. 1, 13 (1966).

224. Rehn, L.: Über penetrierende Herzwunden und Herznaht. Langenbeck's Arch. klin. Chir. **55**, 315 (1897).
225. Reid, N. R.: Partial occlusion of the pulmonary, aorta an VCI with metallic band; observations on changes in the vessel wall and in the heart. J. exp. Med. **40**, 289 (1924).
226. Richards, M. R., K. K. Merritt, M. H. Samuels, and A. G. Langmann: Congenital malformation of the cardiovascular system in a serie of 6053 infants. Pediatrics **15**, 12 (1955).
227. Robicsek, F., A. Temesvari, and R. L. Kadar: A new method for the treatment of congenital heart disease associated with impaired pulmonary circulation. Acta med. scand. **154**, 151 (1956).
228. Robinson, D. W.: Persistent common atrioventricular ostium in a child with mongolism. Arch. Path. **32**, 117 (1941).
229. Roe, B. B.: Superior vena cava-pulmonary anastomosis: Tech. considerations. J. thorac. cardiovasc. Surg. **47**, 528 (1964).
230. Ross, D. E., and D. R. Murphy: Congenital malformation of the heart. Canad. med. Ass. J. **61**, 114 (1949).
231. Rossi, E.: Herzkrankheiten im Säuglingsalter. Stuttgart: Georg Thieme 1954.
232. Rowe, G. G., and W. P. Young: Anomalous origin of the coronary arteries with special reference to surgical treatment. J. thorac. cardiovasc. Surg. **39**, 777 (1960).
233. Rudolph, A. M.: Diagnostic methods for congenital heart disease. Amer. J. Surg. **107**, 463 (1964).
234. —, and G. C. Cayler: Cardiac catheterization in infants and children. Pediat. Clin. North America **5**, 907 (1958).
235. — L. N. Gootman, N. Kaplan, and M. Rohman: Anomalous left coronary artery arising from the pulm. artery with large left-to-right shunt in infancy. J. Pediat. **63**, 543 (1963).
236. — F. E. Mayer, A. S. Nadas, and R. E. Gross: Patent ductus arteriosus. A clinical and haemodynamic study of 23 patients in the first year of life. Pediatrics **22**, 892 (1958).
237. Sabiston, D. C., W. P. Cornell, J. M. Criley, C. A. Neill, R. S. Ross, and H. T. Bahnson: The diagnosis and surgical correction of total obstruction of the right ventricle. J. thorac. cardiovasc. Surg. **48**, 577 (1964).
238. — C. A. Neill, and H. Taussig: The direction of blood flow in anomalous left coronary artery arising from the pulmonary artery. Circulation **22**, 591 (1960).
239. Salsali, M., and E. Cliffton: A technique for end-to-end anastomosis of the sup. vena cava and the right pulmonary artery without clamp occlusion of the sup. vena cava. J. thorac. cardiovasc. Surg. **47**, 480 (1964).
240. Sanger, P. W., F. Robicsek, F. H. Taylor, and V. Galucci: Observations on partial and complete circulatory exclusion of the right heart. J. cardiovasc. Surg. **6**, 30 (1965).
241. Sasahara, A. A., A. S. Nadas, A. M. Rudolph, M. H. Wittenborg, and R. E. Gross: VSD with PDA: clinical and haemodynamic study. Circulation **22**, 254 (1960).
242. Sautter, R. D.: Enlargement of atrial septal defect. (A simplified technique) J. thorac. cardiovasc. Surg. **46**, 386 (1963).
243. Schad, N.: Die angeborenen Herzfehler. In: Lehrbuch der Röntgendiagnostik, 5. Aufl. Stuttgart: Georg Thieme 1967.
244. — R. Künzler u. T. Onat: Differentialdiagnose kongenitaler Herzfehler. Stuttgart: Georg Thieme 1963.
245. — J. P. Stucky, H. Brunner u. J. Wellauer: Die intermittierende Kontrastmittelinjektion bei der Angiokardiographie im Säuglingsalter. Fortschr. Röntgenstr. **103**, 262 (1965).
246. Schuster, S. R., E. Kiernan, J. Rosencranz, and A. Bozer: A new technique for the creation of an atrial septal defect with clinical application. J. thorac. cardiovasc. Surg. **46**, 510 (1963).
247. Schwarz, H., u. R. E. Gross: Tiefe Hypothermie in der Behandlung kongenitaler Herzfehler. Helv. Chir. Acta **29**, 405 (1962).

248. Scott, H. W., and D. C. Sabiston: Surgical treatment for congenital aorticopulmonary fistula: Experimental and clinical aspects. J. thorac. Surg. **25**, 26 (1953).

249. Scott, L. P., and C. C. Welch: Factors influencing survival in total anomalous pulmonary venous drainage in infants. Amer. J. Cardiol. **16**, 286 (1965).

250. Senning, Å.: Complete correction of total anomalous pulmonary venous return. Ann. Surg. **148**, 99 (1958).

251. — Surgical correction of transposition of the great vessels. Surgery **45**, 966 (1959).

252. — Die chirurgische Behandlung der Fallotschen Tetralogie. Schweiz. med. Wschr. **90**, 839 (1960).

253. —, u. H. Schwarz: Surgical treatment of transposition of the great vessels. Mal. cardiovasc. **6**, 3 (1965).

254. — Chirurgische Behandlung der Transposition der großen Gefäße. Thoraxchirurgie **15**, 262 (1967).

255. — Die chirurgische Behandlung der Pulmonalastatresie (3 erfolgreich operierte Patienten). Persönliche Mitteilung.

256. Shaher, R. M., and L. Kidd: Haemodynamics of complete transposition of the great vessels before and after the creation of an atrial septal defect. Circulation **33**, Suppl. 1, 3 (1966).

256a. —, and G. C. Puddu: Coronary arterial anatomy in complete transposition of the great vessels. Amer. J. Cardiol. **17**, 355 (1966).

256b. Shapiro, M. J., and E. Johnson: Results in surgery in patent ductus arteriosus. Amer. Heart J. **33**, 725 (1947).

257. Shumacker, H. B., and I. Mandelbaum: Ascending aortic-pulmonary artery shunt in caynotic heart disease. Surgery **52**, 675 (1962).

258. Sirak, H. D.: Zit. in [76]: Cornell, W. P., R. E. Maxwell, J. A. Haller, and D. C. Sabiston: Results of the Blalock-Hanlon operation in 90 patients with transposition of the great vessels. J. thorac. cardiovasc. Surg. **52**, 525 (1966).

259. —, and C. J. Britt: A technic for taking down the Potts anastomosis. Circulation **25**, 110 (1962).

260. —, and D. M. Hosier: Creation of a temporary artificial ductus for the surgical correction of ventricular septal defects associated with severe pulmonary hypertension. J. thorac. Surg. **37**, 1 (1959).

261. — —, and H. W. Clatworthy: Interventricular septal defects in infancy. A two-stage approach to its surgical correction. New Engl. J. Med. **260**, 147 (1959).

262. Smith, C. A.: The circulatory system. In: The physiology of the newborn infant, Chap. IV. Springfield, Ill.: Charles C. Thomas 1951.

263. Smith, G. W., and G. R. Sharp: Treatment of carbon-monoxide poisoning with oxygen under pressure. Lancet **1960 II**, 905.

264. — W. M. Tompson, J. F. Dammann, and W. H. Muller: Use of pulmonary artery banding procedure in treating type II truncus arteriosus. Circulation **29**, Suppl. 7, 108 (1964).

265. Souttar, H. S.: Surgical treatment of mitral stenosis. Brit. med. J. **1925 II**, 603.

266. Sterns, L. P., R. M. Ferlic, and C. W. Lillehei: Cardiovascular surgery in infancy. Ten-year results from the University of Minnesota Hospitals. Ann. Thor. Surg. **1**, 519 (1965).

267. Subramanian, S., I. Carr, D. J. Waterston, and R. E. Bonhamcarter: Palliative surgery in tricuspid atresia. Forty-two cases. Circulation **32**, 977 (1965).

268. Talner, N. S., K. H. Halloran, M. Mahdavy, T. H. Gardner, and F. Hipona: Anomalous origin of the left coronary artery from the pulmonary artery. A clinical spectrum. Amer. J. Cardiol. **15**, 689 (1965).

269. Taussig, H. B.: Complete transposition of the great vessels. Amer. Heart J. **16**, 728 (1938).

270. Taylor, D. G., J. A. Thornton, R. G. Grainger, and D. Verel: Closed pulmonary valvotomy for the relief of Fallot's tetralogy in infancy. J. thorac. cardiovasc. Surg. **46**, 77 (1963).

271. Terslev, E., A. Gammelgaard, and F. Therkelsen: Indication for shunt operation in infants with Steno-Fallot's tetralogy. J. cardiovasc. Surg. **6**, 138 (1965).

272. Thibert, M., M. Jeune et J. Nouaille: Cathétérisme par voie droite chez le nourrisson. Arch. Mal. Cœur 58, 1761 (1965).
273. Thomas, M. A.: Pulmonary vascular changes in pulmonary stenosis with and without ventricular septal defect. Brit. Heart J. 26, 655 (1964).
274. — Adult pattern of pulmonary vessels in newborn infants. Arch. Dis. Childh. 39, 232 (1964).
275. Tobin, J. R., M. Augustsson, B. M. Gasul, and E. H. Fell: Congenital heart disease. In: Zimmerman, L. M., and R. Levine: Physiologic principles of surgery. Chap. 14, pp. 304. Philadelphia: W. B. Saunders Co 1957.
276. Toole, A. L., W. W. L. Glenn, W. A. Fisher, R. Whittemore, N. K. Ordway, and R. A. Vidone: Operative approach to transposition of the great vessels. Surgery 48, 43 (1960).
277. Tynan, M. J., and J. A. Gleeson: Pulmonary atresia with bronchial arteries arising from the subclavian arteries. Brit. Heart J. 28, 573 (1966).
278. Venables, A. W.: Complete transposition of the great vessels in infancy with reference to palliative surgery. Brit. Heart J. 28, 335 (1966).
279. Vestermark, S.: Cardiac angiocardiography and catheterization in infants. An assessment of the risk, based on 711 cases. Cardiologia 35, 91 (1964).
280. Vetto, R. R., D. H. Dillard, T. W. Jones, L. C. Winterscheid, and K. A. Merendino: The surgical treatment of extracardiac anomalous pulmonary drainage. Circulation 23, 907 (1961).
281. Vlad, P., A. Hohn, and E. C. Lambert: Retrograde arterial catheterization of left heart: expirience with 500 infants and children. Circulation 29, 787 (1964).
282. Waldhausen, J. A., and D. L. Nahrwold: Repair of coarctation of the aorta with a subclavian flap. J. thorac. cardiovasc. Surg. 51, 532 (1966).
283. Waterston, D. J.: Treatment of Fallot's tetralogy in infants. Rozhledy v chirurgii XLI, 3 (1962).
284. Weinberg, M., J. P. Bicoff, H. G. Bucheleres, M. H. Augustsson, M. Behravesh, J. H. Andersen, E. H. Fell, and B. M. Gasul: Pulmonary valvotomy and infundibulotomy in infants. J. thorac. Surg. 44, 433 (1962).
285. Williams, G. R., G. G. Cayler, W. R. Richardson, N. Tassopolous, D. R. Carter, and G. S. Campbell: Pulmonary artery banding in infants with congenital heart defects other than VSD. Amer. Surg. 29, 160 (1963).
286. — W. R. Richardson, and G. S. Campbell: Repair of total anomalous pulmonary venous drainage in infancy. J. thorac. cardiovasc. Surg. 47, 199 (1964).
287. Wood, P.: Congenital heart disease. (A review of its clinical aspects in the light of experience gained by means of modern techniques.) Brit. med. J. 1950 II, 639.
288. Woodwark, G. M., D. J. Vince, and P. G. Ashmore: Total anomalous pulmonary venous drainage to the portal vein. J. thorac. cardiovasc. Surg. 45, 662 (1963).
289. Zacharioudakis, S. C., K. Terplan, and E. C. Lambert: Ventricular septal defect in infant age group. Circulation 16, 374 (1957).
290. Ziegler, R. F.: Importance of patent ductus arteriosus in infants. Amer. Heart J. 43, 553 (1952).
291. — The genesis and importance of the electrocardiogramm in coarctation of the aorta. Circulation 9, 371 (1954).
292. —, and C. R. Lam: Indications for the surgical correction of coarctation of aorta in infancy. Amer. J. Cardiol. 12, 60 (1963).

Sachverzeichnis

Die halbfett gedruckten Seitenzahlen weisen auf Tabellen und die kursiven Seitenzahlen
auf Abbildungen hin